国家卫生健康委员会"十三五"规划教材

全国高等学历继续教育规划教材

供护理学类专业用 | 供临床护士参考用

临床护理技能实训

主　编　李　丹

副主编　李保刚　朱雪梅　谢培豪

人民卫生出版社

图书在版编目（CIP）数据

临床护理技能实训／李丹主编.—北京：人民卫生出版社,2018

全国高等学历继续教育"十三五"（护理专本共用）规划教材

ISBN 978-7-117-26875-2

Ⅰ.①临…　Ⅱ.①李…　Ⅲ.①护理学–成人高等教育–教材　Ⅳ.①R47

中国版本图书馆 CIP 数据核字（2018）第 264070 号

| 人卫智网 | www.ipmph.com | 医学教育、学术、考试、健康，购书智慧智能综合服务平台 |
| 人卫官网 | www.pmph.com | 人卫官方资讯发布平台 |

版权所有，侵权必究！

临床护理技能实训

主　　编：李　丹

出版发行：人民卫生出版社（中继线 010-59780011）

地　　址：北京市朝阳区潘家园南里 19 号

邮　　编：100021

E - mail：pmph @ pmph.com

购书热线：010-59787592　010-59787584　010-65264830

印　　刷：保定市中画美凯印刷有限公司

经　　销：新华书店

开　　本：850×1168　1/16　印张：14

字　　数：413 千字

版　　次：2018 年 12 月第 1 版　　2018 年 12 月第 1 版第 1 次印刷

标准书号：ISBN 978-7-117-26875-2

定　　价：40.00 元

打击盗版举报电话：010-59787491　E-mail：WQ @ pmph.com

（凡属印装质量问题请与本社市场营销中心联系退换）

纸质版编者名单

数字负责人　谢培豪

编　者（按姓氏笔画排序）

卢玉林 / 昆明医科大学护理学院　　　　　李保刚 / 昆明医科大学护理学院

毕春华 / 济宁医学院护理学院　　　　　　宋英茜 / 大连医科大学附属第一医院

朱雪梅 / 哈尔滨医科大学护理学院　　　　金瑞华 / 山西医科大学护理学院

刘　伟 / 辽宁中医药大学护理学院　　　　谢培豪 / 广东医科大学护理学院

安静春 / 齐齐哈尔医学院附属第三医院　　雷　蓉 / 川北医学院护理学院

阮　亮 / 广州医科大学附属第一医院　　　潘一楠 / 绍兴文理学院医学院

李　丹 / 中国医科大学护理学院　　　　　穆晓云 / 中国医科大学护理学院

编写秘书　穆晓云 / 中国医科大学护理学院

在线课程编者名单

在线课程负责人　李　丹

编　者（按姓氏笔画排序）

李　丹 / 中国医科大学护理学院

穆晓云 / 中国医科大学护理学院

在线课程秘书　穆晓云 / 中国医科大学护理学院

第四轮修订说明

随着我国医疗卫生体制改革和医学教育改革的深入推进,我国高等学历继续教育迎来了前所未有的发展和机遇。为了全面贯彻党的十九大报告中提到的"健康中国战略""人才强国战略"和中共中央、国务院发布的《"健康中国 2030"规划纲要》,深入实施《国家中长期教育改革和发展规划纲要(2010-2020 年)》《中共中央国务院关于深化医药卫生体制改革的意见》,落实教育部等六部门联合印发《关于医教协同深化临床医学人才培养改革的意见》等相关文件精神,推进高等学历继续教育的专业课程体系及教材体系的改革和创新,探索高等学历继续教育教材建设新模式,经全国高等学历继续教育规划教材评审委员会、人民卫生出版社共同决定,于 2017 年 3 月正式启动本套教材护理学专业第四轮修订工作,确定修订原则和要求。

为了深入解读《国家教育事业发展"十三五"规划》中"大力发展继续教育"的精神,创新教学课程、教材编写方法,并贯彻教育部印发《高等学历继续教育专业设置管理办法》文件,经评审委员会讨论决定,将"成人学历教育"的名称更替为"高等学历继续教育",并且就相关联盟的更新和定位、多渠道教学模式、融合教材的具体制作和实施等重要问题进行了探讨并达成共识。

本次修订和编写的特点如下:

1. 坚持国家级规划教材顶层设计、全程规划、全程质控和"三基、五性、三特定"的编写原则。

2. 教材体现了高等学历继续教育的专业培养目标和专业特点。坚持了高等学历继续教育的非零起点性、学历需求性、职业需求性、模式多样性的特点,教材的编写贴近了高等学历继续教育的教学实际,适应了高等学历继续教育的社会需要,满足了高等学历继续教育的岗位胜任力需求,达到了教师好教、学生好学、实践好用的"三好"教材目标。

3. 本轮教材从内容和形式上进行了创新。内容上增加案例及解析,突出临床思维及技能的培养。形式上采用纸数一体的融合编写模式,在传统纸质版教材的基础上配数字化内容,以一书一码的形式展现,包括在线课程、PPT、同步练习、图片等。

4. 整体优化,本轮修订增加3个品种,包含我国新兴学科以及护理临床操作技能,以满足新形势下的教学培养目标与需求。

本次修订全国高等学历继续教育"十三五"规划教材护理学专业专科起点升本科教材19种,于2018年出版。

第四轮教材目录

序号	教材品种	主编	副主编
1	护理研究(第3版)	陈代娣	肖惠敏 邹海欧
2	护理管理学(第3版)	张振香	刘彦慧 陈翠萍
3	护理心理学(第3版)	史宝欣	唐峥华 孙慧敏
4	护理教育学(第3版)	李小寒 罗艳华	周芸 马小琴
5	健康评估(第3版)	张彩虹	赵莉 李雪萍 李雪莉 余丽君
6	内科护理学(第3版)	胡荣 史铁英	李健芝 游兆媛 朱小平
7	外科护理学(第3版)	张美芬 孙田杰	王爱敏 尹兵 牟绍玉
8	妇产科护理学(第3版)	张秀平	王爱华 陈洁 周小兰
9	儿科护理学(第3版)	范玲 沙丽艳	杨秀玲 李智英
10	急危重症护理学(第3版)	成守珍	桑文凤 甘秀妮 郝春艳
11	老年护理学(第3版)	王艳梅	尹安春 童莉 石蕾
12	精神科护理学(第3版)	吕春明	刘麦仙 王秀清 魏钦令
13	临床营养学(第3版)	让蔚清 于康	施万英 焦凌梅
14	护理伦理学(第3版)	崔香淑 翟晓梅	张旋 范宇莹
15	护理人际沟通	刘均娥 孟庆慧	付菊芳 王涛
16	助产学	蔡文智	丁艳萍
17*	基础护理学(第2版)	杨立群 高国贞	崔慧霞 龙霖
18*	社区护理学(第3版)	涂英 沈翠珍	张小燕 刘国莲
19*	临床护理技能实训	李丹	李保刚 朱雪梅 谢培豪

注:1. * 为护理学专业专科、专科起点升本科共用教材

2. 本套书部分配有在线课程,激活教材增值服务,通过内附的人卫慕课平台课程链接或二维码免费观看学习

评审委员会名单

顾　　问	郝　阳　秦怀金　闻德亮	
主任委员	赵　杰　胡　炜	

副主任委员（按姓氏笔画排序）

龙大宏　史文海　刘文艳　刘金国　刘振华　杨　晋

佟　赤　余小惠　张雨生　段东印　黄建强

委　　员（按姓氏笔画排序）

王昆华　王爱敏　叶　政　田晓峰　刘　理　刘成玉

江　华　李　刚　李　期　李小寒　杨立勇　杨立群

杨克虎　肖　荣　肖纯凌　沈翠珍　张志远　张美芬

张彩虹　陈亚龙　金昌洙　郑翠红　郝春艳　姜志胜

贺　静　夏立平　夏会林　顾　平　钱士匀　倪少凯

高　东　陶仪声　曹德英　崔香淑　蒋振喜　韩　琳

焦东平　曾庆生　虞建荣　管茶香　漆洪波　翟晓梅

潘庆忠　魏敏杰

秘 书 长	苏　红　左　巍
秘　　书	穆建萍　刘冰冰

前　言

　　《临床护理技能实训》是根据国家对高等学历继续教育的培养目标、行业要求和社会用人的需求而新编的一本教材，它遵循高等学历继续教育教学规律，充分体现了高等学历继续教育的特点，即非零起点性、学历需求性、职业需求性、模式多样性，反映了新时期高等学历继续教育教学内容和学科发展的成果。

　　在《临床护理技能实训》教材编写过程中，始终坚持三基(基本理论、基本知识、基本技能)、五性(思想性、科学性、先进性、启发性、适用性)、三特定(特定的对象、特定的要求、特定的限制)的原则，编写严谨，内容简化，安排合理，重点突出，深浅适宜；其语言流畅简洁，层次分明，图文并茂；医学术语规范，法定计量单位准确，适应于高等学历继续教育教学以及护理专业学生、临床护士的使用需求。

　　《临床护理技能实训》共有6章，其编写内容涵盖五大课程中既重要又常用的实训项目。例如，第一章基础护理操作项目，包括二十六项主要的实训内容；第二章内科护理基本操作项目，由临床常用的五项实训内容组成；第三章外科护理基本操作项目和第四章妇产科护理基本操作项目各有六项实训内容；第五章儿科护理基本操作项目有三项实训内容；第六章重点介绍客观结构化临床考试(OSCE)，包括OSCE考站设计，内、外科护理各2个OSCE标准化病例，妇产科、儿科护理各1个OSCE标准化病例。

　　该教材尤为注重临床实践能力的训练，编写体例按照实训项目的操作流程，并设有"实训学时""实训目标""实训程序""问题与思考""病例分析"，以及"相关链接""知识拓展"等模块，每章后有"学习小结"。"实训程序"的编写注重条目化，层次分明，通过版式的变化，突出重点和难点；"问题与思考"或"病例分析"模块，引导学生发散性思维，培养学生解决临床实际问题的能力。此外，通过图表表达力强、直观易懂、总结性强、便于分析和比较等特点，帮助学生寻找规律引出结论。本书采用"纸数融合"的编写模式，在传统纸质版教材基础上配有数字化内容，包括PPT、同步练习、在线课程等，扫描二维码即可查看。

　　最后，感谢所有编者用智慧和兢兢业业的工作态度，成就了教材的编写特色，感谢编者单位给予的支持和帮助，使《临床护理技能实训》得以顺利完成编写并出版。

李　丹

2018 年 8 月

目　录

第一章　基础护理操作项目

1

操作项目

实训一　无菌技术基本操作方法

【实训学时】

2 学时

【实训目标】

1. 能够严格遵循无菌操作原则,养成严谨的态度对待各种无菌操作
2. 能充分理解无菌操作的重要性,具备无菌意识,正确运用无菌技术,保证患者和操作者的自身安全
3. 能正确区分无菌区、清洁区和污染区
4. 能运用本实训操作知识和技能解决护理操作中的无菌技术问题

【实训程序——使用无菌持物钳】

项目	操作项目	操作要求	要点说明及解释
一、准备	护士	✦ 衣帽整洁、修剪指甲、洗手、戴口罩	
	环境	✦ 清洁、宽敞、明亮、定期消毒	
	用物	✦ 无菌持物钳的种类: 　✦ 卵圆钳:下端有两个卵圆形小环,分直头和弯头,可夹取刀、剪、镊、治疗碗等 　✦ 三叉钳:下端较粗呈三叉形,并以一定弧度向内弯曲,常用于夹取较大或较重物品,如瓶、罐、盆、骨科器械等 　✦ 镊子:分长、短两种,其尖端细小,轻巧方便,适用于夹取针头、棉球、纱布等 ✦ 无菌持物钳的存放:每个容器只放一把无菌持物钳 ✦ 湿式保存无菌持物钳:盛放无菌持物钳的有盖容器底部垫有纱布,容器深度与钳的长度比例适合,消毒液面需浸没持物钳轴节以上2~3cm 或镊子长度的 1/2	✦ 临床常用的无菌持物钳有卵圆钳、三叉钳和长镊子、短镊子四种 ✦ 目前临床使用干燥保存法,即将盛有无菌持物钳的无菌容器保存在无菌包内,使用前开包,4 小时更换一次 ✦ 湿式保存时,无菌持物钳及其浸泡容器根据使用频率,每周至少清洁、消毒 2 次,同时更换消毒液,特殊部门每天清洁、灭菌
二、无菌持物钳使用方法	查对	✦ 检查并核对物品的名称、有效期、灭菌标识	✦ 确保在灭菌有效期内使用
	取钳	✦ 打开盛放无菌持物钳的容器盖 ✦ 手持无菌持物钳上 1/3 处 ✦ 闭合钳端,将钳移至容器中央,垂直取出 ✦ 关闭容器盖,手不可触及容器盖内面 ✦ 湿式保存时,取、放无菌持物钳时不可触及液面以上部分的容器内壁	✦ 第一次开包使用时,应记录打开日期、时间并签名,4 小时内有效 ✦ 盖闭合时不可从盖孔中取、放无菌持物钳
	使用	✦ 保持无菌持物钳钳端向下,不可触及非无菌区 ✦ 无菌持物钳应在操作者腰部以上视线范围内 ✦ 无菌持物钳不可倒转、钳端向上	✦ 就地使用,到距离较远处取物时,应将持物钳和容器一起移至操作处 ✦ 防止无菌持物钳在空气中暴露过久而污染
	放钳	✦ 无菌持物钳用后闭合钳端 ✦ 打开容器盖,快速垂直放回容器(图 1-1-1) ✦ 使用湿式保存时,放入无菌持物钳时需松开轴节以利于钳与消毒液充分接触 ✦ 关闭容器盖	✦ 取、放时,钳端不可触及容器口的边缘

【实训程序——使用无菌容器】

项目	操作项目	操作要求	要点说明及解释
一、准备	护士	✦ 衣帽整洁、修剪指甲、洗手、戴口罩	
	环境	✦ 清洁、宽敞、明亮、定期消毒	
	用物	✦ 有无菌持物钳的无菌罐、盛放无菌物品的容器 ✦ 常用的无菌容器有无菌盒、罐、盘等 ✦ 无菌容器内盛灭菌器械、棉球、纱布等	
二、无菌容器使用方法	查对	✦ 检查并核对无菌容器名称、灭菌日期、失效期、灭菌标识	✦ 应同时查对无菌持物钳，以确保在有效期内
	开盖	✦ 取物时，打开容器盖，平移离开容器 ✦ 内面向上置于稳妥处（图1-1-2），或拿在手中使用	✦ 第一次使用，应记录开启日期、时间并签名，24小时内有效 ✦ 盖子不能在无菌容器上方翻转，以防灰尘落入容器内
	手持容器取物	✦ 手持无菌容器（如治疗碗）时，应托住容器底部 ✦ 用无菌持物钳，从无菌容器内夹取无菌物品 ✦ 取物后，立即将盖盖严，避免容器内无菌物品在空气中暴露过久	✦ 手不可触及容器边缘及内面 ✦ 垂直夹取物品，无菌持物钳及物品不可触及容器边缘 ✦ 开、关盖时，手不可触及盖的边缘及内面，以防止污染

【实训程序——打开无菌包】

项目	操作项目	操作要求	要点说明及解释
一、准备	护士	✦ 衣帽整洁、修剪指甲、洗手、戴口罩	
	环境	✦ 清洁、宽敞、明亮、定期消毒	
	用物	✦ 盛有无菌持物钳的无菌罐、盛放无菌包内物品的容器或区域 ✦ 无菌包：内放无菌治疗巾、敷料、器械等 ✦ 记录纸、笔	✦ 无菌包灭菌前包扎法：将需灭菌的物品放于包布中央，用包布一角盖住物品，左右两角先后盖上并将角尖向外翻折，盖上最后一角后用化学指示胶带贴妥（图1-1-3），再贴上注明物品名称及灭菌日期的标签
二、无菌包使用方法	查对	✦ 检查并核对无菌包名称、灭菌日期、有效期、灭菌标识，无潮湿或破损	✦ 应同时查对无菌持物钳，确保在有效期内 ✦ 如超过有效期或有潮湿破损不可使用

	开包取物	✦ 小包使用法
		  ✦ 将包托在手上，另一手撕开粘贴的胶带，或解开系带卷放在手上
		  ✦ 手接触包布四角外面，依次揭开四角并捏住
		  ✦ 稳妥地将包内物品放在备好的无菌区内或递送给术者（图1-1-4）
		  ✦ 并将包布折叠放妥
		✦ 大包使用法
		  ✦ 无菌包平放于清洁、干燥、平坦的操作台上
		  ✦ 手接触包布四角外面，依次揭开四角
		  ✦ 用无菌持物钳夹打开内包布
		  ✦ 再用无菌持物钳夹取所需物品，放在备妥的无菌区
		  ✦ 按原折痕包好
		  ✦ 注明开包日期及时间
			✦ 打开小包时，手不可触及包布内面及无菌物品
			✦ 投放时，手托住包布使无菌面朝向无菌区域
			✦ 大包打开后，包内物品在24小时内有效

【实训程序——无菌区域准备法（以铺无菌盘为例）】

项目	操作项目	操作要求	要点说明及解释
一、准备	护士	✦ 衣帽整洁、修剪指甲、洗手、戴口罩	
	环境	✦ 清洁、宽敞、明亮、定期消毒	
	用物	✦ 无菌持物钳及盛放的无菌罐、无菌物品、盛放治疗巾的无菌包 ✦ 无菌包内的无菌治疗巾 ✦ 治疗盘、记录纸、笔	✦ 无菌治疗巾折叠的方法： ①纵折法：治疗巾纵折两次，再横折两次，开口边向外（图1-1-5）； ②横折法：治疗巾横折后纵折，再重复一次（图1-1-6）
二、无菌区域准备法	查对	✦ 检查并核对无菌包名称、灭菌日期、失效期、灭菌标识、有无潮湿或破损	✦ 同无菌包使用法 ✦ 应同时查对无菌持物钳、无菌物品以确保在有效期内
	铺盘	✦ 打开无菌包，用无菌持物钳取一块治疗巾置于治疗盘内 ✦ 单层底铺盘法 ✦ 铺巾：双手捏住无菌巾一边外面两角，轻轻抖开，双折平铺于治疗盘上，将上层呈扇形折至对侧，开口向外 ✦ 放入无菌物品 ✦ 覆盖：双手捏住扇形折叠层治疗巾外面，遮盖于物品上，对齐上下层边缘，将开口处向上翻折两次，两侧边缘分别向下折一次，露出治疗盘边缘 ✦ 双层底铺盘法 ✦ 铺巾：双手捏住无菌巾一边外面两角，轻轻抖开，从远到近，3折成双层底，上层呈扇形折叠，开口向外 ✦ 放入无菌物品 ✦ 覆盖：取出另一块无菌巾打开，从近到远覆盖于无菌物品上，无菌面朝下。两巾边缘对齐，四边多余部分分别向上反折 ✦ 注明铺盘日期、时间并签名	✦ 铺无菌盘区域须清洁干燥、无菌巾避免潮湿、污染 ✦ 如治疗巾未用完，应按要求开包、回包，注明开包时间，限24小时内使用 ✦ 铺盘时非无菌物品和身体应与无菌盘保持适当距离，手不可触及无菌巾内面，不可跨越无菌区 ✦ 保持物品无菌 ✦ 调整无菌物品的位置，使之尽可能居中 ✦ 铺好的无菌盘4小时内有效

【实训程序——倒取无菌溶液】

项目	操作项目	操作要求	要点说明及解释
一、准备	护士	✦ 衣帽整洁、修剪指甲、洗手、戴口罩	
	环境	✦ 清洁、宽敞、明亮、定期消毒	
	用物	✦ 无菌溶液（必要时，擦净无菌溶液密封瓶外的灰尘）、启瓶器、弯盘 ✦ 盛装无菌溶液的容器 ✦ 棉签、消毒液、记录纸、笔等	✦ 必要时备无菌持物钳、无菌纱布
二、倒取无菌溶液法	查对	✦ 检查并核对： ✦ 瓶签上的药名、剂量、浓度和有效期 ✦ 瓶盖有无松动 ✦ 瓶身有无裂缝 ✦ 溶液有无沉淀、浑浊或变色	✦ 确定溶液正确、质量可靠 ✦ 对光检查溶液质量 ✦ 同时需查对无菌持物钳、无菌纱布有效期
	倒取无菌溶液	✦ 启开瓶盖，消毒瓶塞，待干后打开瓶塞 ✦ 手持溶液瓶，瓶签朝向掌心，避免沾湿瓶签 ✦ 倒出少量溶液旋转冲洗瓶口 ✦ 再由原处倒出溶液至无菌容器中（图1-1-7） ✦ 倒好溶液后，立即消毒瓶塞并盖好，以防溶液污染	✦ 按无菌原则打开瓶塞，手不可触及瓶口及瓶塞内面，防止污染 ✦ 不可将物品伸入无菌溶液瓶内蘸取溶液 ✦ 倒溶液时高度适宜，勿使瓶口接触容器口周围，勿使溶液溅出

项目	操作项目	操作要求	要点说明及解释
二、倒取无菌溶液法	记录整理	✦ 在瓶签上注明开瓶日期及时间并签名，放回原处 ✦ 按要求整理用物并处理	✦ 已开启的溶液瓶内溶液，保存24小时 ✦ 已倒出的溶液不可再倒回瓶内以免污染剩余溶液 ✦ 余液只作清洁操作时用

【实训程序——戴、脱无菌手套】

项目	操作项目	操作要求	要点说明及解释
一、准备	护士	✦ 衣帽整洁、修剪指甲、取下手表 ✦ 洗手、戴口罩	
	环境	✦ 清洁、宽敞、明亮、定期消毒	
	用物	✦ 无菌手套、弯盘 ✦ 无菌手套一般有两种类型： 　✦ 天然橡胶、乳胶手套 　✦ 人工合成的非乳胶产品，如乙烯、聚乙烯手套	
二、戴、脱无菌手套法	查对	✦ 检查并核对无菌手套袋外的号码、灭菌日期 ✦ 包装完整、干燥 ✦ 选择适合操作者手掌大小的号码	✦ 确认在有效期内
	取、戴无菌手套	✦ 将手套袋平放于清洁、干燥的桌面上打开 ✦ 分次取、戴法 　✦ 一手掀开手套袋开口处，另一手捏住一只手套的反褶部分（手套内面）取出手套，对准五指戴上（图1-1-8A） 　✦ 未戴手套的手掀起另一只袋口，再用戴好手套的手指插入另一只手套的反褶内面（手套外面），取出手套，同法戴好（图1-1-8B） 　✦ 同时，将后一只戴好的手套的翻边扣套在工作服衣袖外面（图1-1-8C），同法扣套好另一只手套（图1-1-8D） ✦ 一次性取、戴法 　✦ 两手同时掀开手套袋开口处，用一手拇指和示指同时捏住两只手套的反褶部分，取出手套（图1-1-9A） 　✦ 将两手套五指对准，先戴一只手，再以戴好手套的手指插入另一只手套的反褶内面，同法戴好（图1-1-9B） 　✦ 同时，将后一只戴好的手套的翻边扣套在工作服衣袖外面（图1-1-9C），同法扣套好另一只手套（图1-1-9D） ✦ 双手对合交叉检查是否漏气，并调整手套位置	✦ 手不可触及包布内面及无菌物品 ✦ 手不可触及手套外面（无菌面） ✦ 手套取出时外面（无菌面）不可触及任何非无菌物品 ✦ 已戴手套的手不可触及未戴手套的手及另一手套的内面（非无菌面）；未戴手套的手不可触及手套的外面 ✦ 戴好手套的手始终保持在腰部以上水平、视线范围内 ✦ 手套外面（无菌面）不可触及任何非无菌物品
	脱手套	✦ 用戴着手套的手捏住另一手套腕部外面，翻转脱下 ✦ 再将脱下手套的手伸入另一手套内，捏住内面边缘将手套向下翻转脱下 ✦ 按要求整理用物并处理 ✦ 洗手，脱口罩	✦ 勿使手套外面（污染面）接触到皮肤 ✦ 不可强拉手套 ✦ 将手套弃置于黄色医疗垃圾袋内 ✦ 诊疗护理不同患者之间应更换手套 ✦ 戴手套不能替代洗手，必要时进行手消毒

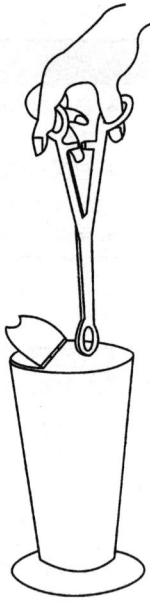
图 1-1-1 取放无菌持物钳

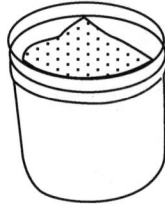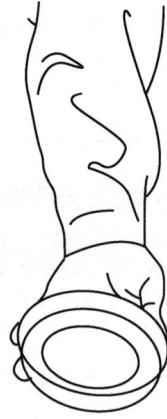
图 1-1-2 打开无菌容器盖

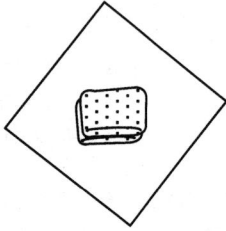

A

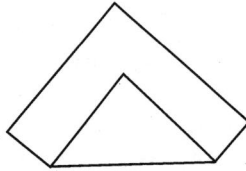

B

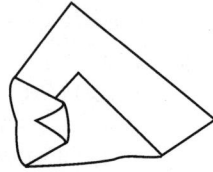

C

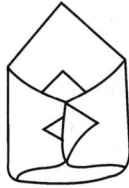

D

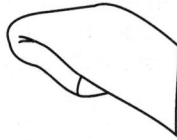

E

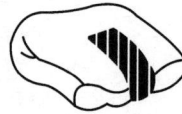

F

图 1-1-3 无菌包包扎法

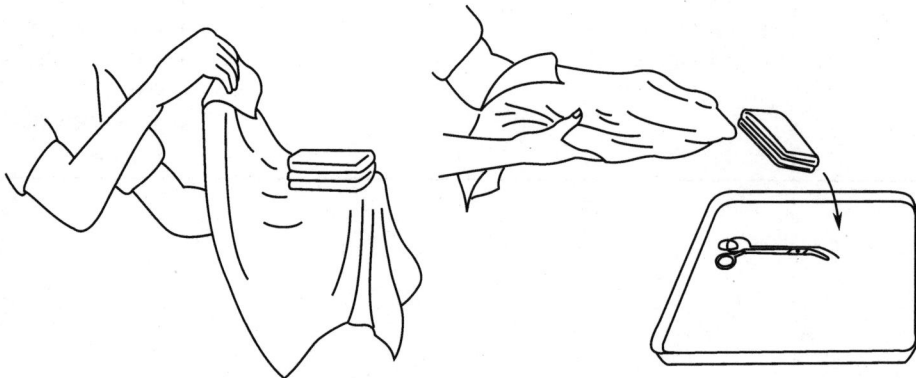
图 1-1-4 一次性取出无菌包内物品

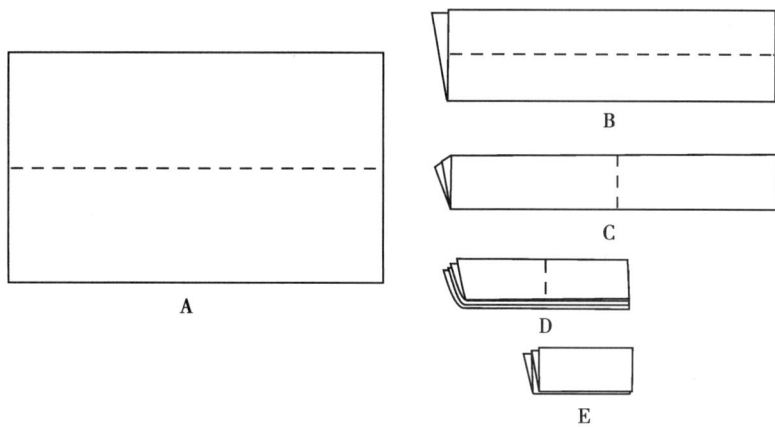

图 1-1-5　治疗巾纵折法

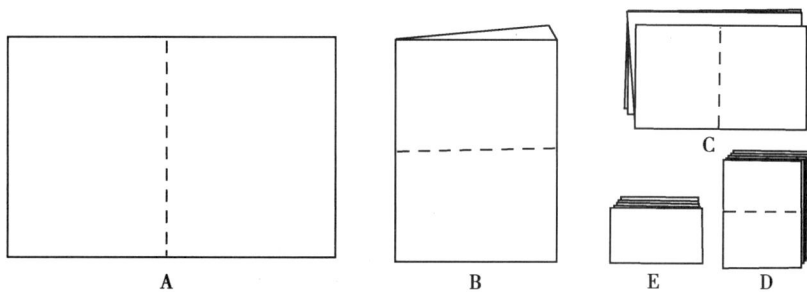

图 1-1-6　治疗巾横折法

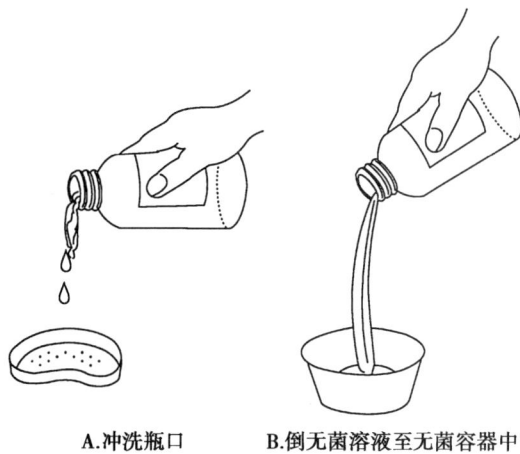

A.冲洗瓶口　　B.倒无菌溶液至无菌容器中

图 1-1-7　倒取无菌溶液法

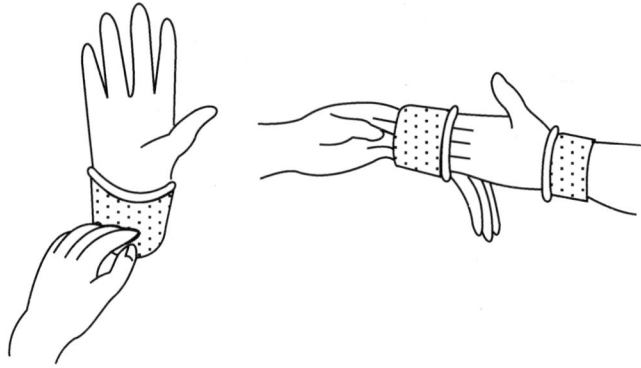

A.一手捏住一只手套的反褶部分，
另一手对准五指戴上手套

B.戴好手套的手指插入
另一只手套的反褶内面

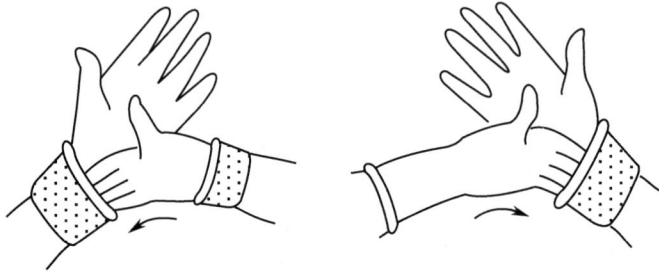

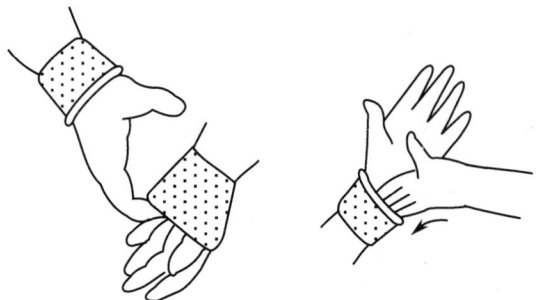

C.将一只手套的翻边扣
套在工作服衣袖外面

D.将另一只手套的翻边扣
套在工作服衣袖外面

图 1-1-8　分次取戴无菌手套法

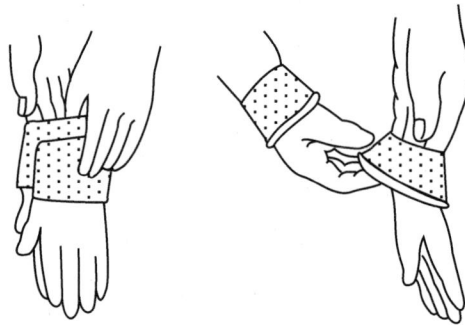

A.两手指捏住两只手套的
反褶部分,对准五指

B.戴好手套的手指插入
另一只手套的反褶内面

C.将一只手套的翻边扣
套在工作服衣袖外面

D.将另一只手套的翻边
扣套在工作服衣袖外面

图 1-1-9　一次性取戴无菌手套法

1. 为保障患者不受伤害,护士在护理操作过程中应如何加强无菌观念?

2. 护士在为患者进行有创操作时,因为技术不够娴熟,导致无菌物品污染,请问此时护士应该如何处理?

(卢玉林)

实训二　隔离技术基本操作方法

【实训学时】

2 学时

【实训目标】

1. 学会保护医务人员避免受到血液、体液和其他感染性物质污染的方法

2. 学会保护患者,避免感染的方法

3. 能够正确穿、脱隔离衣和防护服

4. 在应急感染事件中运用隔离技术进行临床护理

【实训程序——穿、脱隔离衣】

项目	操作项目	操作要求	要点说明及解释
一、准备与评估	护士	✦ 衣帽整洁,修剪指甲 ✦ 取下手表、卷袖过肘 ✦ 洗手、戴口罩	
	患者	✦ 评估患者的病情、治疗与护理 ✦ 评估隔离的种类及措施	✦ 根据隔离种类确定是否穿隔离衣
	环境	✦ 清洁、宽敞 ✦ 隔离衣只能在规定区域内穿脱	
	用物	✦ 检查隔离衣干燥、完好 ✦ 选择隔离衣型号,应能遮住全部衣服和外露的皮肤 ✦ 隔离衣一件,挂在衣架上 ✦ 手消毒用物:手刷、洗手液、毛巾等	✦ 隔离衣分为一次性隔离衣和布质隔离衣 ✦ 如隔离衣已被穿过,隔离衣衣领和内面视为清洁面,外面视为污染面
二、穿脱隔离衣操作过程	穿隔离衣	✦ 查对隔离衣 ✦ 取衣 　✦ 取衣时手持衣领,使清洁面朝向自己,露出肩袖内口(图1-2-1) 　✦ 取衣后手持衣领,衣领两端向外折齐,对齐肩缝 ✦ 穿袖 　✦ 一手持衣领,另一手伸入一侧袖内,持衣领的手向上拉衣领,将衣袖穿好(图1-2-2) 　✦ 换手持衣领,依上法穿好另一袖 ✦ 系领口 　✦ 两手持衣领,由领子中央顺着边缘由前向后系好衣领(图1-2-3)	✦ 系衣领时袖口不可触及衣领、面部和帽子 ✦ 后侧边缘须对齐,折叠处不能松散 ✦ 如隔离衣被穿过,手不可触及隔离衣的内面 ✦ 穿好隔离衣后,双臂保持在腰部以上,视线范围内;不得进入清洁区,避免接触清洁物品 ✦ 消毒手时不能沾湿隔离衣,隔离衣也不可触及其他物品

项目	操作项目	操作要求	要点说明及解释
二、穿脱隔离衣操作过程	穿隔离衣	✦ 系袖口 　✦ 扣好袖口或系上袖带 　✦ 带松紧的袖口则不需系袖口 ✦ 系腰带 　✦ 将隔离衣一边（约在腰下5cm处）逐渐向前拉，见到衣边捏住（图1-2-4） 　✦ 同法捏住另一侧衣边（图1-2-5） 　✦ 两手在背后将衣边边缘对齐（图1-2-6）向一侧折叠（图1-2-7） 　✦ 一手按住折叠处，另一手将腰带拉至背后折叠处 　✦ 腰带在背后交叉 　✦ 回到前面打一活结系好（图1-2-8） 　✦ 隔离衣后侧下部边缘如有衣扣，则扣上	
	脱隔离衣	✦ 解开腰带，在前面打一活结 ✦ 解袖口 　✦ 解开袖口 　✦ 将衣袖上拉，在肘部将部分衣袖塞入工作衣袖内 　✦ 充分暴露双手 ✦ 消毒双手 ✦ 解开领带（或领扣） ✦ 脱衣袖 　✦ 双手持带将隔离衣从胸前向下拉 　✦ 两手分别捏住对侧衣领内侧清洁面下拉脱去袖子 　✦ 如隔离衣还需使用，一手伸入另一侧袖口内，拉下衣袖过手（遮住手），再用衣袖遮住的手在外面握住另一衣袖的外面并拉下袖子（图1-2-9），两手在袖内使袖子对齐	✦ 如隔离衣后侧下部边缘有衣扣，则先解开 ✦ 不可使衣袖外侧塞入袖内 ✦ 消毒双手时不能沾湿隔离衣，隔离衣也不可触及其他物品 ✦ 保持衣领清洁 ✦ 衣袖不可污染手及手臂 ✦ 双手不可触及隔离衣外面
三、操作后处理	隔离衣处理	✦ 如为需换洗的布质隔离衣，将隔离衣污染面向里，衣领及衣边卷至中央，放入污衣回收袋内清洗、消毒后备用 ✦ 如隔离衣继续使用，双手持领，将隔离衣两边对齐，挂在衣钩上 ✦ 如挂在半污染区，清洁面向外；挂在污染区则污染面向外	✦ 一次性隔离衣污染面向里，衣领及衣边卷至中央，隔离衣投入医疗垃圾袋中

【实训程序——穿、脱防护服】

项目	操作项目	操作要求	要点说明及解释
一、评估与准备	护士	✦ 衣帽整洁，修剪指甲 ✦ 取下手表，卷袖过肘 ✦ 洗手、戴口罩	
	患者	✦ 评估患者的传染疾病的种类、病情、治疗与护理	
	环境	✦ 清洁、宽敞 ✦ 防护服只能在规定区域内穿脱	
	用物	✦ 防护服 ✦ 手消毒用物	✦ 防护服分为连体式和分体式两种
二、穿脱防护服操作过程	穿防护服	✦ 查对防护服是否干燥、完好、大小是否合适，有无穿过 ✦ 确定内面和外面 ✦ 穿下衣→穿上衣→戴帽子→拉拉链	✦ 无论连体式还是分体式都遵循本顺序
	脱防护服	✦ 按顺序拉开拉链 ✦ 上提帽子使帽子脱离头部	✦ 脱防护服前先洗手 ✦ 勿使衣袖触及面部

项目	操作项目	操作要求	要点说明及解释

二、穿脱防护服操作过程	脱防护服	分体式
		✦ 脱上衣
		  ✦ 先脱袖子，再脱上衣，
		  ✦ 将污染面向里放入医疗垃圾袋内
		✦ 脱下衣
		  ✦ 由上向下边脱边卷，污染面向里
		  ✦ 脱下后置于医疗垃圾袋内
		连体式
		✦ 脱衣服：先脱袖子
		  ✦ 再由上向下边脱边卷，污染面向里
		  ✦ 全部脱下后卷成包裹状
		  ✦ 将防护服污染面向里置于医疗垃圾袋内
		✦ 洗手
			✦ 脱防护服后洗手
			✦ 防护服如有潮湿、破损或污染，应立即更换

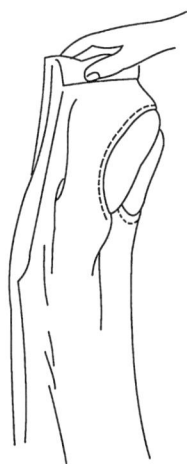

图 1-2-1　清洁面朝向自己，
　　　　　露出肩袖内口

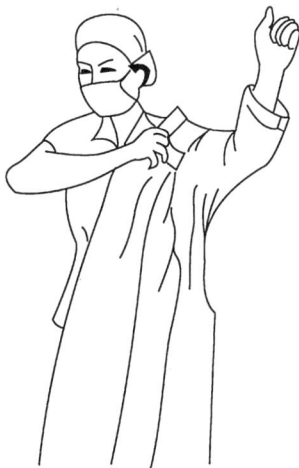

图 1-2-2　穿一只衣袖

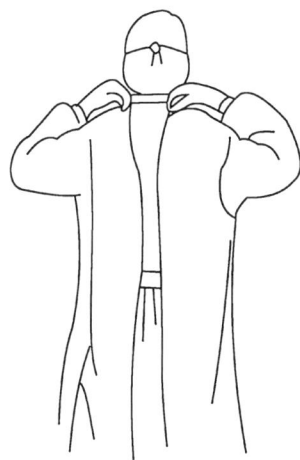

图 1-2-3　系衣领

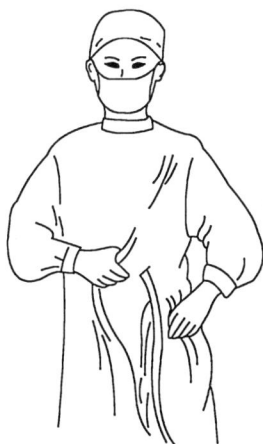

图 1-2-4　将一侧衣边拉到前面

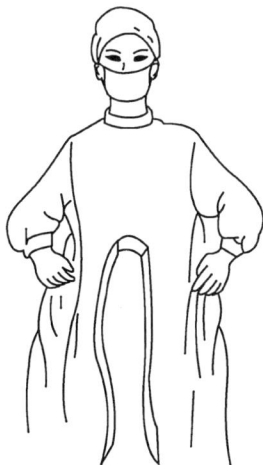

图 1-2-5　将另一侧衣边拉到前面

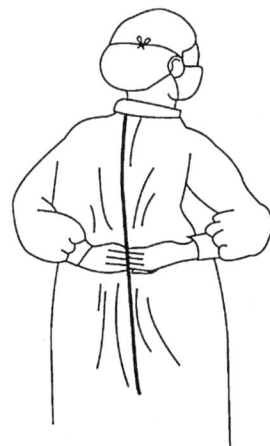

图 1-2-6　将两侧衣边在背后对齐

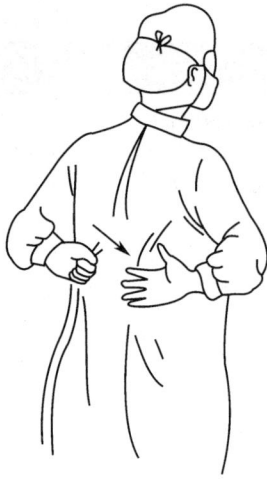

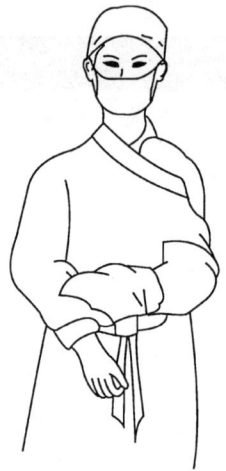

图 1-2-7　将对齐的衣边向一边折叠　　　　图 1-2-8　系腰带　　　　图 1-2-9　一手在袖口内拉
另一衣袖的污染面

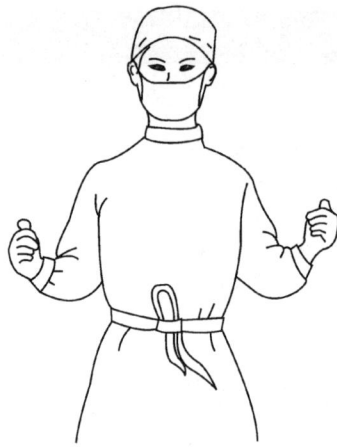

问题与思考

1. 当医院收治非典型肺炎时,护士应该如何保护患者及自己?
2. 对有传染性的患者进行气管切开吸痰时,应该注意什么?
3. 护士在护理一名艾滋病患者时,不小心手被操作车擦破,请问此时该名护士应该紧急采取什么措施?

知识拓展

从隔离衣到防护服

在没有防护服之前,临床上通常使用的是隔离衣,以布质面料为主。随着一次性医疗用物的普及和对患者及医护人员保护意识的加强,一次性无纺布隔离衣及防护服也逐渐被使用于传染病患者的护理上。特别是 2013 年非典型肺炎暴发期间,防护服被广泛运用,之后防护服逐渐在传染性极强的传染病患者的医疗护理中普及使用。

以前的隔离衣袖口均为系带式,随着使用中凸显不便捷等问题,逐渐改良为松紧袖口。防护服出现后,为了方便不同体型、不同使用场景的医护工作者穿脱,防护服款式上出现了连体式(图 1-2-10)和分体式(图 1-2-11)防护服。

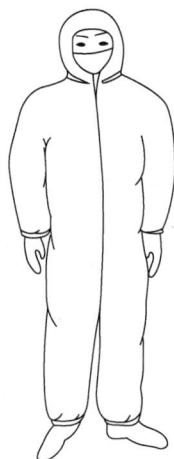

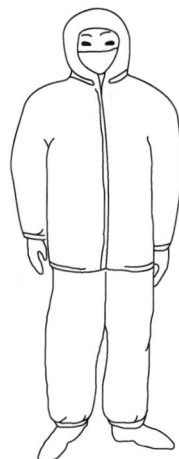

图 1-2-10　连体式防护服　　　　图 1-2-11　分体式防护服

(卢玉林)

实训三 铺床法

【实训学时】

4 学时

【实训目标】

1. 保持病室及患者床单位的环境整洁、美观
2. 保持床铺平整,操作规范,符合实用、耐用、舒适、安全的原则
3. 铺床过程中能够运用节力原则
4. 确保术后患者床单位整齐,患者能够得到有效而及时的护理和抢救

【实训程序——备用床】

项目	操作项目	操作要求	要点说明及解释
一、操作前准备	环境	✦ 同病室内无患者进行治疗或进餐 ✦ 保持病室空气畅通 ✦ 病室温度一般为 18~22℃ ✦ 新生儿及老年病房室温保持在 22~24℃为宜	✦ 病室每次通风 30 分钟,即可达到换气效果
	用物	✦ 床、床垫、床褥、棉胎或毛毯、枕芯 ✦ 干净的大单或床褥罩、被套、枕套 ✦ 棉胎或毛毯竖折三折(对侧一折在上),再按"S"形横折三折(床头侧一折在上)叠好 ✦ 床褥自床头至床尾对折 2 次,叠好	✦ 以被套法为例
二、铺床褥操作过程	安置用物	✦ 洗手、戴口罩 ✦ 将备齐用物的治疗车推至患者床旁 ✦ 治疗车与床尾间距离以便于护士走动为宜 ✦ 固定脚轮闸,必要时调整床的高度	✦ 方便取放物品
	移开床旁桌椅	✦ 移开床旁桌,距病床 20cm 左右 ✦ 移开床旁椅,置于床尾 ✦ 自上而下将床褥、棉胎、枕芯放于椅面上	✦ 搬动床旁桌、椅时,注意节力,尽量减轻桌椅带来的声响 ✦ 方便操作为原则
	铺床褥	✦ 检查床垫的平整度,或根据需要翻转床垫 ✦ 将床褥齐床头平放于床垫上 ✦ 将对折处下拉至床尾,铺平床褥 ✦ 床褥中线与床面中线对齐	✦ 翻转床垫,避免床垫局部经常受压而凹陷 ✦ 使患者躺卧舒适
三、铺床单或床褥罩操作过程	铺大单法	✦ 将大单横、纵中线对齐床面横、纵中线放于床褥上,同时向床头、床尾依次打开 ✦ 将靠近护士一侧(近侧)大单向近侧下拉散开,将远离护士一侧(对侧)大单向远侧散开 ✦ 铺近侧大单床头:护士移至床头将大单散开平铺于床头。铺单的顺序是先床头,后床尾;先近侧,后对侧 ✦ 铺近侧床头角:右手托起床垫一角,左手伸过床头中线将大单折入床垫下,扶持床头角(图 1-3-1A) ✦ 做角:右手将大单边缘提起使大单侧看呈等边三角形平铺于床面,将位于床头侧方的大单塞于床垫下,再将床面上的大单下拉于床缘(图 1-3-1B~1-3-1F) ✦ 移至床尾,步骤同铺床头法铺床尾并包角 ✦ 移至床中间处,两手下拉大单中部边缘,塞于床垫下(图 1-3-1G) ✦ 转至床对侧,步骤同铺近侧大单,将对侧大单铺好	✦ 护士取大单后,正确运用人体力学原理,双下肢左右分开,站在床右侧中间,减少来回走动,节时省力 ✦ 铺单时,护士双下肢前后分开站立,两膝稍弯,保持身体平衡,使用肘部力量 ✦ 床单中缝与床中线对齐,四角平整、紧扎 ✦ 使大单平紧,不易产生皱褶,美观

项目	操作项目	操作要求	要点说明及解释
三、铺床单或床褥罩操作过程	床褥罩法	✦ 将床褥罩横、纵中线对齐床面横、纵中线放于床褥上，依次将床褥罩打开 ✦ 顺序同大单法：先床头后床尾，先近侧后对侧的顺序，分别将床褥罩套在床褥及床垫上	✦ 床褥罩平紧 ✦ 床褥罩角与床褥、床垫角吻合

四、套棉被和枕套操作过程	套棉被套	✦ 打开被套
		  ✦ 将被套横、纵中线对齐床面横、纵中线放于大单上
		  ✦ 向床头侧打开被套，使被套上端距床头 15cm
		  ✦ 再向床尾侧打开被套，并拉平
		✦ 将近侧被套向近侧床缘下拉散开，将远侧被套向远侧床缘散开
		✦ 将被套尾部开口端的上层打开至 1/3 处
		✦ 将棉胎放于被套尾端开口处，棉胎底边与被套开口缘平齐（图1-3-2A）
		✦ 套被套
		  ✦ 拉棉胎上缘中部至被套被头中部
		  ✦ 充实远侧棉胎角于被套顶角处
		  ✦ 展开远侧棉胎，平铺于被套内（图1-3-2B）
		  ✦ 充实近侧棉胎角于被套顶角处
		  ✦ 展开近侧棉胎，平铺于被套内
		✦ 盖被上端距床头 15cm
		✦ 移至床尾中间处，一手持被套下层底边中点、棉胎底边中点、被套上层底边中点于一点
		✦ 一手展平一侧棉胎
		✦ 两手交换，展平另一侧棉胎，拉平盖被
		✦ 系好被套尾端开口处系带
			✦ 被套中线与床面中线和大单中线对齐
			✦ 利于棉胎放入被套
			✦ 将棉胎上缘和棉胎角与被套被头上缘和被套角吻合、平整、充实
			✦ 避免棉胎下滑出被套
			✦ 被头充实，盖被平整、两边内折对侧
			✦ 被筒内面平整
			✦ 床面整齐、美观
			✦ 温度升高时，可以准备毛毯

	折成被筒	✦ 护士移至左侧床头，平齐远侧床缘，内折远侧盖被；再平齐近侧床缘，内折近侧盖被 ✦ 移至床尾中间处，将盖被两侧平齐两侧床缘内折成被筒状 ✦ 于床两侧分别将盖被尾端返折至齐床尾，床尾余下部分塞于床垫下	✦ 尾端盖被不宜太紧，以免长期压迫足部形成足下垂
	套枕套	✦ 将枕套套于枕芯外 ✦ 枕芯角与枕套角吻合，枕头平整、充实 ✦ 拍松枕芯 ✦ 将枕头横放于床头盖被上 ✦ 枕套开口端背门	✦ 枕芯拍松的方法：在枕芯的侧方轻拍 2~3 次
五、铺床后处理	整理用物	✦ 铺备用床（图1-3-3）完毕，移回床旁桌、床旁椅 ✦ 推治疗车离开病室 ✦ 洗手，脱口罩	✦ 保持病室及患者的床单位环境整齐、美观 ✦ 治疗车放于指定位置

【实训程序——暂空床】

项目	操作项目	操作要求	要点说明及解释
一、评估与准备	患者	✦ 评估患者的意识和活动能力 ✦ 评估患者是否可以暂时离床活动或外出检查	✦ 向暂时离床活动或外出检查的患者及家属解释操作目的
	环境	✦ 同病室内无患者进行治疗或进餐 ✦ 病室清洁 ✦ 保持空气畅通	
	用物	✦ 按备用床准备用物，必要时备橡胶单、中单。用物叠放整齐，按顺序放于治疗车上。	

项目	操作项目	操作要求	要点说明及解释
二、铺暂空床	改备用床为暂空床	✦ 按铺备用床步骤铺好备用床 ✦ 在右侧床头，将备用床的盖被上端向内折，然后扇形三折于床尾，并使之平齐，完成暂空床（图1-3-4） ✦ 其余操作步骤同备用床	✦ 方便患者上下床活动

【实训程序——麻醉床】

项目	操作项目	操作要求	要点说明及解释
一、评估与准备	患者	✦ 评估患者的诊断、病情、手术和麻醉方式	
	环境	✦ 同病室内无患者进行治疗或进餐 ✦ 病室清洁 ✦ 保持空气畅通	

	用物	✦ 床上用品
		  ✦ 大单或床褥罩、橡胶中单2条、中单2条、被套、枕套
		  ✦ 床褥、被套、棉胎或毛毯、枕芯
		✦ 床旁桌上备麻醉护理盘
		  ✦ 治疗巾内：开口器、舌钳、通气导管、牙垫、治疗碗、氧气导管或鼻塞管、吸痰导管、棉签、压舌板、平镊、纱布或纸巾
		  ✦ 治疗巾外：电筒、心电监护仪（血压计、听诊器）、治疗巾、弯盘、胶布、护理记录单、笔
		✦ 另备输液架，必要时备好吸痰装置和给氧装置等
			✦ 可以用一次性治疗中单替代橡胶单和中单
			✦ 使用橡胶单防止呕吐物、分泌物或伤口渗液污染病床
			✦ 保证护理术后患者的用物齐全，使患者能及时得到抢救和护理

二、铺大单、橡胶单和中单操作过程	铺大单	✦ 同备用床步骤	
	铺近侧橡胶单和中单	✦ 在床中部或床尾部铺橡胶单，其上铺中单，余下部分塞于床垫下 ✦ 在床头另一橡胶单，将中单铺在橡胶单上，余下部分塞于床垫下 ✦ 中单应盖过橡胶单，避免橡胶单外露，接触患者皮肤	✦ 橡胶单和中单放置位置：腹部手术铺在床中部；下肢手术铺在床尾 ✦ 若需要铺在床中部，则橡胶单和中单的上缘应距床头45～50cm
	铺对侧单	✦ 转至对侧，同法铺好大单、橡胶单和中单	✦ 中线要齐，各单应铺平、拉紧，防皱褶
三、套棉被和枕套	套被套	✦ 按照备用床套被套的方法套被套 ✦ 在床尾向上返折盖被底端25cm，齐床尾，系带部分内折整齐 ✦ 将背门一侧盖被内折，对齐床缘 ✦ 将近门一侧盖被边缘向上返折，对齐床缘 ✦ 将盖被三折叠于背门一侧	✦ 操作过程中，注意节力 ✦ 盖被三折上下对齐，外侧齐床缘，便于患者术后被移至床上
	套枕套	✦ 同备用床步骤套枕套 ✦ 枕头横立于床头	✦ 枕套开口端背门，使病室整齐、美观
四、铺床后处理	整理用物	✦ 铺好麻醉床（图1-3-5），移回床旁桌、床旁椅 ✦ 将麻醉护理盘放置于床旁桌上，其他物品按需要放置 ✦ 保持病室整齐、美观 ✦ 推治疗车离开病室 ✦ 洗手，脱口罩	✦ 避免床旁椅妨碍患者移至病床上 ✦ 向陪伴家属说明患者去枕平卧的方法、时间及注意事项

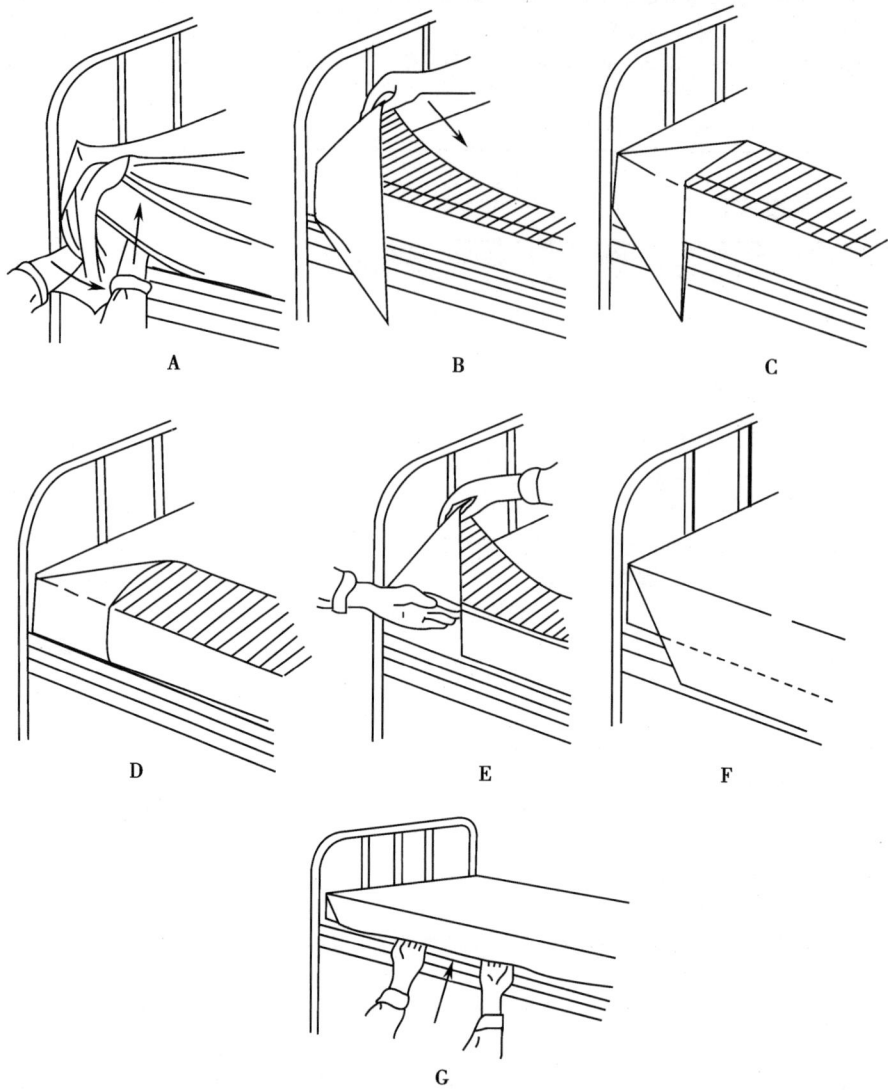

图 1-3-1 铺床角法

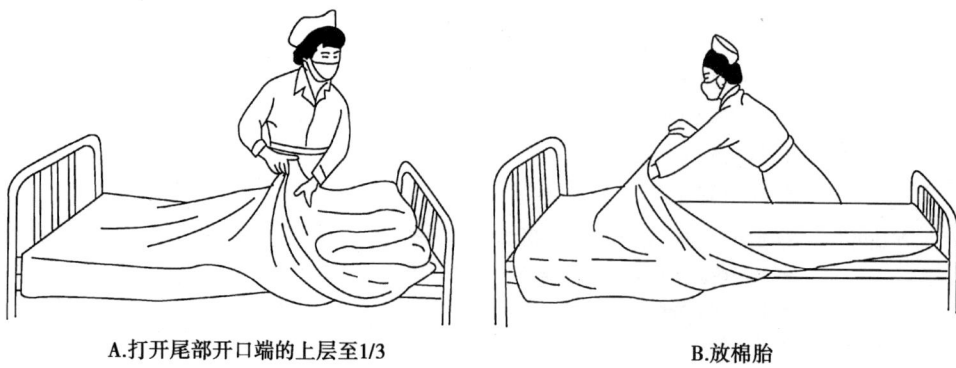

A.打开尾部开口端的上层至1/3   B.放棉胎

图 1-3-2 套被套

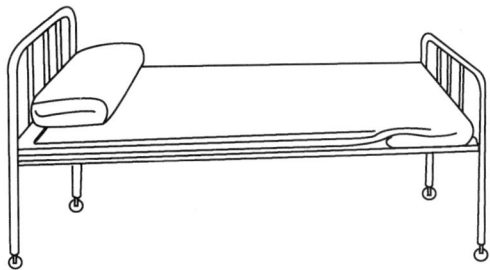

图 1-3-3　备用床

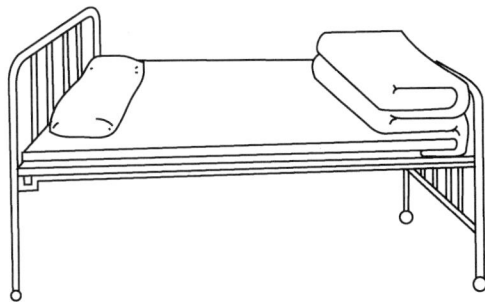

图 1-3-4　暂空床

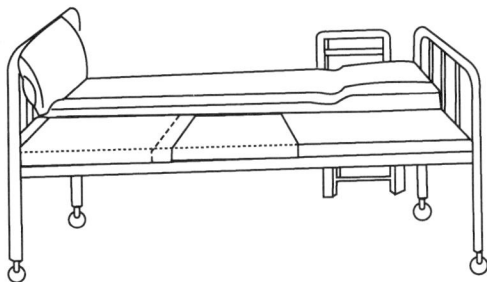

图 1-3-5　麻醉床

问题与思考

1. 张女士,40 岁,三天前因急性阑尾炎入院,接受手术治疗。目前生命体征平稳,伤口愈合良好,但张女士怕伤口疼痛,迟迟不肯下床活动。今晨护士小李发现张女士的床单有污渍,想借此机会劝说张女士多下床活动,并完成更单。你作为护士应如何处理?

2. 李女士,52 岁,今晨完成甲状腺切除术,术后送回病室休息。护士小张准备好麻醉床,做好术后交接后,进一步向患者家属进行术后宣教。作为护士你应如何处理?

相关链接

床单颜色的选择

不同颜色会对人产生不同的心理刺激,从而对健康造成不同影响。因此,在选择床单颜色时,应首先关注其对健康的影响。

老人建议选浅橘色的床单,首先浅橘色可诱发食欲,其次可振奋精神,令人心情愉快;还可选择蓝色床单,有助于减轻头痛、发热、失眠等症状。

情绪不稳、容易急躁者,宜用嫩绿色床单,可以在一定程度上舒缓紧张情绪,使人精神放松;紫色可维持体内钾的平衡,有安神作用,但对运动神经和心脏系统有压抑作用,心脏病患者应慎用紫色床单。

患有高血压或心脏病的患者,最好选用淡蓝色床单,有利于血压下降、脉搏恢复正常。此外,淡蓝色还适合用脑过度的白领一族。

靛蓝色会影响人的视觉、听觉和嗅觉,可降低身体对疼痛的敏感度。因此,术后伤口正在恢复的患者,可选择靛蓝色床单。

(潘一楠)

实训四　卧床患者更换床单法

【实训学时】

2 学时

【实训目标】

1. 能够说出卧床患者更换床单的目的及注意事项

2. 在更换床单的过程中,能够确保患者舒适、安全、保暖,不发生坠床情况

3. 操作中动作轻、稳,注意节力,与患者沟通良好,正确地指导患者

4. 能够有效地观察患者的病情,迅速处理突发事件

5. 能够协助患者变换体位、预防压疮及坠积性肺炎等并发症

【实训程序】

项目	操作项目	操作要求	要点说明及解释
一、评估与准备	患者	✦ 评估患者的年龄、病情和意识状态 ✦ 评估患者的活动能力和配合程度 ✦ 评估床单位的污染程度	✦ 向患者及家属解释更换床单的目的、方法与配合要点
	环境	✦ 同病室内无患者进行治疗或进餐 ✦ 酌情关闭门窗 ✦ 按季节调节室内温度 ✦ 必要时用屏风遮挡	✦ 病室温度一般为 18~22℃ ✦ 新生儿及老年病房室温保持在 22~24℃为宜
	用物	✦ 治疗车上层:按顺序从上至下依次放置床刷及床刷套,干净的大单、中单、被套、枕套,需要时备清洁衣裤。 ✦ 治疗车下层:放置污衣袋,患者更换下的物品 ✦ 用物准备齐全,摆放美观	
二、更换大单和中单操作过程	移开床旁桌椅	✦ 洗手、戴口罩 ✦ 将备齐用物的治疗车推至患者床旁 ✦ 核对患者床号、姓名及腕带 ✦ 治疗车与床尾间距离以便于护士走动为宜 ✦ 移开床旁桌,距病床 20cm 左右 ✦ 移开床旁椅,置于床尾	✦ 方便取放物品 ✦ 搬动床旁桌椅时,注意节力,尽量减轻桌椅带来的声响 ✦ 方便操作
	变换体位	✦ 放平床头和膝下支架,松开床尾盖被 ✦ 安置对侧床挡 ✦ 将患者枕头移向对侧,并协助患者移向对侧 ✦ 患者侧卧、背向护士	✦ 患者卧位安全,防止坠床 ✦ 注意患者的保暖
	清扫近侧橡胶单和床褥	✦ 松近侧大单,从床头至床尾将各层床单从床垫下拉出 ✦ 上卷污中单(图 1-4-1)至床中线处,塞于患者身下 ✦ 清扫橡胶单,将橡胶单搭于患者身上 ✦ 将大单上卷至中线处,塞于患者身下 ✦ 清扫床褥,其原则为从床头至床尾,从床中线至床外缘	✦ 操作者注意节力,双腿屈膝双脚一前一后,腰背部伸直 ✦ 中单污染面向内卷 ✦ 大单污染面向内卷
	铺近侧清洁大单	✦ 铺近侧大单,同备用床步骤 ✦ 铺平橡胶单 ✦ 铺清洁中单于橡胶单上,近侧部分下拉至床缘,对侧部分内折后卷至床中线处,塞于患者身下 ✦ 将近侧橡胶单和中单边缘塞于床垫下,铺好近侧各单(图 1-4-2)	✦ 将对侧大单清洁面向内翻卷 ✦ 将对侧中单清洁面向内翻卷
	移患者至近侧	✦ 协助患者平卧,将患者枕头移向近侧 ✦ 协助患者移向近侧 ✦ 保持患者侧卧位、面向护士 ✦ 患者躺卧于已铺好床单的一侧 ✦ 安置近侧床挡	✦ 患者卧位安全,防止坠床 ✦ 转移枕头时,应托稳患者的头颈部 ✦ 注意患者的保暖

项目	操作项目	操作要求	要点说明及解释
二、更换大单和中单操作过程	清扫对侧橡胶单和床褥	✦ 护士转至床对侧，放下床挡 ✦ 从床头至床尾将各层床单从床垫下依次拉出 ✦ 上卷中单至中线处，取出污中单，放于治疗车污衣袋内 ✦ 清扫橡胶单，将橡胶单搭于患者身上 ✦ 将大单自床头内卷至床尾处，取出污大单，放于治疗车污衣袋内 ✦ 清扫床褥	✦ 保持恰当的姿势，注意省力 ✦ 清扫顺序：从床头至床尾；应从床中线至床外缘
	铺对侧清洁大单	✦ 步骤同铺近侧清洁单方法 ✦ 铺平橡胶单 ✦ 铺清洁中单于橡胶单上，对侧部分下拉至床缘 ✦ 将对侧橡胶单和中单边缘塞于床垫下 ✦ 协助患者平卧，将患者枕头移向床中间	✦ 注意床面的平整，包角紧实 ✦ 避免患者受凉 ✦ 放平床挡
三、更换被套和枕套操作过程	更换被套	✦ 同备用床步骤将清洁被套平铺于盖被上 ✦ 自污被套内将棉胎取出，装入清洁被套内 ✦ 撤出污被套，放于污衣袋内 ✦ 将棉胎展平 ✦ 盖被头端充实，距床头 15cm 左右 ✦ 系好被套尾端开口处系带	✦ 避免棉胎接触患者皮肤 ✦ 嘱清醒患者抓住被头两角，配合操作（图 1-4-3）
	折被筒	✦ 展平患者衣裤 ✦ 折双侧被筒，将筒边缘与床侧沿对齐 ✦ 床尾余下部分塞于床垫下	✦ 塞被尾时，嘱患者屈膝配合，不可过紧 ✦ 使患者躺卧舒适
	更换枕套	✦ 协助患者抬头，取出枕头 ✦ 撤去污枕套，放于治疗车污衣袋内 ✦ 取清洁枕套，按照铺备用床的步骤，将清洁枕套套在枕芯上 ✦ 拍松枕头，置于患者头下方	✦ 枕芯拍松的方法：在枕芯的侧方轻拍 2~3 次
四、更单后处理	整理用物	✦ 移回床旁桌椅 ✦ 根据天气情况和患者病情，摇起床头和膝下支架，打开门窗 ✦ 推治疗车离开病室 ✦ 洗手、脱口罩	✦ 保持病室整齐、美观，空气新鲜 ✦ 患者卧位舒适 ✦ 将撤换的污单和治疗车放在指定位置
	健康指导	✦ 更单过程中，指导患者可以根据自身的活动能力，按照操作需求，主动配合护士 ✦ 在翻身侧卧时，嘱患者身体不要过度前倾，以防发生坠床等意外	✦

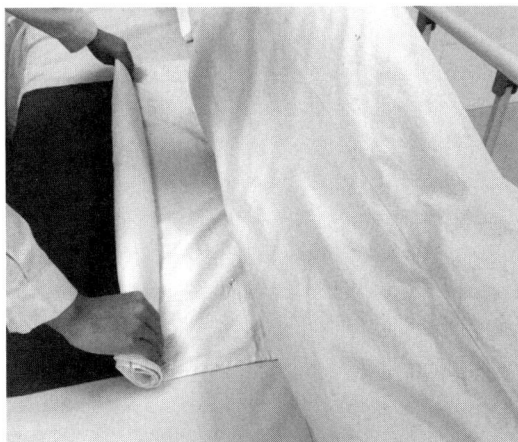

图 1-4-1　上卷污中单

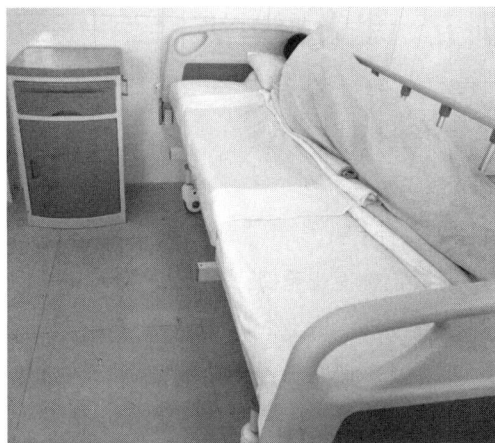

图 1-4-2　铺好近侧各单

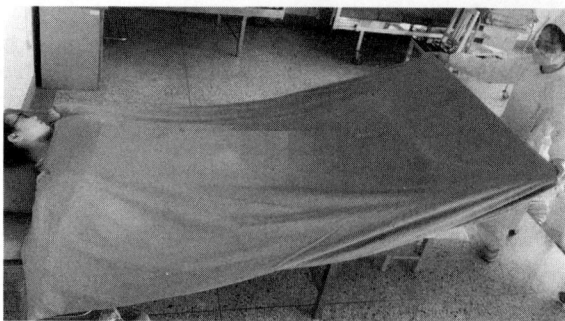

图1-4-3　患者配合拉平被套

问题与思考

1. 在巡视病房过程中,护士闻到一位老年患者身上的尿味较浓,想掀开被子查看床单的情况,但老年人拒绝让护士查看。你应如何处理?

2. 偏瘫患者进行床单更换时,为防止患者坠床,你应如何处理?

最新进展

"压疮"的变化

2016年4月美国压疮咨询委员会(NPUAP)对压疮的定义及分期进行了重新的界定,同时更新了图谱。

变化之一:将"压疮"这一术语改为"压力性损伤",将其定义为发生皮肤和(或)潜在皮下软组织的局限性损伤,通常发生在骨隆突处或与医疗器械或其他设备有关的损伤。

变化之二:在压疮分期系统中,用阿拉伯数字(1、2、3)代替罗马数字(Ⅰ、Ⅱ、Ⅲ)。

变化之三:将分期中"可疑深部组织损伤"中的"可疑"一词去除,为"深部组织损伤"。

(潘一楠)

实训五　患者搬运法

【实训学时】

2学时

【实训目标】

1. 能够正确使用轮椅,安全护送患者入院、出院、检查、治疗或室外活动

2. 能够协助患者上下轮椅,操作正确,保证患者的安全、舒适

3. 能够正确协助患者完成病床至平车的移乘,防止意外事件的发生

4. 在搬运过程中,正确观察患者的病情变化,避免引起并发症

5. 在运送过程中,确保患者持续性治疗的顺畅性和安全性

【实训程序——轮椅运送法】

项目	操作项目	操作要求	要点说明及解释
一、评估与准备	患者	✦ 评估患者的体重、意识状态、病情、躯体活动能力、损伤部位及理解合作程度 ✦ 向患者及家属解释轮椅运送的目的、方法及注意事项，争取患者主动配合	
	环境	✦ 移开障碍物，保证环境宽敞	
	用物	✦ 轮椅 ✦ 根据季节需要，准备毛毯、别针 ✦ 根据患者需要，准备软枕 ✦ 检查轮椅各部件：车轮、椅座、椅背、脚踏板、制动闸等	✦ 偏瘫患者软枕垫可置于患侧背后，以及大腿上方，使患侧上肢保持功能位 ✦ 各部件性能良好，保证安全
二、协助病人上轮椅操作过程	轮椅准备	✦ 核对患者的姓名、床号和腕带 ✦ 将轮椅推至患者床旁 ✦ 使椅背与床尾平齐，椅面朝向床头，扳制动闸使轮椅制动，翻起脚踏板 ✦ 根据季节准备毛毯：毛毯平铺于轮椅，上端高过患者颈部15cm左右，注意患者保暖	✦ 缩短距离，便于患者坐入轮椅 ✦ 防止轮椅滑动
	患者准备	✦ 撤掉盖被，协助患者坐起 ✦ 协助患者穿衣、裤、袜子 ✦ 嘱患者以手掌撑于床面，双足垂于床缘，维持坐姿 ✦ 协助患者穿好鞋子	✦ 方便患者下床
	协助患者上轮椅	✦ 嘱患者将双手置于护士肩上，护士双手环抱患者腰部，协助患者站立于床边 ✦ 协助患者转身，嘱患者用手扶住轮椅把手，坐于轮椅中 ✦ 若用毛毯，则将上端围在患者颈部，用别针固定；两侧围裹患者双臂，用别针固定；再用余下部分围裹患者上身、下肢和双足，避免患者受凉 ✦ 翻下脚踏板，协助患者将双足置于脚踏板上 ✦ 整理床单位，铺成暂空床 ✦ 观察患者，确定无不适后，放松制动闸，推患者至目的地	✦ 注意观察患者病情变化，告知患者如有不适立刻向护士说明 ✦ 推行中注意患者病情变化 ✦ 过门槛时，跷起前轮，避免过大震动 ✦ 下坡时，嘱患者抓紧扶手，保证患者安全
三、协助病人下轮椅操作过程	患者准备	✦ 将轮椅推至床尾，使椅背与床尾平齐，患者面向床头 ✦ 扳制动闸使轮椅止动，翻起脚踏板 ✦ 松开患者身上的毛毯	✦ 防止患者摔倒 ✦ 方便患者上床
	协助患者下轮椅	✦ 协助患者站起、转身、坐于床缘 ✦ 协助患者脱去鞋子及保暖外衣，卧于床上 ✦ 注意观察患者的病情变化 ✦ 盖好盖被 ✦ 整理床单位	✦ 下肢直立困难的患者，护士应用腿抵住患者的膝部，协助其站立
四、操作后处理	整理用物	✦ 推轮椅至原处放置，便于其他患者使用 ✦ 感染患者使用后，消毒处理待用 ✦ 洗手，脱口罩	✦ 保持病室整齐、美观
	健康指导	✦ 嘱患者使用轮椅时注意自身安全，上下坡时双手应紧握轮椅把手，身体尽量靠向椅背 ✦ 向患者和家属介绍长时间坐轮椅身体容易受压的部位，以及预防压疮的方法	

【实训程序——平车运送法】

项目	操作项目	操作要求	要点说明及解释
一、操作前准备	患者	✦ 评估患者的体重、意识状态、病情、躯体活动能力、损伤部位及理解合作程度 ✦ 向患者及家属解释搬运的步骤及配合方法	
	环境	✦ 环境宽敞，便于操作	✦ 便于平车停放及出入
	用物	✦ 检查平车的车轮、车面、制动闸等部件 ✦ 平车上放置被单、橡胶单、包好的垫子和枕头，带套的毛毯或棉被 ✦ 如为骨折患者，应有木板垫于平车上；如为颈椎、腰椎骨折患者或病情较重的患者，应备有帆布中单或布中单	✦ 检查平车的性能，确保平车使用安全
二、搬运病人操作过程	患者准备	✦ 核对患者床号、姓名、腕带 ✦ 将平车推至患者床旁， ✦ 安置好患者身上的导管、输液、氧气等 ✦ 移开床旁桌、床旁椅，松开盖被 ✦ 根据患者病情及体重，确定搬运方法	✦ 避免导管脱落、受压或液体逆流 ✦ 骨折患者，应将骨折部位固定稳妥
	挪动法	✦ 将平车推至床旁与床平行，大轮靠近床头 ✦ 扳制动闸使平车制动，防止滑动，保证安全 ✦ 协助患者从病床向平车的挪动顺序：患者上身、臀部、下肢依次向平车移动 ✦ 协助患者从平车向病床的挪动顺序：患者下肢、臀部、上身依次向病床移动 ✦ 协助患者在平车上躺好，用被单或包被包裹患者，先足部、再两侧，头部盖被折成45°角	✦ 适用于能在床上配合的患者 ✦ 平车贴近床缘，便于搬运 ✦ 患者头部枕于大轮端 ✦ 患者保暖、舒适 ✦ 包裹整齐、美观
	一人搬运法	✦ 推平车至患者床旁，大轮端靠近床尾，使平车与床成钝角 ✦ 扳制动闸使平车制动，防止滑动，保证安全 ✦ 松开盖被，协助患者穿好衣服 ✦ 搬运者一臂自患者近侧腋下伸入至对侧肩部，另一臂伸入患者臀下 ✦ 患者双臂过搬运者肩部，双手交叉于搬运者颈后 ✦ 搬运者抱起患者（图1-5-1） ✦ 稳步移动将患者放于平车中央，盖好盖被	✦ 适用于上肢活动自如，较为瘦小患者 ✦ 缩短搬运距离，省力 ✦ 搬运者双下肢前后分开站立，扩大支撑面；略屈膝屈髋，降低重心，便于转身
	二人搬运法	✦ 推平车至患者床旁，大轮端靠近床尾，使平车与床成钝角 ✦ 扳制动闸使平车制动 ✦ 松开盖被，协助患者穿好衣服 ✦ 搬运者甲、乙二人站在患者同侧床旁，协助患者将上肢交叉于胸前或腹上 ✦ 搬运者甲一手伸至患者头、颈、肩下方，另一手伸至患者腰部下方 ✦ 搬运者乙一手伸至患者臀部下方，另一只手伸至患者膝部下方 ✦ 两人同时抬起患者至近侧床缘 ✦ 再同时抬起患者稳步向平车处移动（图1-5-2），将患者放于平车中央，盖好盖被	✦ 适用于不能活动，体重较重的患者 ✦ 缩短搬运距离，省力 ✦ 搬运者甲，应使患者头处于较高位置，减轻不适 ✦ 抬起患者时，应尽量使患者靠近搬运者身体，省力
	三人搬运法	✦ 推平车至患者床旁，大轮端靠近床尾，使平车与床成钝角 ✦ 扳制动闸使平车制动 ✦ 松开盖被，协助患者穿好衣服 ✦ 搬运者甲、乙、丙三人站在患者同侧床旁，协助患者将上肢交叉于胸前或腹上 ✦ 搬运者甲双手托住患者头、颈、肩及胸部 ✦ 搬运者乙双手托住患者背、腰、臀部 ✦ 搬运者丙双手托住患者膝部及双足，三人同时抬起患者至近侧床缘 ✦ 再同时抬起患者稳步向平车处移动（图1-5-3），将患者放于平车中央，盖好盖被	✦ 适用于不能活动，体重超重的患者 ✦ 搬运者甲应使患者头处于较高位置，减轻不适 ✦ 三人同时抬起患者，应保持平稳移动，减少意外伤害

项目	操作项目	操作要求	要点说明及解释
二、搬运病人操作过程	四人搬运法	✦ 推平车至患者床旁，平车与病床平行，并靠紧病床，扳制动闸使平车制动 ✦ 松开盖被，协助患者穿好衣服 ✦ 搬运者甲、乙分别站于床头和床尾 ✦ 搬运者丙、丁分别站于病床和平车的一侧 ✦ 将帆布兜或中单放于患者腰、臀部下方 ✦ 搬运者甲抬起患者的头、颈、肩 ✦ 搬运者乙抬起患者的双足 ✦ 搬运者丙、丁分别抓住帆布兜或者中单四角 ✦ 四人同时抬起患者、协调一致向平车处移动（图 1-5-4），将患者放于平车中央，盖好盖被 ✦ 搬运者甲应随时观察患者的病情变化	✦ 适用于颈椎、腰椎骨折和病情较重的患者 ✦ 搬运骨折患者，平车上应放置木板，固定好骨折部位 ✦ 帆布兜或中单能承受患者的体重 ✦ 患者平卧于平车中央，避免碰撞
	运送患者	✦ 松开平车制动闸 ✦ 推送患者时，护士应位于患者头部，随时注意患者病情变化 ✦ 推行中，平车小轮端在前，转弯灵活；速度不可过快；上下坡时，患者头部应位于高处，减轻患者不适 ✦ 嘱患者抓紧扶手，保证患者安全 ✦ 保证患者的持续性治疗不受影响，输液管道、引流管等通畅	✦ 进出门时，避免碰撞房门 ✦ 颅脑损伤、颌面部外伤以及昏迷患者，应将头偏向一侧 ✦ 搬运颈椎损伤的患者时，头部应保持中立位
三、操作后处理	整理用物	✦ 推平车至原处放置，便于其他患者使用 ✦ 感染患者使用后，消毒处理待用 ✦ 洗手，脱口罩	✦ 保持病室整齐、美观
	健康指导	✦ 向患者及家属介绍搬运的过程、配合方法及注意事项 ✦ 搬运过程中应嘱咐患者保持放松状态，身体尽量靠向搬运的护理人员	

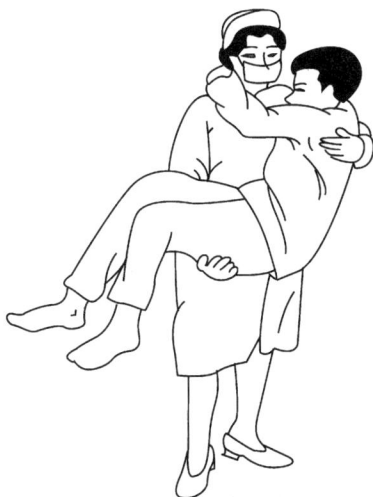

图 1-5-1　一人搬运患者上平车法　　　　图 1-5-2　二人搬运患者上平车法

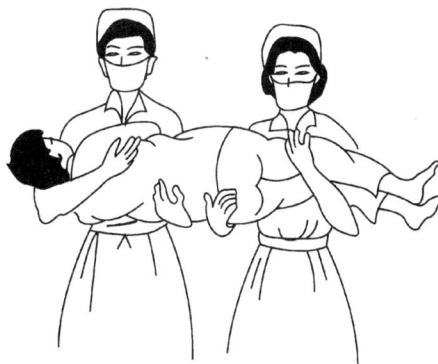

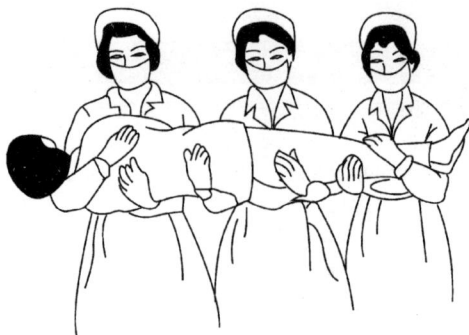

图 1-5-3　三人搬运患者上平车法

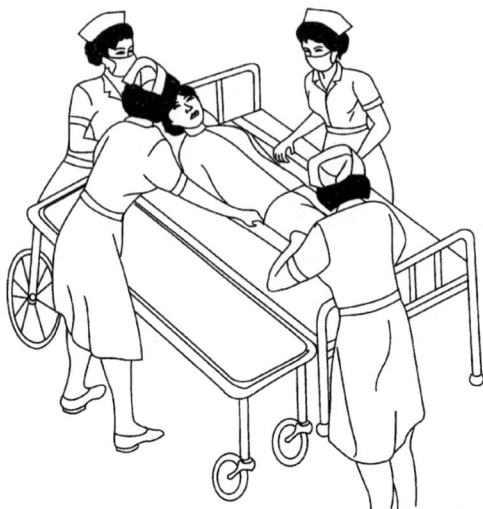

图 1-5-4　四人搬运患者上平车法

问题与思考

1. 患者,男性,65 岁,因"左侧脑梗"入院接受治疗 1 月余。目前患者右下肢肌力 2 级,右上肢肌力 1 级。今日遵医嘱进行 CT 复查,作为陪同检查护士的你,如何正确使用轮椅,以及告知患者和家属使用轮椅的注意事项?

2. 患者,男性,25 岁,因意外交通事故,导致颈椎和腰椎损伤由急救车送入院。患者疼痛剧烈,同时家属担心多次搬运患者而导致进一步的伤害,提出直接在平车上施救。作为接诊护士,你应如何处理?

知识拓展

轮椅的进化史

关于轮椅在中国的历史,可以追溯到三国时期蜀汉丞相诸葛亮发明的运输工具"木牛流马",其本质是一种带轮子的手推车,最早期的用途是运送粮食。在发掘出的中国南北朝时期的石棺上,雕刻有带有轮子的椅子,被认为是关于轮椅最早的记录。随着科学技术的不断创新,人们需求的日益提高,轮椅的结构和功能也在不断完善。

目前,根据患者不同的残损部位及残留功能,轮椅分为普通轮椅、电动轮椅和特殊轮椅。

普通轮椅一般由轮椅架、轮、刹车、坐垫和靠背五个部分组成。特殊轮椅根据不同的需要,又分为站立式轮椅、躺式轮椅、单侧驱动式轮椅、电动式轮椅和竞技式轮椅。

（潘一楠）

实训六 协助患者变换体位

【实训学时】

2 学时

【实训目标】

1. 能正确协助不能自行移动的患者移向床头,恢复舒适而安全的卧位

2. 能够正确协助卧床的患者更换卧位,预防并发症,使其感觉舒适

3. 根据检查、治疗和护理需求,正确变换患者体位,无意外事件发生

4. 在协助患者变换体位时,注意节力,防止自身意外伤害

【实训程序——协助患者移向床头】

项目	操作项目	操作要求	要点说明及解释
一、评估与准备	患者	✦ 评估患者的意识、自主活动能力、年龄、体重、病情和治疗情况 ✦ 评估患者的心理状态及合作程度 ✦ 向患者及家属解释移向床头的目的、方法及配合要点,患者情绪稳定,愿意合作	✦ 根据患者的病情,确定需要护士的人数
	环境	✦ 整洁、安静、温度适宜、光线充足	
	用物	✦ 根据病情需要,准备好枕头等物品	
二、移动病人的操作过程	患者准备	✦ 核对患者床号、姓名和腕带 ✦ 再次向患者解释 ✦ 固定床脚轮 ✦ 将各种导管及输液装置安置妥当,必要时将盖被折叠至床尾或一侧 ✦ 视各者病情放平床头支架或靠背架 ✦ 枕头横立于床头,避免撞伤患者	✦ 再次确认、评估患者,建立安全感,取得合作 ✦ 避免引流导管脱落
	一人协助法	✦ 患者仰卧位 ✦ 双腿屈膝,双手握住床头栏杆,双脚蹬床面 ✦ 护士一手稳住患者双脚,另一手在臀部提供助力,嘱患者一起移向床头（图 1-6-1）	✦ 适用于半自理患者 ✦ 减少患者与床之间的摩擦,避免患者皮肤受伤
	二人协助法	✦ 患者仰卧位 ✦ 双腿屈膝 ✦ 两名护士分别站于床的两侧 ✦ 方法一：交叉托住患者颈肩部和臀部 ✦ 方法二：一人托住颈、肩部及腰部,另一人托住臀部及腘窝部 ✦ 两人同时抬起患者移向床头	✦ 适用于不能自理或体重较重的患者 ✦ 移动患者时动作应轻稳,协调一致,不可拖拉,以免擦伤皮肤
三、移动后处理	安置患者	✦ 放回枕头于患者头下 ✦ 视病情需要摇起床头或支起靠背架 ✦ 协助患者取舒适卧位 ✦ 整理床单位	✦ 以患者舒适,安全为原则
	健康指导	✦ 在配合护士向床头移动时,嘱患者双脚能尽量蹬住床面,臀部抬起,减少皮肤与床面的摩擦,保护皮肤 ✦ 患者在取半坐卧位时,可以摇高膝下支架,或者可以用大单包裹膝枕垫于膝下,并妥善固定大单两侧,防止患者下滑	

【实训程序——协助患者翻身侧卧】

项目	操作项目	操作要求	要点说明及解释
一、评估与准备	患者	✦ 评估患者的年龄、体重、病情、治疗情况，心理状态等全身情况及合作程度，确定翻身方法和所需用物 ✦ 向患者及家属解释翻身侧卧的目的、过程、方法及配合要点，取得患者的配合 ✦ 患者了解翻身侧卧的目的、过程及配合要点，情绪稳定，愿意合作	✦ 清醒且有一定活动能力者，鼓励其自主或在协助下翻身 ✦ 手术患者翻身前应先检查伤口敷料，视情况先更换敷料再翻身，翻身后注意伤口不可受压
	环境	✦ 病室整洁、安静，温度适宜，光线充足 ✦ 必要时进行遮挡	
	用物	✦ 视病情准备好枕头、床挡	✦ 在患者翻身侧卧前拉好床挡，防止患者坠床
二、协助病人翻身操作过程	患者准备	✦ 核对患者的床号、姓名和腕带 ✦ 固定病床脚轮 ✦ 将各种引流导管及输液装置安置妥当，必要时将盖被折叠至床尾 ✦ 颈椎或颅骨牵引者，翻身时不可放松牵引，并使头、颈、躯干保持在同一水平位翻动 ✦ 协助患者仰卧位 ✦ 两手放于腹部，两腿屈曲	✦ 再次确认、评估患者，使其建立安全感，取得合作 ✦ 防止其翻身时引起导管连接处脱落或扭曲受压
	一人协助法	✦ 先将患者双下肢移向靠近护士侧的床沿（图 1-6-2A） ✦ 再将患者肩、腰、臀部向护士侧移动（图 1-6-2B） ✦ 一手托肩，一手托膝部，轻轻将患者推向对侧，使其背向护士（图 1-6-2C）	✦ 适用于体重较轻的患者 ✦ 将患者身体稍抬起再行翻身，减少摩擦力，不可拖拉，以免擦破皮肤 ✦ 注意应用节力原则 ✦ 必要时拉起床栏，防止坠床
	两人协助法	✦ 两名护士站在床的同一侧 ✦ 一人托住患者颈肩部和腰部，另一人托住臀部和腘窝部 ✦ 同时将患者抬起移向近侧 ✦ 然后，两人分别托扶患者的肩、腰部和臀、膝部，轻轻将患者推转至对侧（图 1-6-3）	✦ 适用于体重较重或病情较重的患者 ✦ 应托持患者的头部 ✦ 两人动作应协调、平稳
三、翻身后处理	安置患者	✦ 侧卧位患者，在其背部、胸前及两膝间放置软枕，使患者安全舒适 ✦ 颅脑手术者，应卧于健侧或平卧 ✦ 石膏固定者，注意翻身后患处位置及局部肢体的血运情况，防止受压 ✦ 检查并安置患者肢体处于功能位置 ✦ 翻身后检查导管无脱落、移位、扭曲、受压，保持导管通畅 ✦ 颈椎或颅骨牵引者，翻身后注意牵引方向、位置，以及牵引力正确	✦ 扩大支撑面，确保患者卧位稳定，安全、舒适，预防关节挛缩 ✦ 必要时使用床挡 ✦ 保持各种管道通畅
	记录	✦ 观察背部皮肤并进行护理 ✦ 记录翻身时间及皮肤状况	✦ 做好交接班
	健康指导	✦ 向患者和家属介绍长期卧床身体容易受压的部位，以及预防压疮的方法 ✦ 患者病情稳定时，可以取半坐卧位，并进行有效的呼吸训练指导 ✦ 指导患者深呼吸、叩背、有效咳嗽的方法，预防坠积性肺炎等并发症	

【实训程序——轴线翻身法】

项目	操作项目	操作要求	要点说明及解释
一、轴线翻身法操作过程	准备	✦ 翻身前准备同"协助患者翻身侧卧"	
	二人协助轴线翻身法	✦ 移动患者 　✦ 两名护士站在病床同侧，小心地将大单置于患者身下 　✦ 分别抓紧靠近患者肩部、腰背部、髋部、大腿等处的大单 　✦ 将患者拉至近侧，拉起床挡 ✦ 安置体位 　✦ 护士绕至对侧 　✦ 将患者近侧手臂置于头侧，远侧手臂置于胸前 　✦ 两膝间放一软枕 ✦ 协助侧卧 　✦ 护士双脚前后分开 　✦ 两人双手分别抓紧患者肩部、腰背部、髋部、大腿等处的远侧大单 　✦ 由其中一名护士发口令，两人动作一致地将患者整个身体以圆滚轴式翻转至侧卧	✦ 适用于脊椎受伤或脊椎手术后患者改变卧位 ✦ 翻转时，要维持患者躯干部的正常生理弯曲，避免翻身时脊柱错位而损伤脊髓
	三人协助轴线翻身法	✦ 移动患者：由三名护士完成 　✦ 第一名护士固定患者头部，纵轴向上略加牵引，使头部、颈部随躯干部一起慢慢移动 　✦ 第二名护士双手分别置于患者肩部、背部 　✦ 第三名护士双手分别置于患者腰部、臀部 　✦ 使患者头、颈、腰、髋保持在同一水平线上，移至近侧 ✦ 转向侧卧：翻转至侧卧位，翻转角度不超过60°	✦ 适用于颈椎损伤的患者 ✦ 患者在翻转过程中应始终保持脊髓平直，保持双膝处于功能位置
二、翻身后处理	安置患者	✦ 将一软枕放于患者背部支撑身体，另一软枕置于两膝间 ✦ 防止导管折曲，定时观察引流液的量与性状，保持各种管道通畅	✦ 软垫支撑肢体是保持患者各关节的功能位，维持舒适而安全的体位
	记录	✦ 观察背部皮肤并进行护理 ✦ 记录翻身时间及皮肤状况，做好交接班	✦ 一般每两个小时翻身一次，防止局部长时间受压
	健康指导	✦ 翻身过程中，嘱患者自身不要用力，以积极配合为宜 　✦ 嘱患者床上活动幅度要小，避免脊柱错位，损伤脊髓	

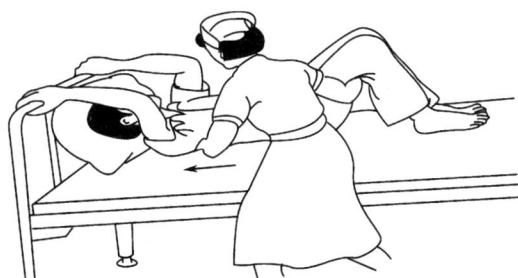

图 1-6-1　一人协助患者移向床头

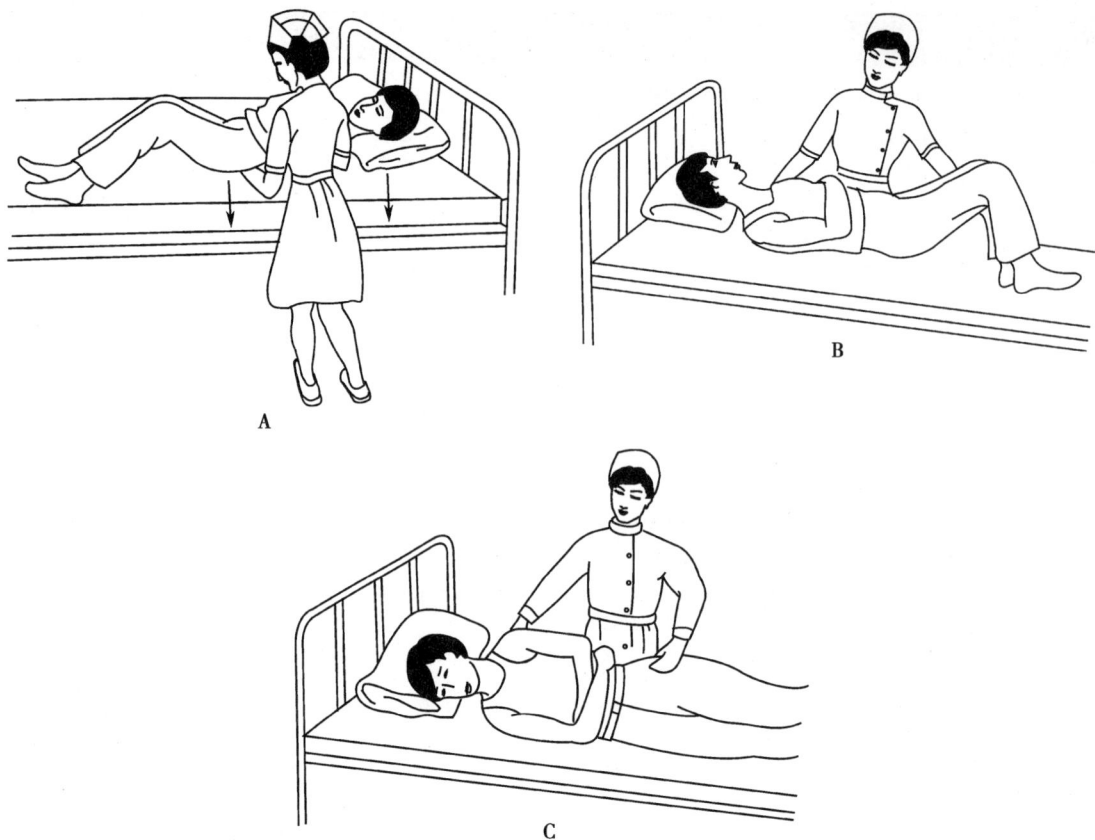

图 1-6-2　一人协助翻身侧卧法

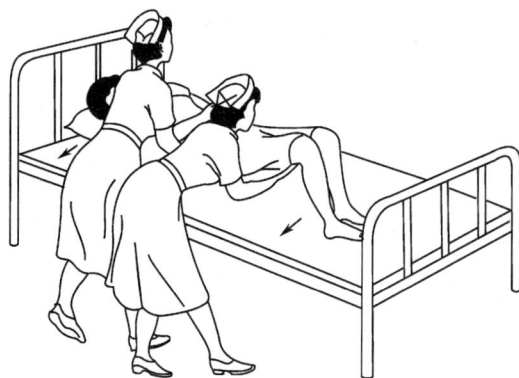

图 1-6-3　二人协助翻身侧卧法

问题与思考

1. 患者,男性,40 岁,胆囊切除术术后第四天。因术后腹腔左右两侧均留有腹腔引流管,患者怕牵拉管道引起疼痛,不愿配合翻身。作为责任护士,你如何向患者解释翻身的必要性,解除顾虑?

2. 患者,男性,45 岁,身高 185cm,体重 95kg,因急性脑出血 1 天收治入院。目前患者意识不清,高热 39.2℃,遵医嘱给予物理降温,降温后体温 38.0℃。为该患者变换体位时,应注意什么?

脑卒中患者的体位变换

脑卒中后最常见、最严重的功能障碍是运动功能的障碍。因此,当患者生命体征稳定,神经体征不再发展后48小时应立即开始康复治疗。软瘫期患者以良肢位摆放和肢体运动训练为基础,从运动的形式可分为主动翻身和被动翻身,从侧卧的方向可分为健侧卧位和患侧卧位。

1. 被动向健侧翻身　护士一手放在患者颈部下方,另一手放在患侧肩胛骨部,先将头和躯干转呈侧卧位,然后一只手放在患侧骨盆,将其转向前方,另一手放在患侧膝关节后方,将患侧下肢旋转并摆放于自然半屈位。

2. 被动向患侧翻身　护士先将患侧上肢放置于外展90°的位置,再让患者自行转向患侧,体力较差患者,可以采用向健侧翻身的方法帮助患者。

3. 主动向健侧翻身　患者仰卧位,双手手指交叉,患侧拇指置于健侧拇指之上(即 Bobath 握手),屈膝,健腿插入患腿下方。交叉双手伸直举向上方,做左右侧方摆动,借助惯性或护士在患侧肩部给予支持,使双上肢和躯干一起翻向健侧。

4. 主动向患侧翻身　患者仰卧位,双手手指交叉,上肢伸展,健侧下肢屈曲。两上肢左右侧向摆动,当摆向患侧时,顺势将身体翻向患侧。

(潘一楠)

实训七　患者的安全

【实训学时】
2 学时

【实训目标】
1. 能够说出床挡、约束带和支被架的使用目的、适应证、方法和注意事项
2. 能够正确使用床挡,防止患者坠床
3. 能够规范地使用约束带,保护好躁动患者
4. 保持患者肢体及各关节在卧床期间处于功能位,保证患者的安全与舒适
5. 能够根据患者的病情选择合适的保护器具,确保患者安全

【实训程序——常用保护具的使用】

项目	操作项目	操作要求	要点说明及解释
一、评估与准备	患者	◆ 评估患者的意识状态、病情、躯体活动能力、损伤的部位及合作程度 ◆ 向患者及家属解释保护具使用的目的、方法及注意事项	◆ 使用约束带时,首先应取得患者及家属的知情同意
	环境	◆ 保证环境整洁、宽敞	
	用物	◆ 多功能床挡(图1-7-1)、半自动床挡(图1-7-2)或围栏式床挡(图1-7-3) ◆ 根据患者情况,准备约束带(肩部(图1-7-4)手肘、肘部、膝部(图1-7-5))、约束手套、约束衣	◆ 主要用于预防患者坠床 ◆ 约束带应短时间使用,定时进行松解

项目	操作项目	操作要求	要点说明及解释
二、保护具使用的操作过程	床挡	✦ 核对患者床号、姓名和腕带 ✦ 向患者和家属解释使用床挡的目的 ✦ 取得患者和家属的理解与合作 ✦ 介绍使用床挡的方法	✦ 确认、评估患者，建立安全感
	宽绷带	✦ 先用棉垫包裹手腕部或踝部 ✦ 再用宽绷带打成双套结，套在棉垫外，稍拉紧，确保肢体不脱出 ✦ 松紧以不影响血液循环为宜 ✦ 然后将绷带系于床缘	✦ 宽绷带用于固定手腕及踝部 ✦ 限制躁动患者的身体或约束失控肢体活动，防止自伤或坠床
	肩部约束带	✦ 将袖筒套于患者两侧肩部，腋窝衬棉垫 ✦ 两袖筒上的细带在胸前打结固定 ✦ 将两条较宽的长带系于床头（图 1-7-6） ✦ 必要时亦可将枕头横立于床头，将大单斜折成长条，约束肩部	✦ 主要用于固定肩部，限制患者坐起 ✦ 肩部约束带用宽布制成，宽 8cm，长 120cm，一端制成袖筒
	膝部约束带	✦ 使用前，两膝之间衬棉垫 ✦ 将约束带横放于两膝上 ✦ 宽带下的两头带各固定一侧膝关节 ✦ 然后将宽带两端系于床缘（图 1-7-7） ✦ 亦可用大单进行膝部固定	✦ 用于固定膝部，限制患者下肢活动 ✦ 膝部约束带用宽布制成，宽 10cm，长 250cm，宽带中部相距 15cm 分别钉两条双头带
	尼龙搭扣约束带	✦ 使用时，将约束带置于关节处 ✦ 被约束部位衬棉垫 ✦ 松紧适宜，对合约束带上的尼龙搭扣后（图 1-7-8） ✦ 将带子系于床缘	✦ 用于固定手腕、上臂、踝部及膝部 ✦ 操作简便、安全，便于洗涤和消毒 ✦ 约束带由宽布和尼龙搭扣制成
	支被架	✦ 将支被架罩于防止受压的部位（图 1-7-9） ✦ 盖好盖被 ✦ 定时观察被支被架遮挡的肢体情况	✦ 主要用于肢体瘫痪或极度衰弱的患者，防止盖被压迫肢体而造成不舒适或足下垂等并发症 ✦ 也用于烧伤患者，采用暴露疗法需保暖时
三、操作后处理	整理记录	✦ 整理床单位 ✦ 记录使用保护具的原因、时间 ✦ 记录观察结果、相应的护理措施及解除约束的时间	✦ 约束带取回后清洗消毒备用
	健康指导	✦ 教会患者及家属观察受约束部位的末梢循环情况 ✦ 约束部位每 15 分钟观察一次，每 2 小时放松一次，发现异常及时处理 ✦ 必要时进行局部按摩，促进血液循环 ✦ 呼叫器放在适宜的位置，便于患者与医务人员取得联系	✦ 约束带应短期使用，注意病情观察，发现异常状况及时取下

【实训程序——辅助器的应用】

项目	操作项目	操作要求	要点说明及解释
一、评估与准备	患者	✦ 评估患者是否可以暂时离床活动或外出检查 ✦ 患者意识是否清楚，身体状况是否良好，病情是否稳定 ✦ 向患者和家属解释辅助器使用的目的、方法及注意事项 ✦ 为患者选择合脚、防滑的鞋子，衣服要宽松、合身	✦ 用助行器的患者需要意识清楚、身体状态良好、稳定
	环境	✦ 病室整洁，活动区域无障碍物	

项目	操作项目	操作要求	要点说明及解释
一、评估与准备	用物	✦ 根据患者的情况，确定辅助器的种类 ✦ 腋杖（图 1-7-10）合适长度的简易计算方法： 　✦ 使用者身高减去 40cm 　✦ 使用时，患者双肩放松，身体挺直站立 　✦ 腋窝与拐杖顶垫间相距 2~3cm 　✦ 腋杖底端应距离足跟 15~20cm ✦ 手杖长度选择的要求： 　✦ 肘部在负重时能稍微弯曲 　✦ 手柄适于抓握，弯曲部与髋部同高 　✦ 手握手柄时感觉舒适	✦ 合适的高度：握紧把手时，手肘应可以弯曲 ✦ 腋杖底面应较宽并有较深的凹槽，且具有弹性
二、辅助器使用的操作过程	腋杖的使用	✦ 两点式：走路顺序为同时出右拐和左脚，然后出左拐和右脚 ✦ 三点式：两腋杖和患肢同时伸出，再伸出健肢 ✦ 四点式：先出右腋杖，而后左脚跟上，接着出左腋杖，右脚再跟上，始终为三点着地 ✦ 跳跃法：先将两侧腋杖向前，再将身体跳跃至两腋杖中间处	✦ 四点式为最安全的步法 ✦ 跳跃法为永久性残疾者使用
	手杖的使用	✦ 指导患者用健侧手臂用力握住手杖 ✦ 需要对手杖的长度进行调节时，可选择金属手杖 ✦ 步态相对平稳患者可以选择单脚形拐杖（图 1-7-11），对于步态极为不稳的患者或地面较为不平时，选择四脚形手杖为宜（图 1-7-12）	✦ 用于下肢不能完全负重的残障者或老年人
	助行器的使用	✦ 步行式助行器的使用（图 1-7-13）： 　✦ 双手提起两侧扶手 　✦ 同时向前将其放于地面 　✦ 然后双腿迈步跟上 ✦ 轮式助行器的使用（图 1-7-14）： 　✦ 不用将助行器提起、放下 　✦ 行走步态自然 　✦ 且用力下压可自动刹车	✦ 步行式助行器适用于下肢功能轻度损害的患者；无轮脚，自身轻，可调高度，稳定性好 ✦ 轮式助行器适用于上下肢功能均较差的患者；有轮脚，易于推行移动
三、使用后处理	辅助器维护	✦ 调整腋杖和手杖后，将全部螺钉拧紧，橡皮底垫紧贴腋杖与手杖底端 ✦ 经常检查确定橡皮底垫的凹槽，能产生足够的吸力和摩擦力	
	健康指导	✦ 嘱患者选择宽阔的练习场地，保持地面干燥，无可移动的障碍物 ✦ 避免拥挤和注意力分散 ✦ 必要时备一把椅子，供患者疲劳时休息	

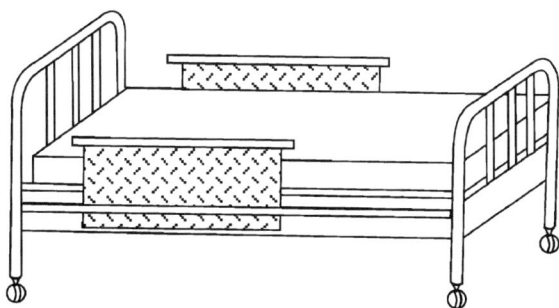

图 1-7-1　多功能床挡

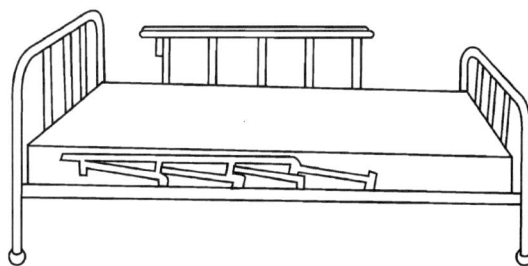

图 1-7-2　半自动床挡

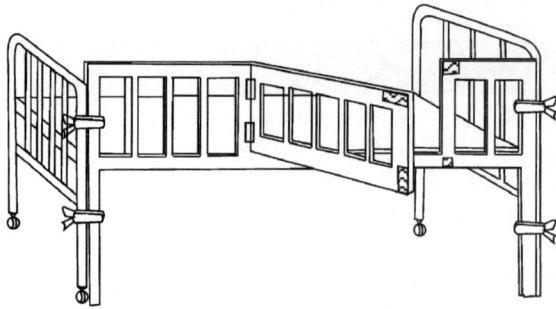

图 1-7-3　围栏式床挡

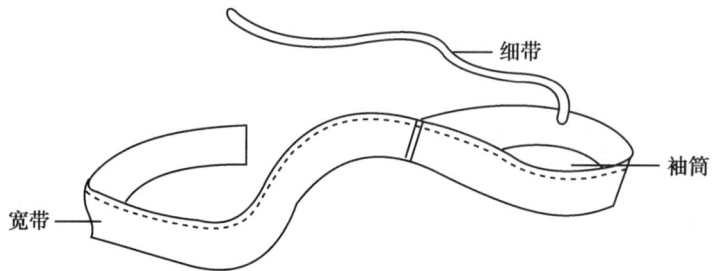

细带

袖筒

宽带

图 1-7-4　肩部约束带

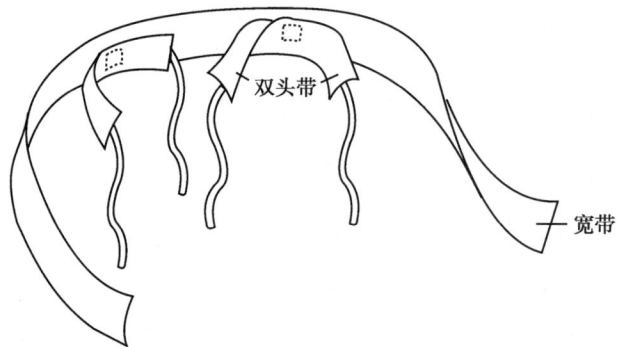

双头带

宽带

图 1-7-5　膝部约束带

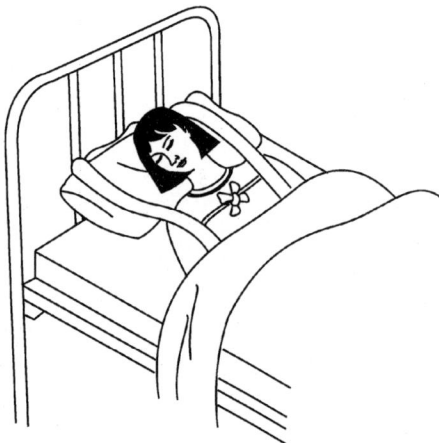

图 1-7-6　肩部约束带固定法

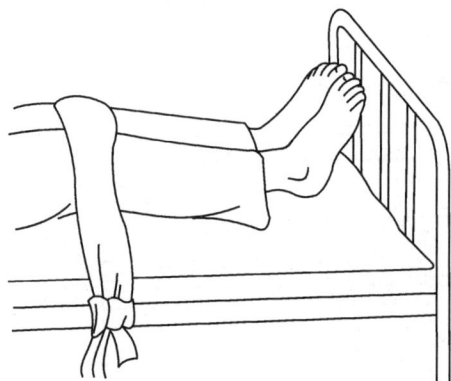

图 1-7-7　膝部约束带固定法

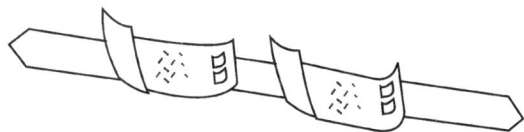

图 1-7-8　尼龙搭扣约束带

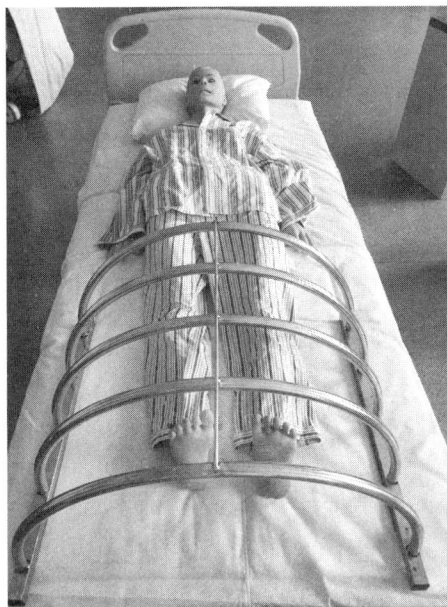

图 1-7-9　支被架

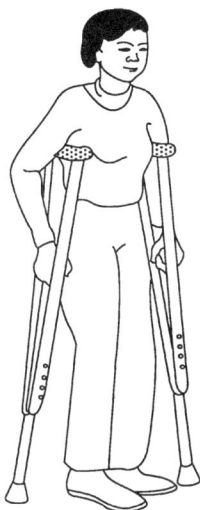

图 1-7-10　腋杖

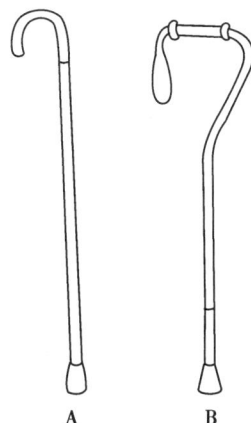

图 1-7-11　单脚形手杖

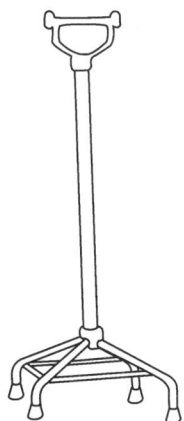

图 1-7-12　四脚形手杖

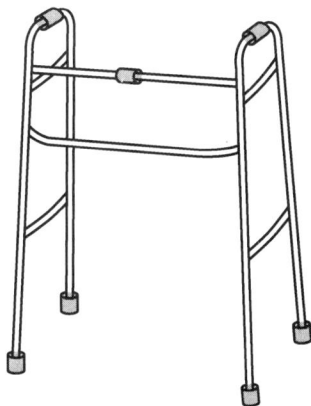

图 1-7-13　步行式助行器

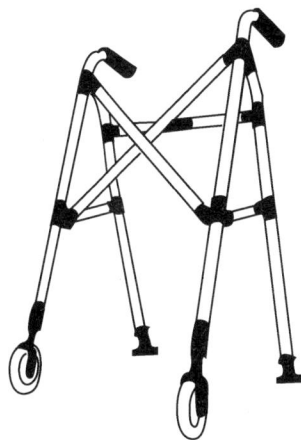

图 1-7-14　轮式助行器

问题与思考

1. 张阿姨,55岁,因颅脑外伤入院半月余。目前患者神志清,右上肢肌力2级,左上肢活动自如。今晨,患者因烦躁不安左手拔出鼻饲管和氧气管。为防止患者进一步产生自伤或他伤,护士小李计划给张阿姨使用腕部约束带进行束缚。小李应该如何向张阿姨及其家属解释?约束带束缚过程中应注意什么?

2. 刘大爷,一个月前左脑突发脑梗入院接受治疗,目前患者病情稳定,右侧下肢活动能力为2级。作为刘大爷的责任护士,指导其使用手杖进行下肢活动训练,但刘大爷有所抗拒。你应该如何向其解释使用手杖的必要性,以及具体的使用方法?

跌倒和坠床的预防

跌倒和坠床是医院最常见的机械性损伤原因。评估患者跌倒与坠床风险时,可以从患者的大脑皮质运动、小脑、前庭器官、深部感觉、视觉和锥体外系等几个方面进行评定。

昏迷、意识不清、躁动不安的患者及婴幼儿易发生坠床等意外,应根据患者病情,使用床挡或其他保护具加以防护;年老体弱、行动不便的患者行动时,应给予搀扶或者其他协助。

(潘一楠)

实训八　特殊口腔护理

【实训学时】

2 学时

【实训目标】

1. 能够说出口腔护理的目的、适应证及注意事项

2. 根据患者口腔情况,能正确选择口腔护理溶液

3. 能正确实施口腔护理,并能连贯地完成操作过程

4. 操作中能够注重人文关怀,与患者进行有效的沟通,并能进行针对性的指导

【实训程序】

项目	操作项目	操作要求	要点说明及解释
一、评估与准备	患者	✦ 评估患者的意识、年龄、病情、心理状态、自理能力、配合程度等 ✦ 评估患者口腔卫生状况及有无活动义齿 ✦ 有活动义齿者,取下义齿并用冷水刷洗,浸于清水中备用 ✦ 向患者解释口腔护理的目的、方法、注意事项及配合要点 ✦ 协助取舒适卧位	✦ 对长期使用抗生素、激素的患者,应观察口腔有无真菌感染
	环境	✦ 安静整洁、光线适中,安全,适宜操作	
	用物	✦ 治疗车上层:治疗盘内备治疗碗2个(分别盛漱口溶液及浸湿的无菌棉球)、弯止血钳、镊子、压舌板、吸水管、棉签、液体石蜡、手电筒、纱布数块、治疗巾、弯盘,必要时备开口器;治疗盘外备漱口液、口腔外用药(按需备用)、手消毒液 ✦ 治疗车下层:生活垃圾桶、医用垃圾桶 ✦ 用物准备齐全,摆放合理美观	✦ 昏迷患者不备漱口水和吸水管 ✦ 昏迷患者或牙关紧闭者,准备开口器 ✦ 根据患者口腔状况及 pH 测试,选择合适的漱口液
二、口腔护理操作过程	核对解释	✦ 洗手,戴口罩 ✦ 备齐用物携至患者床旁 ✦ 核对患者床号、姓名、腕带 ✦ 再次解释口腔护理目的、方法并取得合作	
	安置卧位	✦ 协助患者侧卧或仰卧,头偏向一侧,面向护士 ✦ 铺治疗巾于患者颌下,避免枕头、床单及患者衣服被污染 ✦ 置弯盘于患者口角旁	✦ 头偏向一侧便于分泌物及多余水分从口腔内流出,防止反流造成误吸

项目	操作项目	操作要求	要点说明及解释

二、口腔护理操作过程	润唇漱口	✦ 湿润口唇
		✦ 检查口腔
		  ✦ 嘱患者张口
		  ✦ 护士一手持压舌板轻轻撑开颊部
		  ✦ 另一手持手电筒检查口腔情况（溃疡、出血点及特殊气味）
		✦ 昏迷患者或牙关紧闭者用开口器协助张口
		✦ 协助患者用吸水管吸水漱口
		✦ 擦洗前清点棉球数量
			✦ 润唇防止口唇干裂者张口时破裂出血
			✦ 开口器从臼齿处放入，牙关紧闭者不可使用暴力使其张口，避免造成损伤
			✦ 昏迷患者禁止漱口，以免引起误吸

	按序擦洗	✦ 擦洗牙齿外面
		  ✦ 嘱患者咬合上下齿，用压舌板轻轻撑开左侧颊部
		  ✦ 用弯血管钳夹取含漱口液的棉球（图1-8-1），拧干
		  ✦ 由内向门齿方向纵向擦洗左侧牙齿的外面（图1-8-2）
		  ✦ 同法擦洗右侧牙齿外面
		✦ 擦洗牙齿内侧面、咬合面
		  ✦ 嘱患者张口
		  ✦ 依次由内向外纵向擦洗牙齿左上内侧面、左上咬合面、左下内侧面、左下咬合面
		  ✦ 弧形擦洗左侧颊部
		  ✦ 同法擦洗右侧
		✦ 擦洗硬腭、舌面、舌下，勿过深，以免触及咽部引起恶心
		✦ 一个棉球擦洗一个部位，不可重复使用
			✦ 棉球不宜过湿，以不能挤出水分为宜，防止液体过多造成误吸
			✦ 止血钳夹紧棉球，每次一个，防止棉球遗留在口腔内
			✦ 棉球包裹止血钳尖端，擦洗时动作轻柔，特别是对凝血功能障碍的患者，防止碰伤黏膜和牙龈

	涂药	✦ 擦洗完毕，再次清点棉球数量 ✦ 协助患者再次漱口，擦净口唇 ✦ 再次评估口腔状况，确定口腔清洁 ✦ 根据口腔情况酌情涂外用药	✦ 涂液体石蜡或润唇膏，防止口唇干燥、破裂
三、操作后处理	整理记录	✦ 协助患者取舒适卧位 ✦ 整理床单位 ✦ 整理用物 ✦ 洗手 ✦ 记录口腔异常情况及护理效果	✦ 弃口腔护理用物于医用垃圾桶内 ✦ 传染患者用物按消毒隔离原则处理
	健康指导	✦ 向患者及家属解释口腔护理的目的及注意事项 ✦ 告知患者保持口腔卫生的重要性 ✦ 指导患者正确选择口腔清洁用具 ✦ 教会患者洁牙的方法	

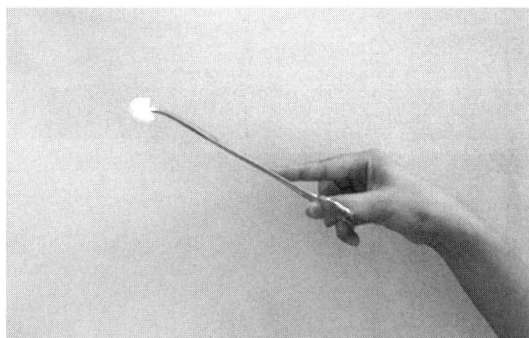

图 1-8-1　止血钳持棉球

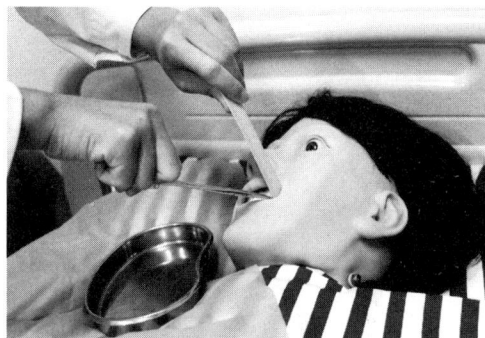

图 1-8-2　擦拭外侧面

问题与思考

1. 为昏迷患者进行口腔护理时，为防止患者发生误吸，操作中的注意事项有哪些？

2. 食管癌术后患者，家庭经济困难，担心口腔护理会增加医疗费用，拒绝作口腔护理。你应如何处理？

知识拓展

ICU 患者口腔护理频次评价表
（Beck Oral Assessment Scale（BOAS））

项目	评分			
	1	2	3	4
口唇	光滑、红润、完整、湿润	轻微干燥、发红	干燥、肿胀、水疱	水肿、炎性水疱
牙龈和口腔黏膜	光滑、红润、完整、湿润	苍白、干燥，有破损	红肿	非常干燥、水肿、发炎
舌头	光滑、红润、完整、湿润	干燥，舌面可见突起乳头黏膜改变	干燥、肿胀，舌尖和舌面有破溃	非常干燥、黏膜充血、水肿
牙齿	清洁、无残渣	少许残渣	中等残渣	较多残渣
唾液	稀薄、量多	总量增多	量少，少许黏稠	较黏稠
总分	0~5 无功能紊乱	6~10 轻微功能紊乱	11~15 中度功能紊乱	16~20 严重功能紊乱
口腔护理频次	2 次/日	1 次/8~12 小时	1 次/8 小时	1 次/4 小时

总评分解释：

BOAS 0~5：每日评估口腔情况 1 次，口腔护理 2 次/日。

BOAS 6~10：每日评估口腔情况 2 次，口腔护理 2 次/日，湿润口唇、口腔 1 次/4 小时。

BOAS 11~15：每班评估口腔情况，口腔护理 1 次/班，建议采用软毛牙刷进行口腔擦洗。湿润口唇、口腔 1 次/2 小时。

BOAS 16~20：每 4 小时评估口腔情况，采用牙刷刷洗，湿润口唇、口腔 1 次/1~2 小时。

相关链接

常用口腔护理溶液

名称	浓度	作用及适用范围
氯化钠溶液	0.9%	清洁口腔、预防感染
醋酸溶液	0.1%	适用于铜绿假单胞菌感染
过氧化氢溶液	1%~3%	防腐、防臭，适用于口腔感染有溃疡、坏死组织者
复方硼酸溶液（朵贝尔溶液）		轻度抑菌、除臭
呋喃西林溶液	0.02%	清洁口腔、广谱抗菌
碳酸氢钠溶液	1%~4%	碱性溶液，适用于真菌感染
氯己定溶液（洗必泰溶液）	0.02%	清洁口腔、广谱抗菌

名称	浓度	作用及适用范围
甲硝唑溶液	0.08%	适用于厌氧菌感染
硼酸溶液	2%~3%	酸性防腐溶液,有抑制细菌的作用

除上述传统口腔护理液外,新型的口腔护理液包括口泰(即复方氯己定)、活性银离子抗菌液、含碘消毒剂(如1%聚烯吡酮碘液)以及中药口腔护理液等。

(雷 蓉)

实训九 床上梳头和床上洗头

【实训学时】

2学时

【实训目标】

1. 能够说出床上梳头和床上洗头的目的及注意事项

2. 能正确实施床上梳头及床上洗头,去除头皮屑及污物,保持头发整齐和清洁

3. 在操作过程中,动作轻稳,密切观察病情变化,保证患者舒适、安全

4. 操作中能够注重人文关怀,与患者进行有效的沟通,建立良好的护患关系

【实训程序——床上梳头】

项目	操作项目	操作要求	要点说明及解释
一、评估与准备	患者	✦ 评估患者的年龄、病情、意识、自理能力等 ✦ 评估患者头发及头皮状态,日常梳发习惯 ✦ 向患者及家属解释梳头的目的、方法、注意事项及配合要点 ✦ 协助取平卧位、坐位或半坐卧位	
	环境	✦ 安静整洁、光线充足或有足够的照明	
	用物	✦ 治疗车上层:治疗盘内备梳子、治疗巾、纸袋,必要时备发夹、橡皮圈、30%乙醇,治疗盘外备手消毒液 ✦ 治疗车下层:生活垃圾桶、医用垃圾桶 ✦ 用物准备齐全,摆放合理美观	
二、床上梳头操作过程	核对解释	✦ 备齐用物携至患者床旁 ✦ 核对患者床号、姓名、腕带 ✦ 再次解释梳头的目的、方法并取得合作	
	安置卧位	✦ 协助患者取坐位或半坐卧位 ✦ 铺治疗巾于患者肩上 ✦ 病情较重者,协助取侧卧或平卧位,头偏向一侧 ✦ 铺治疗巾于枕上	✦ 避免碎发和头皮屑掉在枕头或床单上
	梳头	✦ 将头发从中间分成两股 ✦ 护士一手握住一股头发,一手持梳子,沿发根梳向发梢 ✦ 患者长发或头发打结不易梳理时,可将头发绕在手指上,并用30%乙醇湿润打结处,再沿发梢到发根的方向慢慢梳理 ✦ 梳理过程中,可用指腹按摩患者头皮,促进头皮血液循环 ✦ 根据患者需要,将长发编辫或扎成束	✦ 尽量使用圆钝齿梳子,避免损伤头皮 ✦ 发质较粗或卷发,可选用齿间较宽的梳子 ✦ 避免过度牵拉,使患者感到疼痛 ✦ 发辫不宜扎得过紧,以免引起疼痛

项目	操作项目	操作要求	要点说明及解释
三、操作后处理	整理记录	✦ 将脱落头发置于纸袋中 ✦ 撤去治疗巾 ✦ 协助患者取舒适卧位 ✦ 整理床单位 ✦ 清理用物 ✦ 洗手 ✦ 记录执行时间及护理效果	✦ 将纸袋弃于生活垃圾桶内 ✦ 促进患者舒适，保持病室整洁
	健康指导	✦ 向患者及家属解释床上梳头目的及注意事项 ✦ 教会患者正确的梳头方法 ✦ 指导患者保持头发整齐和清洁，保持良好的个人形象、自尊和自信	

【实训程序——床上洗头】

项目	操作项目	操作要求	要点说明及解释
一、评估与准备	患者	✦ 评估患者的年龄、病情、意识、心理状态、自理能力及配合程度等 ✦ 评估患者头发卫生状况，日常洗发习惯 ✦ 向患者及家属解释床上洗头的目的、方法、注意事项及配合要点 ✦ 按需给予便器，或协助患者排便	✦ 病情危重和极度衰弱者不宜洗发
	环境	✦ 移开床头桌、椅 ✦ 关好门窗，调节室温	✦ 室温调至（24±2）℃
	用物	✦ 治疗车上层：治疗盘内备橡胶单、浴巾、毛巾、别针、眼罩或纱布、耳塞或不吸水棉球、量杯、洗发液、梳子；治疗盘外备橡胶马蹄形垫或自制马蹄形卷、水壶（内盛热水，水温略高于体温，以不超过40℃为宜）、脸盆或污水桶、手消毒液，需要时备电吹风 ✦ 治疗车下层：生活垃圾桶、医用垃圾桶 ✦ 用物准备齐全，摆放合理美观	✦ 扣杯式洗头法另备搪瓷杯、橡胶管
二、床上洗头操作过程	核对准备	✦ 备齐用物携至患者床旁 ✦ 核对患者床号、姓名、腕带 ✦ 再次解释洗头的目的、方法并取得合作 ✦ 铺橡胶单和浴巾于患者枕上 ✦ 解开衣领向内折叠，毛巾围于颈下，别针固定	✦ 铺橡胶单能保护床单、枕头及衣服不被沾湿

	安置卧位	✦ 马蹄形垫洗头法（图1-9-1）：
		  ✦ 协助患者取仰卧位，上半身斜向床边，移枕于肩下
		  ✦ 将马蹄形垫置于患者后颈下，使患者颈部枕于马蹄形垫突起处，头部置于水槽中
		  ✦ 马蹄形垫下端置于脸盆或污水桶中
		✦ 洗头车洗头法（图1-9-3）：
		  ✦ 协助患者取仰卧位，上半身斜向床边
		  ✦ 将头部枕于洗头车的头托上
		  ✦ 接水盆置于患者头下
		✦ 扣杯式洗头法（图1-9-4）
		  ✦ 协助患者取仰卧位，移枕于肩下
		  ✦ 铺橡胶单和浴巾于患者头下
		  ✦ 洗脸盆盆底放一条毛巾，将搪瓷杯倒扣于盆底
		  ✦ 杯上垫一条折成四折并外裹防水薄膜的毛巾
		  ✦ 患者头部枕于毛巾上
		  ✦ 脸盆内置一根橡胶管，下接污水桶
			✦ 如无马蹄形垫，可自制马蹄形卷替代（图1-9-2）
			✦ 扣杯式洗头法是利用虹吸原理，将污水引入桶内

项目	操作项目	操作要求	要点说明及解释
二、床上洗头操作过程	保护眼耳	✦ 用棉球或耳塞塞住患者双耳 ✦ 纱布或眼罩遮盖患者双眼	✦ 防止操作中水流入眼部和耳部
	洗发 擦干	✦ 松开患者头发，温水充分浸湿 ✦ 取适量洗发液于掌心，均匀涂抹头发 ✦ 由发际至脑后部反复揉搓，力度适中，避免用指甲搔抓以防损伤头皮 ✦ 同时用指腹轻轻按摩头皮，促进头部血液循环 ✦ 一手托起头部，另一手洗净脑后部头发 ✦ 温水冲洗干净 ✦ 解下颈部毛巾，擦去头发水分，避免患者着凉 ✦ 取下眼罩及耳内的棉球或耳塞 ✦ 用毛巾包裹头发，擦干面部 ✦ 洗头过程中，注意观察患者面色、脉搏及呼吸的变化，如有异常应停止操作	✦ 确保水温合适，以患者感觉舒适为宜 ✦ 洗发液不宜直接涂抹干发后按摩头皮，防止洗发液中的原料渗入皮肤而造成头皮伤害 ✦ 洗发时间不宜过久，避免引起患者头部充血或疲劳不适
三、操作后处理	整理记录	✦ 撤去洗发用物 ✦ 将枕移向床头，协助患者卧于床正中 ✦ 解下包头毛巾，用浴巾擦干头发，梳理整齐 ✦ 或用电吹风吹干头发，梳理成型 ✦ 协助患者取舒适卧位 ✦ 整理床单位 ✦ 整理用物 ✦ 洗手 ✦ 记录执行时间及护理效果	✦ 确保患者舒适、整洁
	健康 指导	✦ 解释头发清洁的重要性，保持良好的外观形象、身心舒畅、增强自信的意义 ✦ 指导患者选择适宜的洗发液 ✦ 教会家属掌握卧床患者洗发的知识与技能	✦ 经常洗头可改善头部血液循环，促进头发生长，防止头虱的产生

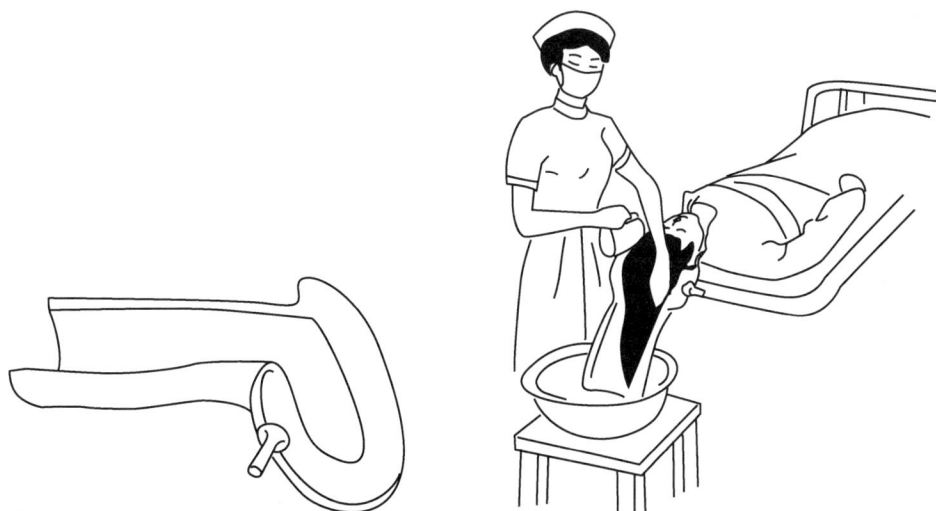

图 1-9-1　马蹄形垫洗头法

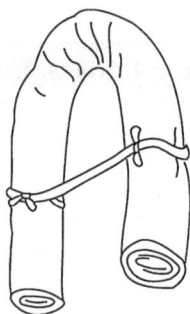

图 1-9-2　马蹄形卷

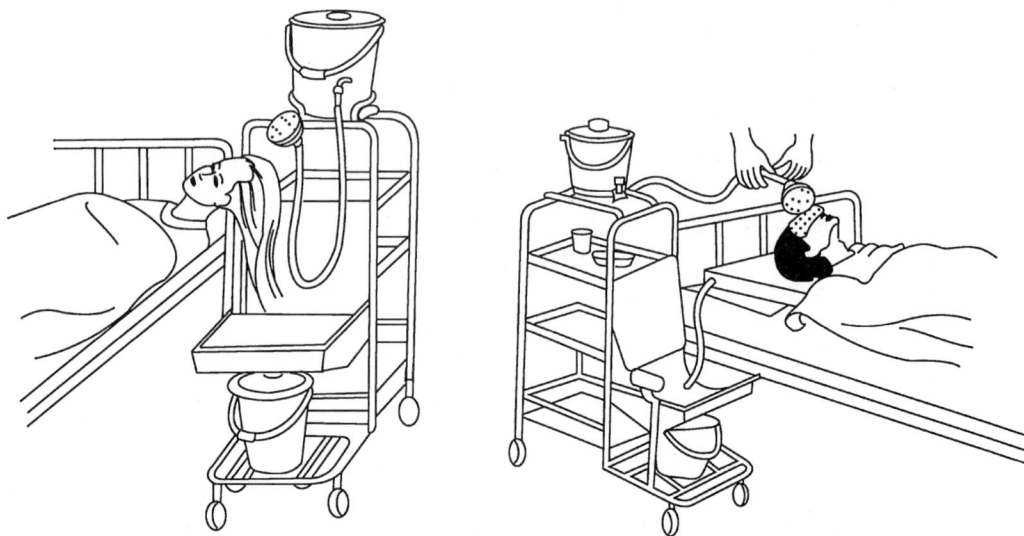

图 1-9-3　洗头车洗头法

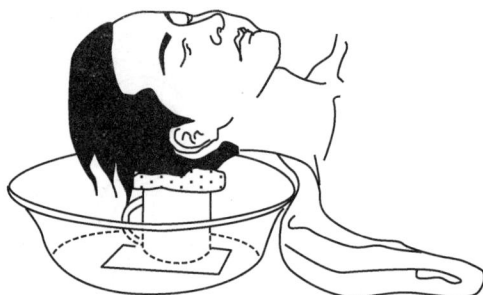

图 1-9-4　扣杯式洗头法

问题与思考

1. 梳理长发时,遇到头发打结,你应如何处理?

2. 在洗头过程中,若患者出现面色苍白、脉搏增快、呼吸急促,你应如何处理?

知识拓展

改良式医用充气洗头盆

改良式充气洗发盆,由充气便盆(图 1-9-5)、一次性负压吸引器和橡胶管构成,使用起来更方便、快捷。

1. 制作方法

(1)在充气便盆底部距尾部 5cm 处剪开 1 个 4.5cm×4.5cm 十字形小口。

(2)用剪刀剪除负压吸引器的底部及体部,保留面积为 7cm×7cm 的出水器,包括 5cm×5cm 的排液管口和排气口负压吸引器即顶部。

(3)将保留面积为 5cm×5cm 的排液、排气口部分插入充气便盆底部剪开的十字形小口内(排气口位于尾部的远端,排液口位于尾部的近端)。

(4)用 502 胶水将剪取的负压吸引器的顶部与充气便盆底部粘牢并完全密封,排液管口处连接长约为 40cm 左右的橡胶管作为排水管,改良式充气洗发盆制作完成,待 12 小时胶水干后即可使用。

2. 改良医用充气洗头盆的使用方法

(1)先用打气筒经气嘴向充气洗发盆内打气,待其充盈、饱满后,塞紧气嘴。

(2)排液管口接橡胶管,将充气洗发盆置于床上,排液管口距床缘 5cm,橡胶管置入污水桶。

(3)使用时,患者取仰卧位,将充气洗发盆头部放置于患者后颈下,患者的头部位于充气洗发盆内。

(4)洗发完毕,将充气洗发盆洗净晾干备用。

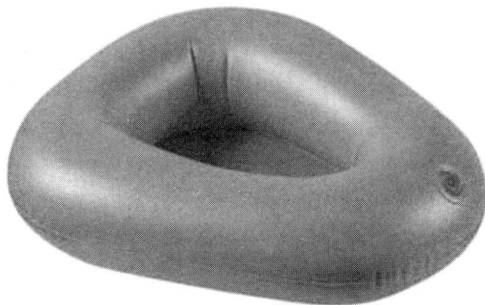

图 1-9-5　改良前的充气便盆

(雷 蓉)

实训十　床上擦浴和背部按摩

【实训学时】

2 学时

【实训目标】

1. 能够说出床上擦浴、背部按摩的目的、适应证及注意事项

2. 根据患者的年龄、需要和病情选择正确的洗浴方式

3. 能正确实施床上擦浴、背部按摩,保持皮肤清洁,刺激皮肤血液循环,预防压疮等并发症

4. 操作中能够注重人文关怀,与患者进行有效的沟通,并正确实施健康教育

【实训程序——床上擦浴】

项目	操作项目	操作要求	要点说明及解释
一、评估与准备	患者	✦ 评估患者的年龄、病情、意识、自理能力及配合程度等 ✦ 评估皮肤完整性及清洁度 ✦ 评估患者伤口及引流管情况 ✦ 向患者及家属解释床上擦浴的目的、方法、注意事项及配合要点 ✦ 按需给予便器,协助排便	✦ 患者病情稳定,生命体征平稳方能进行操作 ✦ 饭后不宜马上擦浴,以免影响消化 ✦ 温水擦洗时易引起患者排尿和排便反射
	环境	✦ 关闭门窗,拉上围帘或屏风遮挡 ✦ 调节室温至 24℃以上	✦ 保护隐私,促进患者身心舒适

项目	操作项目	操作要求	要点说明及解释
一、评估与准备	用物	✦ 治疗车上层：浴巾2条、毛巾2条、浴皂、指甲剪、梳子、浴毯、按摩油/膏/乳、护肤用品（润肤剂、爽身粉）；脸盆2个、清洁衣裤和被服、手消毒液 ✦ 治疗车下层：水桶2个（一桶盛热水，按年龄、季节和个人习惯调节水温；另一桶盛污水）、便盆及便盆巾、生活垃圾桶、医用垃圾桶 ✦ 用物准备齐全，摆放合理美观	
二、床上擦浴操作过程	核对解释	✦ 备齐用物携至患者床旁 ✦ 将用物放于易取、稳妥处 ✦ 核对患者床号、姓名、腕带 ✦ 再次解释床上擦浴的目的、方法并取得合作	
	安置卧位	✦ 协助患者移近护士，取舒适仰卧位，并保持身体平衡 ✦ 根据病情放平床头及床尾支架 ✦ 松开盖被，移至床尾，防止洗浴时被浸湿 ✦ 用浴毯遮盖患者，保暖和保护患者隐私	✦ 确保患者舒适，同时避免操作中护士身体过度伸展，减少肌肉紧张和疲劳
	擦洗面颈	✦ 将脸盆和浴皂放于床旁桌上，倒入适量温水 ✦ 将一条浴巾铺于患者枕上，另一条浴巾盖于患者胸部 ✦ 将毛巾叠成手套状，包于护士手上（图1-10-1） ✦ 将包好的毛巾放在温水中彻底浸湿 ✦ 先擦洗患者眼部，由内眦到外眦，防止眼部分泌物进入鼻泪管 ✦ 使用毛巾不同部位轻轻擦干眼部 ✦ 按顺序洗净并擦干前额、面颊、鼻翼、耳后、下颌直至颈部	✦ 避免擦浴时弄湿床单和盖被 ✦ 毛巾折叠可保持擦浴时毛巾温度，避免毛巾边缘过凉刺激患者皮肤 ✦ 避免使用浴皂，以免引起眼部刺激症状 ✦ 注意擦净耳郭、耳后及皮肤皱褶处
	擦洗上肢	✦ 协助患者脱去上衣 ✦ 先脱近侧，后脱对侧 ✦ 如有肢体外伤或活动障碍，则应先脱健侧，后脱患侧 ✦ 盖好浴毯 ✦ 移去近侧上肢浴毯，将浴巾纵向铺于患者上肢下面 ✦ 将毛巾涂好浴皂，从远心端向近心端擦洗患者上肢，直至腋窝，注意洗净腋窝等皮肤皱褶处 ✦ 擦洗时力量适度，以能够刺激肌肉组织并促进皮肤血液循环为宜 ✦ 清水擦净，用浴巾擦干 ✦ 将浴巾对折，放于患者手下，置脸盆于浴巾上 ✦ 将患者手浸于脸盆中，洗净并擦干 ✦ 根据情况修剪指甲 ✦ 操作后移至对侧，同法擦洗对侧上肢	✦ 先脱健侧便于操作，避免患侧关节过度活动 ✦ 注意保护伤口和引流管，避免伤口受压、引流管折叠或脱落 ✦ 碱性残留液可破坏皮肤正常菌群生长 ✦ 皮肤过湿可致皮肤变软，易引起皮肤破损 ✦ 浸泡可软化皮肤角质层，便于清除指甲下污垢
	擦洗胸腹	✦ 根据需要换水，测试水温 ✦ 将浴巾盖于患者胸部，浴毯向下折叠至患者脐部 ✦ 护士一手掀起浴巾一边，用另一包有毛巾的手擦洗患者胸部 ✦ 擦洗女患者乳房时应环形用力，动作不宜过重，注意擦净乳房下皱褶处；必要时，可将乳房抬起以擦洗皱褶处皮肤 ✦ 彻底擦干胸部皮肤 ✦ 将浴巾盖于患者胸、腹部，浴毯向下折叠至会阴部 ✦ 护士一手掀起浴巾一边，用另一包有毛巾的手以脐为中心、顺结肠走向擦洗腹部 ✦ 注意擦净脐部和腹股沟处的皮肤皱褶 ✦ 彻底擦干腹部皮肤	✦ 减少身体不必要的暴露，保护患者隐私，避免着凉 ✦ 临近分娩孕妇需用毛巾轻柔擦洗乳头，增强乳头皮肤的韧性，为哺乳做好准备；但避免过度摩擦诱发刺激宫缩 ✦ 擦洗过程中注意观察病情，如出现寒战、面色苍白等情况，应立即停止操作，给予适当处理

项目	操作项目	操作要求	要点说明及解释
二、床上擦浴操作过程	擦洗背部	✦ 换水 ✦ 协助患者取侧卧位，背向护士 ✦ 暴露背部和臀部，便于擦洗 ✦ 将浴巾纵向铺于患者身下，浴毯盖于患者肩部和腿部 ✦ 依次擦洗后颈、背至臀部 ✦ 进行背部按摩（见背部按摩护理） ✦ 协助患者穿好清洁上衣 ✦ 先穿对侧，后穿近侧 ✦ 如有肢体外伤或活动障碍，先穿患侧，后穿健侧 ✦ 将浴毯盖于患者胸、腹部	✦ 注意保暖，减少身体不必要暴露 ✦ 因臀部和肛门部位皮肤皱褶处常有粪便，易于细菌滋生，应注意擦净臀部和肛门部位皮肤皱褶 ✦ 先穿患侧，可减少肢体关节活动，便于操作 ✦ 确保患者温暖、舒适
	擦洗下肢	✦ 换水 ✦ 协助患者取平卧位 ✦ 将浴毯撤至床中线，盖于远侧腿部，确保遮盖会阴部位 ✦ 将浴巾纵向铺于近侧腿部下面 ✦ 依次擦洗踝部、小腿、膝关节、大腿 ✦ 洗净后彻底擦干 ✦ 护士移至床对侧，同法擦洗对侧腿部 ✦ 移盆于患者足下，盆下垫浴巾 ✦ 协助患者屈膝，托起小腿部，将足部轻轻置于盆内 ✦ 浸泡后擦洗足部，彻底擦干 ✦ 根据情况修剪趾甲	✦ 减少身体不必要的暴露，保护患者隐私 ✦ 由远心端向近心端擦洗，促进静脉回流 ✦ 确保足部接触盆底，以保持稳定 ✦ 浸泡足部可软化角质层 ✦ 注意洗净并擦干趾间部位
	擦洗会阴	✦ 换水 ✦ 用浴巾盖好上肢和胸部 ✦ 浴毯盖好下肢，只暴露会阴部 ✦ 洗净并擦干会阴部 ✦ 清醒、能自理患者，护士将清洁毛巾递给患者，让其自行擦洗 ✦ 昏迷、不能自理患者，护士洗净并擦干会阴部（见会阴部护理） ✦ 协助患者穿好清洁裤子	✦ 注意保护患者隐私
三、操作后处理	整理记录	✦ 协助患者取舒适体位 ✦ 需要时为患者梳头 ✦ 若患者皮肤干燥，可涂润肤乳 ✦ 整理床单位 ✦ 按需更换床单，询问患者感受及需求 ✦ 拉开窗帘或撤去屏风，酌情打开门窗 ✦ 整理用物，放回原处 ✦ 洗手 ✦ 记录执行时间及护理效果	✦ 维护患者个人形象 ✦ 为患者提供清洁环境 ✦ 减少致病菌传播
	健康指导	✦ 告知其养成良好皮肤卫生习惯的重要性、保持被服清洁 ✦ 教会患者及家属注意观察皮肤，对背部及受压部位进行合理按摩，预防感染和压疮等并发症 ✦ 指导患者及家属经常检查皮肤卫生，根据皮肤的情况选择合适的清洁用品及护肤用品，选择洗澡的次数和方法	

【实训程序——背部按摩】

项目	操作项目	操作要求	要点说明及解释
一、评估与准备	患者	✦ 评估患者的年龄、病情、意识、心理状态、自理能力及配合程度等 ✦ 评估背部皮肤状况 ✦ 向患者及家属解释背部按摩的目的、方法、注意事项及配合要点 ✦ 协助患者取舒适卧位	✦ 病情稳定，全身状况较好方能进行
	环境	✦ 关闭门窗，拉上窗帘或屏风遮挡 ✦ 调节室温	✦ 室温调至24℃以上
	用物	✦ 治疗车上层：毛巾、浴巾、按摩油/膏/乳、脸盆（内盛温水）、手消毒液 ✦ 治疗车下层：生活垃圾桶、医用垃圾桶 ✦ 用物准备齐全，摆放整齐	
二、背部按摩操作过程	核对解释	✦ 备齐用物携至患者床旁 ✦ 核对患者床号、姓名、腕带 ✦ 再次解释背部按摩的目的、方法并取得合作	
	安置卧位	✦ 将盛有温水的脸盆置于床旁桌或椅上 ✦ 协助患者取侧卧位或俯卧位 ✦ 背向操作者	✦ 卧位利于背部按摩，有利于患者放松
	擦洗背部	✦ 暴露患者背部、肩部、上肢及臀部 ✦ 将身体其他部位盖好被子 ✦ 将浴巾纵向铺于患者身下 ✦ 用毛巾依次擦洗患者的颈部、肩部、背部及臀部	✦ 减少不必要的身体暴露，保护患者隐私 ✦ 防止液体浸湿床单

	背部按摩	✦ 脊柱两侧按摩
		  ✦ 两手掌蘸少许按摩油/膏/乳
		  ✦ 用手掌大、小鱼际以环形方式进行按摩
		  ✦ 从患者骶尾部开始，沿脊柱两侧向上按摩至肩部
		  ✦ 再从上臂沿背部两侧向下按摩至髂嵴部位（图1-10-2）
		  ✦ 如此有节律地按摩数次
		✦ 脊柱旁按摩
		  ✦ 用拇指指腹蘸按摩油/膏/乳
		  ✦ 由骶尾部开始沿脊柱旁按摩至肩部、颈部
		  ✦ 再继续向下按摩至骶尾部
		✦ 受压部位按摩
		  ✦ 用手掌大、小鱼际蘸按摩油/膏/乳
		  ✦ 紧贴皮肤按摩其他受压部位（肩胛部、骶尾部等），由轻至重
		  ✦ 再由重至轻向心方向进行按摩
		✦ 轻叩背部3分钟
			✦ 促进皮肤血液循环，预防压疮的发生，促进肌肉组织放松
			✦ 按摩肩胛部位用力稍轻
			✦ 按摩持续至少3~5分钟
			✦ 侧卧位时，应协助患者转向另一侧卧位，以便按摩另一侧髋部

三、操作后处理	整理记录	✦ 撤去浴巾 ✦ 协助患者穿好衣服，取舒适卧位 ✦ 整理床单位，拉开窗帘或撤去屏风 ✦ 整理用物 ✦ 洗手 ✦ 记录执行时间及护理效果	✦ 促进患者放松，增加背部按摩效果 ✦ 减少致病菌传播
	健康指导	✦ 告知患者保持皮肤和床铺的清洁 ✦ 指导患者经常检查皮肤，进行合理按摩。促进皮肤血液循环，预防压疮等并发症 ✦ 指导患者有计划、适度地活动全身	

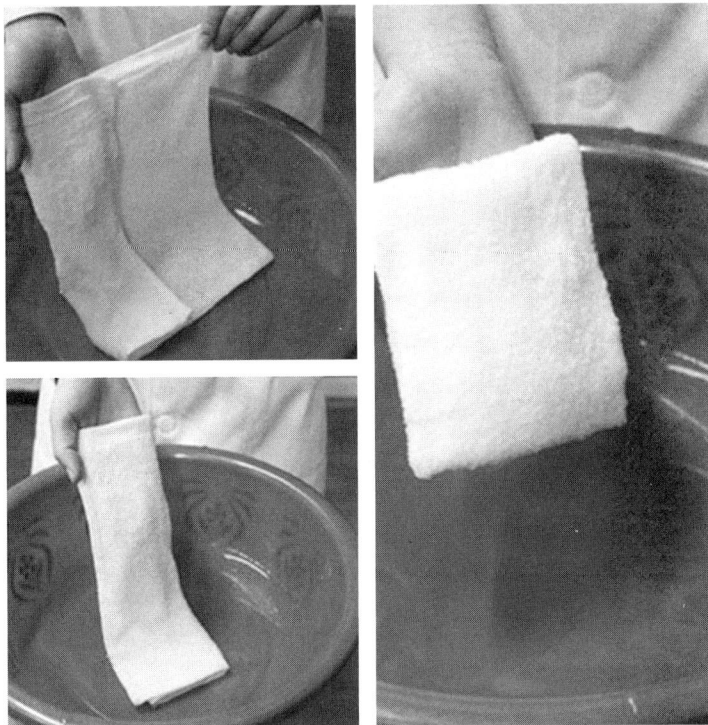

图 1-10-1　包毛巾法

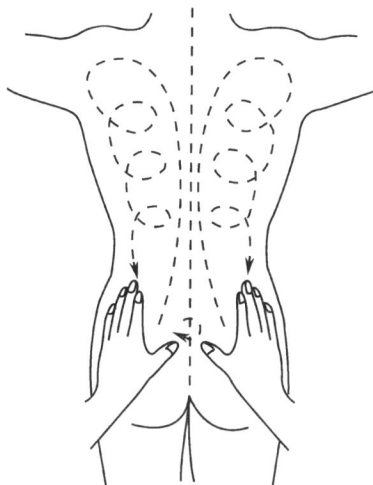

图 1-10-2　背部按摩

问题与思考

1. 张先生,59 岁。食管癌术后 2 天,T 37℃,P 88 次/分,R 20 次/分,持续胃肠减压引出咖啡色胃液,胸腔闭式引流管引出淡红色血液,尿管通畅,引出淡黄色尿液。在为该患者进行床上擦浴时,你应该注意什么?

2. 在床上擦浴过程中,若患者出现寒战、面色苍白、脉搏增快等不适,你应如何处理?

3. 刘某,69 岁。因"脑梗死,糖尿病"入住神经内科,右侧肢体活动障碍。为该患者进行床上擦浴时,你应如何为其更换衣服?

（雷　蓉）

实训十一　生命体征测量

【实训学时】

4 学时

【实训目标】

1. 能够叙述测量体温、脉搏、呼吸、血压的目的和注意事项

2. 能够说出体温、脉搏、呼吸、血压的正常值

3. 在测量过程中,能够严格执行三查七对制度,准确地测量

4. 操作中能够注重人文关怀,与患者进行良好的交流与沟通,并正确指导患者

【实训程序——体温测量】

项目	操作项目	操作要求	要点说明及解释
一、评估与准备	患者	✦ 评估患者的年龄、病情、意识、治疗情况,心理状态及合作程度 ✦ 向患者及家属解释体温测量的目的、方法、注意事项及配合要点 　✦ 测温前 20~30 分钟若有运动、进食、冷热饮、冷热敷、洗澡、坐浴、灌肠等,应休息 30 分钟后再测量 　✦ 婴幼儿、精神异常、昏迷、口腔疾患、口鼻手术、张口呼吸者禁忌口温测量 　✦ 腋下有创伤、手术、炎症,腋下出汗较多者,肩关节受伤或消瘦夹不紧体温计者,禁忌腋温测量 　✦ 直肠或肛门手术、腹泻、禁忌肛温测量;心肌梗死患者不宜测肛温,以免刺激肛门引起迷走神经反射,导致心动过缓 ✦ 协助患者取体位舒适,保持情绪稳定	✦ 影响体温测量的各种因素:如运动、进食、冷热饮、冷热敷、洗澡、坐浴、灌肠等
	环境	✦ 安静整洁、光线适中、安全,适宜操作	
	用物	✦ 治疗车上层:清洁容器盛放已消毒的体温计,盛放测温后体温计的容器、含消毒液纱布、有秒针的表、记录本、笔、手消毒液;若测肛温,另备润滑油、棉签、卫生纸 ✦ 治疗车下层:医用垃圾桶、生活垃圾桶 ✦ 用物准备齐全,摆放合理美观	✦ 测量体温前清点体温计数量,检查无破损 ✦ 定期检查体温计的准确性
二、体温测量操作过程	核对	✦ 备齐用物携至患者床旁 ✦ 核对患者床号、姓名、腕带 ✦ 清点、检查体温计	✦ 体温计无破损、水银柱在 35℃以下
	口温测量	✦ 嘱患者张口 ✦ 将口表水银端斜放于舌下热窝 ✦ 嘱患者闭口勿咬,用鼻呼吸 ✦ 测量时间为 3 分钟	✦ 若患者不慎咬破体温计,应及时清除玻璃碎屑,以免损伤唇、舌、口腔、食管、胃肠道黏膜,再口服蛋清或牛奶,以延缓汞的吸收;若病情允许,可食用粗纤维食物,加速汞的排出
	腋温测量	✦ 协助患者解开衣扣 ✦ 擦干腋下汗液 ✦ 将体温计水银端放于腋窝正中 ✦ 体温计紧贴皮肤、屈臂过胸、夹紧,避免形成人工体腔,保证测量准确性 ✦ 测量时间为 10 分钟	✦ 腋下有汗,导致散热增加,影响所测体温的准确性 ✦ 不能合作者,应协助完成

项目	操作项目	操作要求	要点说明及解释
二、体温测量操作过程	肛温测量	✦ 协助患者取屈膝侧卧、俯卧、屈膝仰卧位，暴露测温部位 ✦ 润滑肛表水银端，插入肛门 3~4cm ✦ 婴幼儿取仰卧位，护士一手握住病儿双踝，提起双腿；另一手将已润滑的肛表插入肛门 1.25cm（幼儿 2.5cm）并握住肛表用手掌根部和手指将双臀轻轻捏拢，固定 ✦ 测量时间为 3 分钟	✦ 避免擦伤或损伤肛门及直肠黏膜
	取表读数	✦ 取出体温计，用消毒纱布擦拭 ✦ 正确读数（图 1-11-1） ✦ 洗手 ✦ 记录	✦ 若测肛温，用卫生纸擦净患者肛门处 ✦ 评估体温是否正常，若与病情不符应重新测量，有异常及时处理
三、测量后处理	整理记录	✦ 协助患者穿衣、裤，取舒适体位 ✦ 告知测量结果，感谢患者合作 ✦ 将体温计浸泡于盛有消毒液的容器中 ✦ 绘制体温单或录入到移动护理信息系统的终端设备	✦ 绘制或录入体温单时，要注明测定的部位
	健康指导	✦ 向患者及家属解释体温监测的重要性 ✦ 教会其正确测量体温的方法 ✦ 教会患者对体温的动态观察 ✦ 指导其体温过高或体温过低的护理方法，增强自我护理能力 ✦ 鼓励穿着宽松、棉质、通风的衣物，以利于排汗 ✦ 告知患者切忌滥用退热药及消炎药	

【实训程序——脉搏呼吸测量】

项目	操作项目	操作要求	要点说明及解释
一、评估与准备	患者	✦ 评估患者的年龄、病情、治疗情况，心理状态及合作程度 ✦ 向患者及家属解释脉搏测量的目的、方法、注意事项及配合要点 ✦ 协助患者取舒适体位，保持情绪稳定 ✦ 测温前若有剧烈运动、紧张、恐惧、哭闹等，应休息 20~30 分钟后再测量	✦ 为肢体有损伤或偏瘫的患者测量脉搏时，应选择健侧肢体，以免患侧肢体血液循环不良影响测量结果的准确性
	环境	✦ 安静整洁、光线适中，安全，适宜操作	
	用物	✦ 治疗车上层：有秒针的表、记录本、笔、手消毒液 ✦ 治疗车下层：医用垃圾桶、生活垃圾桶 ✦ 用物准备齐全，摆放合理美观	✦ 必要时备听诊器、棉絮
二、脉搏呼吸测量过程	核对	✦ 备齐用物携至患者床旁 ✦ 核对患者床号、姓名、腕带	✦ 确认患者

	脉搏测量	✦ 协助患者取卧位或坐位
		✦ 患者手腕伸展，手臂放舒适位置
		✦ 护士以示指、中指、无名指的指端按压在桡动脉处
		✦ 按压力量适中，以能清楚测得脉搏搏动为宜
		✦ 正常脉搏测 30 秒，乘以 2
		✦ 异常脉搏应测量 1 分钟
		✦ 患者脉搏细弱难以触诊时，应测心尖搏动 1 分钟
		✦ 若患者脉搏短绌时：
		  ✦ 由 2 名护士同时测量
		  ✦ 一人听心率，另一人测脉率
		  ✦ 由听心率者发出"起"或"停"口令
		  ✦ 计时 1 分钟
			✦ 护士勿用拇指诊脉，因拇指小动脉的搏动较强，易与患者的脉搏相混淆
			✦ 按压力太大，阻断脉搏搏动；压力太小，感觉不到患者脉搏搏动
			✦ 测量时须注意脉律、脉搏强弱等情况
			✦ 心脏听诊部位可选择左锁骨中线内侧第 5 肋间处

项目	操作项目	操作要求	要点说明及解释
二、脉搏呼吸测量过程	呼吸测量	✦ 测完脉搏后，护士仍将手放在患者的动脉部位，似诊脉状 　✦ 测量呼吸前不必解释 　✦ 在测量过程中，不使患者察觉，以免紧张，影响测量的准确性 ✦ 护士眼睛观察患者胸部或腹部的起伏 ✦ 观察呼吸频率（一起一伏为一次呼吸）、深度、节律、音响、形态及有无呼吸困难 ✦ 正常情况测量 30 秒，乘以 2 ✦ 异常呼吸患者或婴儿应测 1 分钟 ✦ 危重患者呼吸微弱 　✦ 用少许棉絮置于患者鼻孔前 　✦ 观察棉絮被吹动的次数 　✦ 计时 1 分钟	✦ 女性以胸式呼吸为主；男性和儿童以腹式呼吸为主
三、操作后处理	整理记录	✦ 测量完毕，协助患者取舒适体位 ✦ 告知测量结果，感谢患者合作 ✦ 洗手 ✦ 记录并绘制体温单或输入到移动护理信息系统的终端设备	✦ 脉搏短绌　以分数式记录，记录方式为心率/脉率。如心率 200 次/分，脉率为 60 次/分，则应写成 200/60 次/分
	健康教育	✦ 向患者及家属解释脉搏、呼吸监测的重要性及正确的测量方法 ✦ 告知患者精神放松 ✦ 教会患者对脉搏、呼吸进行动态观察的方法 ✦ 指导患者识别或判断异常脉搏和呼吸	

【实训程序——血压测量】

项目	操作项目	操作要求	要点说明及解释
一、评估与准备	患者	✦ 评估患者的年龄、病情、治疗情况、既往血压状况、服药情况、心理状态及合作程度 ✦ 向患者及家属解释血压测量的目的、方法、注意事项及配合要点 ✦ 协助患者取体位舒适，保持情绪稳定 ✦ 测量前有吸烟、运动、情绪变化等，应休息 15~30 分钟后再测量	✦ 测血压前，患者应至少坐位安静休息 5 分钟，30 分钟内禁止吸烟或饮咖啡，排空膀胱
	环境	✦ 安静整洁、光线适中，安全，适宜操作	
	用物	✦ 治疗车上层：治疗盘内备血压计、听诊器、记录本（体温单）、笔 　✦ 检查血压计玻璃管无裂损，刻度清晰，加压气球和橡胶管无老化、不漏气，袖带宽窄合适，水银充足、无断裂 　✦ 检查听诊器橡胶管无老化、衔接紧密，听诊器传导正常 ✦ 治疗车下层：医用垃圾桶、生活垃圾桶 ✦ 用物准备齐全，摆放合理美观	✦ 必要时备腘动脉血压计
二、血压测量操作过程	核对	✦ 备齐用物携至患者床旁 ✦ 核对患者床号、姓名、腕带	
	肱动脉血压测量	✦ 将患者手臂位置（肱动脉）与心脏呈同一水平 　✦ 取坐位时平第四肋 　✦ 仰卧位时平腋中线 ✦ 协助患者卷袖，露臂，手掌向上，肘部伸直 ✦ 必要时协助患者脱衣袖，以免衣袖过紧影响血压测量值的准确性 ✦ 打开血压计，垂直放妥，开启水银槽开关 ✦ 驱尽袖带内空气，平整置于上臂中部，下缘距肘窝 2~3cm，松紧以能插入一指为宜	✦ 若肱动脉高于心脏水平，测得血压值偏低；肱动脉低于心脏水平，测得血压值偏高 ✦ 袖带缠得太松，有效面积变窄，使血压测量值偏高；袖带缠得太紧，未注气已受压，使血压测量值偏低 ✦ 避免听诊器胸件塞在袖带下，以免局部受压较大和听诊时出现干扰声

项目	操作项目	操作要求	要点说明及解释

二、血压测量操作过程	肱动脉血压测量	✦ 触摸肱动脉搏动，将听诊器胸件放置肱动脉搏动最明显处（图1-11-2）
		✦ 一手固定听诊器，另一手握加压气球，关气门，充气至肱动脉搏动消失再升高20~30mmHg
		✦ 充气不可过猛、过快，以免水银溢出和患者不适
		✦ 缓慢放气，速度以水银柱下降4mmHg/s为宜
		✦ 注意水银柱刻度和肱动脉声音的变化
		  ✦ 放气太慢，使静脉充血，舒张压值偏高
		  ✦ 放气太快，未注意到听诊间隔，猜测血压值
		✦ 听诊器出现的第一声搏动音，此时水银柱所指的刻度，即为收缩压
		✦ 当搏动音突然变弱或消失，水银柱所指的刻度即为舒张压
		✦ 眼睛视线保持与水银柱弯月面同一水平
		  ✦ 视线低于水银柱弯月面，读数偏高
		  ✦ 反之，读数偏低
			✦ 如果血压听不清或异常，应重测。重测时，待水银柱降至"0"点，稍等片刻后再测量；必要时，作双侧对照

	腘动脉血压测量	✦ 患者可取仰卧、俯卧、侧卧位 ✦ 协助患者卷裤，露出测量部位 ✦ 必要时协助患者脱一侧裤子，暴露大腿，以免过紧影响血流，影响血压测量值的准确性 ✦ 袖带缠于大腿下部，其下缘距腘窝3~5cm ✦ 听诊器置腘动脉搏动最明显处 ✦ 其他操作方法同肱动脉血压测量法	✦ 一般不采用屈膝仰卧位 ✦ 不能合作者，应协助完成
三、测量后处理	整理记录	✦ 松开袖带 ✦ 排尽袖带内余气，拧紧压力活门 ✦ 整理后放入盒内 ✦ 血压计盒右倾45°，使水银全部流回槽内，关闭水银槽开关，盖上盒盖，平稳放置 ✦ 协助患者取舒适体位 ✦ 告知测量结果，感谢患者合作 ✦ 洗手 ✦ 将所测血压值按收缩压/舒张压记录在记录本上，或者输入到移动护理信息的终端设备上	✦ 当变音与消失音之间有差异时，两读数都应记录，方式是收缩压/变音/消失音 mmHg，如：120/84/60mmHg
	健康指导	✦ 向患者及家属解释血压的正常值及测量过程中的注意事项 ✦ 教会患者正确使用血压计和测量血压的方法 ✦ 教会患者正确判断降压效果，及时调整用药 ✦ 指导患者采用合理的生活方式，提高自我保健能力	

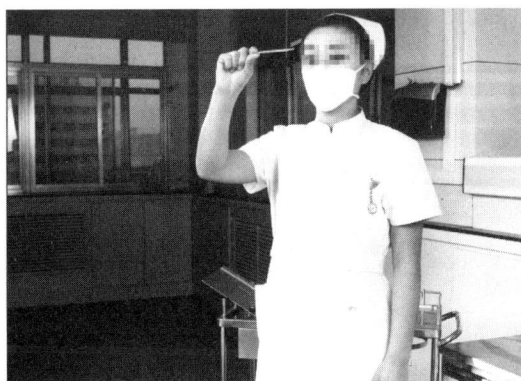

图 1-11-1　体温计读数

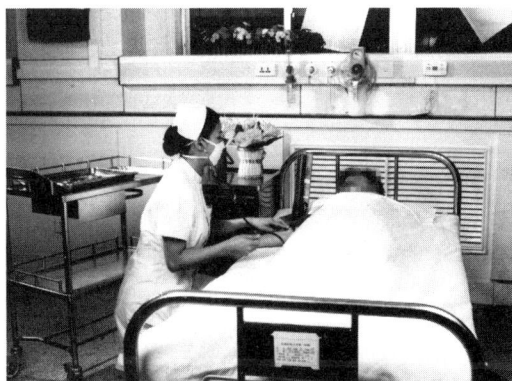

图 1-11-2　血压测量

1. 如患者为高血压患者,在测量血压时容易担心血压升高而焦虑,你应如何处理?
2. 在你准备为患者测量体温时,患者自觉不发热而拒绝测量,你应如何处理?

(金瑞华)

实训十二　吸氧法

【实训学时】
2 学时

【实训目标】
1. 能够说出吸氧法的目的及注意事项
2. 能够动作流畅地完成操作,并注意用氧安全
3. 操作中能够注重人文关怀,与患者进行良好的沟通,并正确地指导患者
4. 在氧疗过程中,能够及时发现和解决问题,能够结合病情评估判断吸氧的疗效

【实训程序】

项目	操作项目	操作要求	要点说明及解释
一、评估与准备	患者	✦ 评估患者的年龄、病情、意识、缺氧的原因及程度 ✦ 向患者及家属解释吸氧法的目的、方法、注意事项及配合要点 ✦ 评估患者心理状态及配合程度,有无塑胶过敏史 ✦ 评估患者双侧鼻腔情况 ✦ 协助患者取舒适卧位	✦ 患者鼻腔有无鼻中隔偏曲、有无鼻息肉、有无分泌物阻塞
	环境	✦ 室温适宜、光线充足 ✦ 环境安静、远离火源	
	用物	✦ 治疗车上层:治疗盘、鼻导管、湿化瓶(内盛 1/3~1/2 满湿化液)、棉签、小药杯(内盛冷开水)、纱布、弯盘、扳手、用氧记录单、笔 ✦ 治疗车下层:生活垃圾桶、医用垃圾桶 ✦ 其他:管道氧气装置或氧气筒及氧气压力表装置、用氧标志(四防标识、"有氧"牌) ✦ 用物准备齐全,摆放合理美观	✦ 常用湿化液为灭菌蒸馏水 ✦ 四防标识:"防震、防火、防热、防油"
二、安装连接给氧装置操作过程	核对解释	✦ 核对医嘱,包括用氧方法及流量 ✦ 备齐用物携至患者床旁 ✦ 核对患者床号、姓名、腕带 ✦ 再次解释吸氧的目的、注意事项及配合要点	✦ 向患者及家属交代注意用氧安全,做到四防:防震、防火、防热、防油
	管道氧气装置(中心供氧装置)	✦ 装流量表: 　✦ 将流量表调至"off"状态 　✦ 流量表接头插入墙上氧气气源插座中 　✦ 轻拉接头证实已接紧,无漏气 ✦ 接湿化瓶(内装 1/3~1/2 满湿化液) ✦ 氧气出气管与流量表出气口相连接 ✦ 打开流量开关,检查氧气流出是否通畅或漏气 ✦ 关闭流量开关 ✦ 备用	

项目	操作项目	操作要求	要点说明及解释
	氧气筒供氧装置	✦ 打开氧气筒总开关（吹尘），关闭总开关 ✦ 安装氧气表，将氧气表与氧气筒气门连接、拧紧 ✦ 连接湿化瓶（内装 1/3~1/2 满湿化液） ✦ 连接氧气出口管道 ✦ 关流量表开关→开氧气筒总开关→开流量表开关，检查氧气流出是否通畅或漏气 ✦ 关闭流量表开关 ✦ 备用（图 1-12-1）	✦ 急性肺水肿时，湿化液为 20%~30%乙醇，具有降低肺泡内泡沫的表面张力，使泡沫破裂、消散，改善肺部气体交换，减轻缺氧症状的作用 ✦ 安装氧气表时可先徒手初步旋紧，再用扳手旋紧

三、给氧操作过程	双腔鼻导管给氧	✦ 用湿棉签清洁双侧鼻腔
		✦ 连接鼻导管与湿化瓶的出气口
		✦ 根据医嘱或病情调节氧流量：
		  ✦ 轻度缺氧 1~2L/min
		  ✦ 中度缺氧 2~4L/min
		  ✦ 重度缺氧 4~6L/min
		  ✦ 小儿 1~2L/min
		✦ 湿润鼻导管
		  ✦ 将鼻导管的前端置于装水的小药杯中，湿润管端并检查氧气逸出情况
		  ✦ 氧气逸出时，小药杯内可见水泡，说明通畅
		✦ 将鼻导管双管端插入患者鼻孔
		✦ 将导管环绕患者耳部向下放置并调节松紧度
			✦ 中途改变流量时，先分离鼻导管与氧气出口的连接，调节好流量再接上
			✦ 氧浓度计算：氧浓度（%）=（氧流量×4+21）%
			✦ 给氧过程中严格遵守操作规程，注意用氧安全

	单腔鼻导管给氧	✦ 选择较通畅的一侧鼻孔，用湿棉签清洁 ✦ 连接鼻导管与通气管上的玻璃接头 ✦ 调节氧流量（同上） ✦ 湿润鼻导管 ✦ 测量鼻导管插入的长度并做好标记（一般为鼻尖至耳垂的 2/3） ✦ 自鼻孔插入鼻咽部 ✦ 用胶布固定鼻导管于鼻翼及面颊部 ✦ 再用安全别针固定通气管于床单上	✦ 单腔鼻导管插入时，注意动作轻柔，避免损伤
	面罩给氧	✦ 连接面罩导管与湿化瓶的出气口 ✦ 调节氧流量（根据医嘱） ✦ 将面罩置于患者的口鼻部 ✦ 用松紧带固定	✦ 面罩固定松紧适宜，防止皮肤受损

	观察记录	✦ 观察患者
		  ✦ 缺氧症状
		  ✦ 实验室指标
		  ✦ 氧气装置无漏气并通畅
		  ✦ 无氧疗不良反应
		✦ 记录给氧时间、氧流量，以及患者的反应
			✦ 有异常及时处理

四、停氧后处理	停氧	✦ 携用物至患者床旁
		✦ 核对患者床号、姓名、腕带
		✦ 向患者解释
		✦ 分离鼻导管
		  ✦ 取下双腔鼻导管
		  ✦ 或分离单腔鼻导管
		  ✦ 或取下面罩
		✦ 关闭氧流量开关
		✦ 擦净患者的面部、胶布痕迹
		✦ 协助患者取舒适体位
		✦ 整理床单位
			✦ 拔出氧气管时，防止操作不当，引起组织黏膜损伤

项目	操作项目	操作要求	要点说明及解释
四、停氧后处理	卸氧气装置	✦ 管道氧气装置（中心供氧装置） 　✦ 关闭氧流量开关 　✦ 取下流量表 ✦ 氧气筒供氧装置 　✦ 关闭总开关 　✦ 打开流量开关，放尽余氧 　✦ 关闭流量开关 　✦ 卸表	✦ 氧气筒内氧勿用尽，压力表至少要保留 0.5mPa（5kg/cm²），以免灰尘进入筒内，再充气时引起爆炸
	整理记录	✦ 整理用物 ✦ 分类处理 ✦ 氧气筒上悬挂"空"或"满"标志 ✦ 记录停止用氧时间及患者用氧效果	✦ 氧气筒悬挂"满"或"空"标志，既便于及时更换，也便于急用时搬运，提高抢救速度
	健康指导	✦ 向患者及家属解释氧疗的重要性 ✦ 指导正确使用氧疗的方法及注意事项 ✦ 积极宣传呼吸道疾病的预防保健知识	✦ 不可擅自调节氧流量 ✦ 注意用氧安全

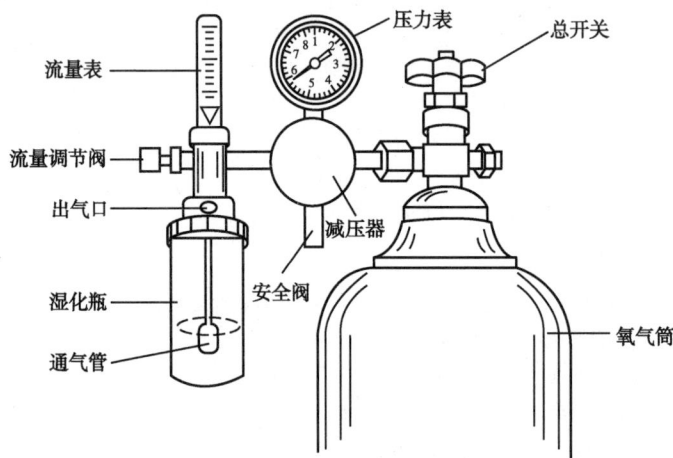

图 1-12-1　氧气筒供氧装置图

问题与思考

1. 利用网络资源，查找文献资料，比较常见的吸氧方式，如双腔鼻导管吸氧、单腔鼻导管吸氧、面罩法吸氧的氧疗目的及适应证。

2. 在吸氧的过程中，为保证用氧的安全性及有效性，应如何向患者及家属做好解释及知识宣教？

相关链接

用氧注意事项

吸氧法操作过程中应严格遵守操作规程，注意用氧安全，切实做好"四防"，即防震、防火、防热、防油。氧气瓶搬运时要避免倾倒撞击。氧气筒应放阴凉处，周围严禁烟火及易燃品，距明火至少 5m，距暖气至少 1m，以防引起燃烧。氧气表及螺旋口勿上油，也不用带油的手装卸。

使用氧气时，应先调节流量后应用。停用氧气时，应先拔出导管，再关闭氧气开关。中途改变流量，先分离鼻导管与湿化瓶连接处，调节好流量再接上。以免一旦开关出错，大量氧气进入呼吸道而损伤肺部组织。

（阮　亮）

实训十三　吸痰法

【实训学时】
2学时

【实训目标】
1. 能够说出吸痰的目的及注意事项
2. 在吸痰过程中,能够严格执行无菌操作,熟练轻柔地完成操作
3. 操作中能够及时观察病情变化,密切关注患者反应,注重人文关怀
4. 在吸痰过程中,能够及时发现和解决问题,并能迅速处理突发事件

【实训程序】

项目	操作项目	操作要求	要点说明及解释
一、评估与准备	患者	✦ 评估患者的年龄、意识、治疗情况 ✦ 评估病情包括测量生命体征、血氧饱和度 ✦ 评估气道分泌物的量和部位 ✦ 评估患者咳嗽反射的能力 ✦ 评估口鼻腔的情况 ✦ 向患者及家属解释吸痰的目的、方法、注意事项及配合要点 ✦ 协助患者取合适体位	✦ 必要时,肺部听诊检查气道分泌物的量和部位 ✦ 检查鼻腔有无鼻中隔偏曲、有无黏膜破损 ✦ 如有活动性义齿应先取出 ✦ 如呼吸道被痰液堵塞、窒息,应立即吸痰
	环境	✦ 安静整洁、光线适中 ✦ 安全,适宜操作	
	用物	✦ 治疗车上层:治疗盘,一次性吸痰包(内含吸痰管、弯盘、手套),或治疗盘上铺无菌治疗巾,盘内盛放倒入无菌生理盐水的无菌治疗碗2只(试吸和冲洗用)、无菌镊子,一次性无菌吸痰管数根,消毒试管或瓶子(内放消毒液,固定于床边) ✦ 必要时备压舌板、开口器、舌钳 ✦ 治疗车下层:生活垃圾桶、医用垃圾桶 ✦ 其他:电动吸引器或中心吸引器 ✦ 用物准备齐全,摆放合理美观 ✦ 无菌物品均在有效期内,且在无菌状态	✦ 治疗盘内的无菌物品每4小时更换一次,如有污染,随时更换 ✦ 根据病情选择型号(粗细、长短)、质地适宜的吸痰管 ✦ 建议成人和儿童使用的吸痰管(直径)小于使用的气管插管直径的50%,婴儿小于70% ✦ 昏迷患者可用压舌板或开口器
二、调节吸引器	核对解释	✦ 备齐用物携至患者床旁 ✦ 核对患者床号、姓名、腕带 ✦ 再次解释吸痰的目的、方法、注意事项等	
	调节吸引器	✦ 电动吸引器 　✦ 接通电源,打开开关 　✦ 检查吸引器性能 　✦ 调节负压 ✦ 中心吸引器 　✦ 打开开关,检查吸引器性能 　✦ 调节负压	✦ 调节负压: 一般成人40~53kPa(300~400mmHg); 儿童<40kPa
三、吸痰操作过程	体位 试吸	✦ 根据患者的病情安置合适的体位 ✦ 协助患者将头偏向一侧略向后仰,面向护士 ✦ 颌下铺治疗巾 ✦ 护士戴手套 ✦ 连接吸痰管 ✦ 在试吸罐中试吸少量生理盐水	✦ 检查吸痰管是否通畅,同时润滑导管前端

项目	操作项目	操作要求	要点说明及解释
三、吸痰操作过程	经口/鼻腔吸痰	✦ 经口吸痰 　✦ 嘱患者张口，昏迷患者用压舌板或开口器协助张口 　✦ 一手返折吸痰导管末端，另一手用无菌血管钳（镊）或者戴无菌手套持吸痰管前端，插入口咽部（10~15cm） 　✦ 放松吸痰管末端，先吸口咽部分泌物 　✦ 在患者吸气时，顺势将吸痰管经咽喉插入气管达一定深度（约14~16cm），自深部向上提升，左右旋转，吸净痰液 ✦ 经鼻吸痰 　✦ 必要时，经鼻腔吸痰 　✦ 经鼻腔插管为深度22~25cm ✦ 吸痰时应边退边吸，避免反复提拉 ✦ 吸痰过程中应鼓励患者咳嗽咳痰	✦ 严格执行无菌操作 ✦ 对有气管切开或气管插管患者，应先吸气管切开处或气管插管处，再吸口（鼻）部 ✦ 吸痰管应一用一换
	经气管插管/气管切开吸痰	✦ 吸痰前，将呼吸机给氧浓度调到100%纯氧2分钟 ✦ 打开呼吸机通气螺纹管接口，用无菌血管钳（镊）或者戴无菌手套持吸痰管沿气管导管轻柔地送管 ✦ 插管深度：原则上应超过气管插管长度 　✦ 经气管切开套管插管，10~20cm 　✦ 经气管导管插管，10~25cm ✦ 遇阻力后，向外退出1cm后开启负压，轻柔旋转，自深部向上提升吸引 ✦ 吸痰后，接回呼吸机通气螺纹管接口，再次吸100%纯氧2分钟	✦ 插管时不可有负压，吸痰动作轻柔，以免引起呼吸道黏膜损伤 ✦ 采取左右旋转并向上提管的手法，以利于呼吸道分泌物的充分吸尽，每次吸痰时间＜15秒
	冲管观察	✦ 吸痰管退出后，在冲洗罐中用生理盐水冲管 ✦ 必要时更换吸痰管重复抽吸 ✦ 吸痰过程中观察患者的反应，如面色、呼吸、心率、血压、血氧饱和度等，吸出液的颜色、性状、量，以及气道是否通畅	✦ 间隔吸水冲管，保持通畅
四、吸痰后处理	安置患者	✦ 拭净患者脸部分泌物 ✦ 检查口鼻腔黏膜有无破损 ✦ 听诊肺部湿　音有无减少或消失 ✦ 安置患者舒适体位 ✦ 整理床单位	✦ 清醒患者取半卧位 ✦ 昏迷患者头偏向一侧，以利于分泌物从口腔排出
	整理记录	✦ 吸痰完毕，将管道冲洗干净 ✦ 脱下手套并包裹吸痰管然后弃掉 ✦ 吸痰用玻璃接管插入盛有消毒液的瓶中浸泡 ✦ 关闭吸引器 ✦ 洗手 ✦ 记录痰液的量、颜色、黏稠度、气味及患者的反应等	✦ 吸痰管按一次性用物处理 ✦ 吸痰用物根据吸痰操作性质每班更换或每日更换1~2次
	健康指导	✦ 清醒患者吸痰时，教会其正确配合的方法 ✦ 向患者及患者家属讲解呼吸道疾病的预防保健知识 ✦ 告知患者呼吸道有分泌物时应及时吸出，确保气道通畅，改善呼吸，纠正缺氧	

问题与思考

1. 在吸痰的过程中，为避免损伤呼吸道黏膜，你会如何处理？

2. 吸痰过程中，应该重点关注什么？为什么？

3. 如何评价吸痰的疗效？

吸痰相关并发症及处理

1. 低氧血症　通常在吸痰的过程中,均可发生低氧血症,对于原有低氧血症的患者,更能加重其低氧血症。因此,在吸痰前适当提高给氧浓度,提高患者的血氧分压。

2. 气管组织或支气管黏膜损伤　一般认为,气道黏膜损伤的程度与吸引的负压和持续时间呈正比,严格遵守操作规程可减少该并发症的发生。

3. 支气管收缩/支气管痉挛　如果吸痰过程中突发哮喘样症状、肺部出现哮鸣音,应立即停止吸痰,按支气管哮喘急性发作处理。

4. 高血压或低血压及心率失常　出现该症状时,应立即停止吸痰,给予对症处理。

(阮　亮)

实训十四　冷疗法

【实训学时】

2 学时

【实训目标】

1. 能够说出冷疗法的目的及注意事项

2. 根据患者的年龄、病情、体温、治疗情况、局部皮肤状况、活动能力、合作程度及心理状态等,能够选择适合的冷疗方法

3. 操作中能够注重人文关怀,与患者进行良好的沟通,并能正确地指导患者

4. 能够指导患者及家属知晓应用各种冷疗法的目的、作用及正确使用方法

【实训程序——冰袋使用法】

项目	操作项目	操作要求	要点说明及解释
一、评估与准备	患者	✦ 评估患者的年龄、病情、体温、治疗情况、局部皮肤状况、活动能力、合作程度及心理状态	✦ 皮肤破溃处禁用冰袋
		✦ 向患者或家属解释使用冰袋的目的、方法、注意事项及配合要点	
		✦ 协助患者取舒适体位	
	环境	✦ 病室安静舒适、温度适宜、光线充足	
		✦ 酌情关闭门窗,避免对流风直吹患者	
	用物	✦ 治疗车上层:治疗盘内备冰袋或冰囊(图 1-14-1)、布套、毛巾;治疗盘外备冰块、帆布袋、木槌、脸盆及冷水、勺等,手消毒液	
		✦ 治疗车下层:生活垃圾桶、医疗垃圾桶	
		✦ 用物准备齐全,摆放合理美观	
二、处置室准备冰袋	备冰装袋	✦ 冰块装入帆布袋,木槌敲碎成小块	✦ 避免棱角引起患者不适及损坏冰袋
		✦ 放入盆内用冷水冲去棱角	
		✦ 将小冰块装入冰袋 1/2~2/3 满,便于冰袋与皮肤接触	
	排气检查	✦ 排出冰袋内空气,夹紧袋口	✦ 空气可加速冰的融化,且无法与皮肤完全接触,影响治疗效果
		✦ 用毛巾擦干冰袋、倒提	
		✦ 检查冰袋有无破损、漏水	
		✦ 将冰袋装入布套,避免直接接触皮肤,也可吸收冷凝水汽	

项目	操作项目	操作要求	要点说明及解释
三、冰袋使用操作过程	核对解释	✦ 备齐用物携至患者床旁 ✦ 核对患者床号、姓名、腕带 ✦ 再次向患者或家属解释使用冰袋的目的、方法、注意事项及配合要点	
	放置冰袋	✦ 冰袋放置位置： 　✦ 高热降温置冰袋于前额、头顶部和体表大血管流经处（颈部两侧、腋窝、腹股沟等） 　✦ 扁桃体摘除术后，将冰囊置于颈前颌下 ✦ 放置时间：不超过 30 分钟，时间过长易产生继发效应 ✦ 观察效果与反应： 　✦ 如局部皮肤出现发紫，麻木感，则停止使用 　✦ 随时检查冰袋有无漏水，是否夹紧 　✦ 冰块融化后，应及时更换，保持布袋干燥	✦ 放置前额时，应将冰袋悬吊在支架上，减轻局部压力，但冰袋必须与前额皮肤接触
四、操作后处理	整理记录	✦ 冷疗结束后，撤去治疗用物 ✦ 协助患者取舒适体位 ✦ 整理床单位 ✦ 处理用物 　✦ 将冰袋内冰水倒空，倒挂晾干，吹入少量空气，夹紧袋口备用 　✦ 布袋送洗备用 ✦ 洗手 ✦ 记录冰袋放置的部位、时间、效果及患者反应	✦ 如为降温，冰袋使用后 30 分钟需测体温，当体温降至 39℃ 以下，取下冰袋，并在体温单上做好记录
	健康指导	✦ 向患者及家属介绍使用冰袋的目的、作用及正确的使用方法 ✦ 说明使用冰袋的注意事项及应达到的治疗效果 　✦ 枕后、耳郭、阴囊处用冰袋易引起冻伤 　✦ 血液循环障碍区域慎用冰袋 　✦ 足底用冷，可引起反射性末梢血管收缩影响散热而引起冠状动脉收缩	

【实训程序——冰帽使用法】

项目	操作项目	操作要求	要点说明及解释
一、评估与准备	患者	✦ 评估患者的年龄、病情、体温、治疗情况、局部皮肤状况、活动能力、合作程度及心理状态 ✦ 向患者或家属解释使用冰帽的目的、方法、注意事项及配合要点 ✦ 协助患者取舒适体位	✦ 应避开头部有创伤、皮肤破溃处
	环境	✦ 病室安静舒适、温度适宜、光线充足 ✦ 酌情关闭门窗，避免对流风直吹患者	
	用物	✦ 治疗车上层：治疗盘内备冰帽（图 1-14-1）、肛表、海绵；治疗盘外备冰块、帆布袋、木槌、盆及冷水、勺等，手消毒液 ✦ 治疗车下层：水桶、医疗垃圾桶、生活垃圾桶 ✦ 用物准备齐全，摆放合理美观	
	备冰	✦ 同"冰袋"使用法	
二、冰帽使用操作过程	核对解释	✦ 备齐用物携至患者床旁 ✦ 核对患者床号、姓名、腕带 ✦ 再次向患者或家属解释使用冰帽的目的、方法、注意事项及配合要点	

项目	操作项目	操作要求	要点说明及解释
二、冰帽使用操作过程	放置冰帽	✦ 头部置冰帽内，后颈部、双耳郭垫海绵 ✦ 将排水管放入水桶内 ✦ 放置时间不超过 30 分钟，时间过长易产生继发效应 ✦ 观察效果与反应 ✦ 观察冰帽有无破损、漏水 ✦ 冰帽内冰块融化后，及时更换或添加	✦ 防止枕后、外耳冻伤 ✦ 维持肛温在 33℃ 左右，不可低于 30℃，以防心室纤颤等并发症出现
三、操作后处理	整理记录	✦ 冰帽结束后，撤去治疗用物 ✦ 协助患者取舒适体位 ✦ 整理床单位 ✦ 处理用物 ✦ 洗手 ✦ 记录冰帽放置的时间、效果及患者反应	✦ 处理方法同冰袋
	健康指导	✦ 向患者及家属介绍使用冰帽的目的、作用及正确的使用方法 ✦ 说明使用冰帽的注意事项及应达到的治疗效果 ✦ 枕后、耳郭用冰帽易引起冻伤，应注意垫衬垫或毛巾 ✦ 昏迷患者用冰帽应注意冰帽平整，并注意预防头部压疮的发生	

【实训程序——冷湿敷】

项目	操作项目	操作要求	要点说明及解释
一、评估与准备	患者	✦ 评估患者的年龄、病情、体温、治疗情况、局部皮肤状况、活动能力、合作程度及心理状态 ✦ 向患者或家属解释使用冷湿敷的目的、方法、注意事项及配合要点 ✦ 协助患者取舒适体位	✦ 皮肤破溃处禁用冷湿敷
	环境	✦ 病室安静舒适、温度适宜、光线充足 ✦ 酌情关闭门窗，避免对流风直吹患者	✦ 必要时屏风或床帘遮挡，保护患者隐私
	用物	✦ 治疗车上层：治疗盘内备敷布 2 块、凡士林、纱布、棉签、一次性治疗巾、手套、换药用物；治疗盘外备盛放冰水的容器，手消毒液 ✦ 治疗车下层：生活垃圾桶、医疗垃圾桶 ✦ 用物准备齐全，摆放合理美观	
二、冷湿敷操作过程	核对解释	✦ 备齐用物携至患者床旁 ✦ 核对患者床号、姓名、腕带 ✦ 再次向患者或家属解释冷湿敷疗法的目的、方法、注意事项及配合要点	
	放置敷布	✦ 患者取舒适卧位，暴露患处 ✦ 垫一次性治疗巾于受敷部位下，保护皮肤及床单位 ✦ 受敷部位涂凡士林，上盖一层纱布 ✦ 操作者戴上手套 ✦ 将敷布浸入冰水中后拧至半干 ✦ 抖开敷布敷于患处 ✦ 每 3~5 分钟更换一次敷布，持续 15~20 分钟 ✦ 观察局部皮肤变化及患者反应	✦ 敷布须浸透，拧至不滴水为度 ✦ 若冷敷部位为开放性伤口，须按无菌技术处理伤口 ✦ 确保冷敷效果，以防产生继发效应

项目	操作项目	操作要求	要点说明及解释
三、操作后处理	整理记录	✦ 冷湿敷结束后，撤去治疗用物 ✦ 擦干冷湿敷部位，擦掉凡士林 ✦ 脱去手套 ✦ 协助患者取舒适体位 ✦ 整理床单位 ✦ 处理用物 ✦ 洗手 ✦ 记录冷湿敷的部位、时间、效果及患者反应	✦ 用物消毒后备用 ✦ 若为降温，则使用冷湿敷 30 分钟后应测量体温，并将体温记录在体温单上
	健康指导	✦ 向患者及家属解释使用冷湿敷的目的、作用、方法 ✦ 说明使用冷湿敷的注意事项及应达到的治疗效果 　✦ 组织损伤、破溃、开放性伤口应禁止冷湿敷 　✦ 心前区冷湿敷可引起严重心律失常 　✦ 腹部用冷易导致腹泻	

【实训程序——乙醇拭浴】

项目	操作项目	操作要求	要点说明及解释
一、评估与准备	患者	✦ 评估患者的年龄、病情、体温、意识、治疗情况、有无乙醇过敏史 ✦ 评估皮肤状况、活动能力、合作程度及心理状态 ✦ 向患者或家属解释乙醇拭浴的目的、方法、注意事项及配合要点 ✦ 协助患者取舒适体位，按需排尿	✦ 心前区、腹部、后颈、足底为拭浴的禁忌部位 ✦ 婴幼儿及血液病高热患者禁用乙醇拭浴
	环境	✦ 病室安静舒适、温度适宜 ✦ 酌情关闭门窗，避免对流风直吹患者	✦ 必要时屏风或床帘遮挡，保护患者隐私
	用物	✦ 治疗车上层：治疗盘内备大毛巾、小毛巾、热水袋及套、冰袋及套；治疗盘外备脸盆（盛放 30℃、25%~35% 乙醇 200~300ml）、手消毒液，必要时备干净衣裤 ✦ 治疗车下层：医疗垃圾桶、生活垃圾桶，必要时备便器 ✦ 用物准备齐全，摆放合理美观	
二、乙醇拭浴操作过程	核对解释	✦ 备齐用物携至患者床旁 ✦ 核对患者床号、姓名、腕带 ✦ 再次向患者或家属解释乙醇拭浴的目的、方法、注意事项及配合要点	
	置冰袋与热水袋	✦ 松开患者床尾盖被 ✦ 协助患者脱去上衣 ✦ 冰袋置头部，以助降温，防止头部充血而致头痛 ✦ 热水袋置足底，促进足底血管扩张，减轻头部充血，使患者感到舒适	
	乙醇拭浴方法	✦ 协助患者脱去衣裤 ✦ 大毛巾垫擦拭部位下 ✦ 小毛巾浸入温水或乙醇中，拧至半干 ✦ 缠于手上成手套状，以离心方向拭浴 ✦ 拭浴时，以拍拭（轻拍）方式进行，避免用摩擦方式，因摩擦易生热 ✦ 拭浴毕，用大毛巾擦干皮肤	✦ 毛巾套成手套状，可保护床单位不受潮，也增加患者舒适感 ✦ 擦至腋窝、肘窝、手心处稍用力并延长停留时间，以促进散热 ✦ 擦至腹股沟、腘窝处稍用力并延长停留时间，以促进散热 ✦ 患者拭浴观察中如有异常，应立即停止，及时处理

项目	操作项目	操作要求	要点说明及解释
二、乙醇拭浴操作过程	乙醇拭浴方法	✦ 乙醇拭浴顺序 　✦ 双上肢：患者取仰卧位，①颈外侧→肩→肩上臂外侧→前臂外侧→手背；②侧胸→腋窝→上臂内侧→前臂内侧→手心 　✦ 腰背部：患者取侧卧位，从颈下肩部→臀部 　✦ 擦拭完毕，穿好上衣 　✦ 双下肢：患者取仰卧位，①外侧由髂骨→下肢外侧→足背；②内侧由腹股沟→下肢内侧→内踝；③后侧由臀下→大腿后侧→腘窝→足跟 ✦ 每侧（四肢、背腰部）3分钟，全过程20分钟以内，避免产生继发效应 ✦ 观察患者有无出现寒战、面色苍白、脉搏呼吸异常等情况	
三、操作后处理	整理记录	✦ 乙醇拭浴结束后，撤去治疗用物 ✦ 取下热水袋 ✦ 根据需要更换干净衣裤 ✦ 协助患者取舒适体位 ✦ 整理床单位 ✦ 处理用物后备用 ✦ 洗手 ✦ 记录乙醇拭浴的时间、效果及患者反应	✦ 用物消毒后备用 ✦ 拭浴后30分钟测量体温，若低于39℃，取下头部冰袋，在体温单上记录降温后的体温
	健康指导	✦ 向患者及家属解释使用乙醇拭浴的目的、作用、方法 ✦ 说明使用乙醇拭浴的注意事项及应达到的治疗效果 　✦ 枕后、耳郭、阴囊处用冰袋易引起冻伤 　✦ 心前区用冷可导致反射性心率减慢、心房纤颤或心室纤颤及房室传导阻滞 　✦ 腹部用冷易引起腹泻 　✦ 足底用冷可引起反射性末梢血管收缩影响散热而引起冠状动脉收缩	

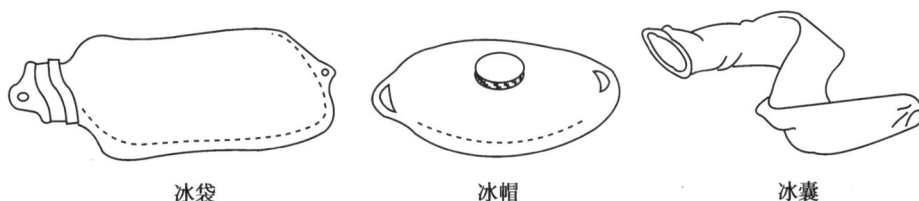

图 1-14-1　冰袋、冰帽、冰囊

问题与思考

1. 患者，男，36岁，高空坠落头部外伤，心肺复苏成功转入 ICU 病房，根据医嘱患者需要进行头部降温，作为责任护士，你应如何处理？

2. 在患者进行乙醇拭浴过程中，突然发现心率减慢，心电图显示出现心房纤颤，请问应如何处理？

3. 发热患儿体温39.5℃，医嘱冰袋物理降温，但患儿因不喜欢冰袋降温的感觉，哭闹拒绝合作。作为责任护士，你应如何处理？

知识拓展

新型医用制冷物品

1. 化学制冷袋　又称可替代冰袋，持续时间约为2小时，具有方便、实用的特点。

该冷袋分为两种：一种为一次性冰袋，它将两种化学制冷剂分别装在特制的密封聚乙烯塑料袋内，使用时将两种化学制冷剂充分混合后便可使用。在使用过程中需观察冰袋有无破损、漏液现象,如有异常,需立即更换,以防制冷剂损伤皮肤。

另一种可反复使用,又称超级冰袋。冰袋内装凝胶或其他冷冻介质,放置于冰箱冷冻层4小时后,其内容物由凝胶状态变为胶冻固态即可使用,直到胶冻固态变为凝胶状后需再次冰冻(可逆过程)。该冰袋较冰块型冰袋柔软,使用舒适度较高。使用后,冰袋表面消毒后置冰箱内可再次重复使用。

2. 冰毯机　医用冰毯全身降温仪,简称冰毯机。分为单纯降温法和亚低温治疗法。前者用于高热患者降温,后者用于重型颅脑损伤患者。冰毯机利用半导体制冷原理,将水箱内蒸馏水冷却后通过主机与冰毯机内的水进行循环交换,促进与毯面接触的皮肤散热,达到降温目的。冰毯机上连有温度传感器,一般测量肛温,可设置肛温上、下限,根据肛温变化自动切换"制冷"开关,将肛温控制在设定范围。冰毯机使用过程中应注意检测肛温、传感器是否固定在肛门内、水槽内水量是否足够等,同时要求严密观察患者皮肤,避免因低温导致患者皮肤血液循环障碍发生压疮。

3. 半导体降温帽　是利用半导体温差电制冷技术,造成帽内局部的低温环境,从而降低脑代谢率。多用于脑外伤、脑缺氧、脑水肿、颅内压增高等。该机由冰帽和整流电源两部分组成;帽内温度由整流电源输出电流调节,在环境温度不高于35℃时,帽内温度在0~25℃范围内连续可调。与传统冰帽相比,具有降温时间持久,操作简便、能随意控制温度等特点。

(卢玉林)

实训十五　热疗法

【实训学时】

2学时

【实训目标】

1. 能够说出热疗法的目的及注意事项

2. 根据患者的年龄、病情、体温、意识、治疗情况、局部皮肤状况、活动能力、合作程度及心理状态,能够选择适合的热疗方法

3. 操作中能够注重人文关怀,与患者进行良好的沟通,并正确地指导患者

4. 能够指导患者及家属知晓应用各种热疗法的目的、作用及正确的使用方法

【实训程序——热水袋使用法】

项目	操作项目	操作要求	要点说明及解释
一、评估与准备	患者	✦ 评估患者的年龄、病情、体温、治疗情况、局部皮肤状况、活动能力、合作程度及心理状态 ✦ 向患者或家属解释使用热水袋的目的、方法、注意事项及配合要点 ✦ 协助患者取舒适体位	✦ 皮肤破溃处禁用热水袋
	环境	✦ 病室安静舒适、温度适宜、光线充足 ✦ 酌情关闭门窗,避免对流风直吹患者	

项目	操作项目	操作要求	要点说明及解释
一、评估与准备	用物	✦ 治疗车上层：治疗盘内备热水袋及套、水温计、毛巾；治疗盘外备盛水容器、热水，手消毒液等 ✦ 治疗车下层：生活垃圾桶、医疗垃圾桶 ✦ 用物准备齐全，摆放合理美观	

二、处置室准备热水袋	灌水排气	✦ 准备热水 60~70℃
		✦ 灌水（图 1-15-1）
		  ✦ 放平热水袋、去塞
		  ✦ 一手持袋口边缘，一手灌水
		  ✦ 灌水至热水袋 1/2~2/3 满
		✦ 将热水袋缓慢放平
		✦ 排出袋内空气并拧紧塞子
			✦ 边灌边提高热水袋，使水不致溢出
			✦ 灌水过多，使热水袋膨胀变硬，柔软舒适感下降
			✦ 排出袋内空气以防影响热的传导

	检查加套	✦ 用毛巾擦干热水袋、倒提 ✦ 检查热水袋有无破损、漏水 ✦ 将热水袋装入布套内	✦ 避免热水袋与患者皮肤直接接触，增进舒适
三、热水袋使用操作过程	核对解释	✦ 备齐用物携至患者床旁 ✦ 核对患者床号、姓名、腕带 ✦ 再次向患者或家属解释使用热水袋的目的、方法、注意事项及配合要点	

	放置热水袋	✦ 放置于所需部位，袋口朝身体外侧
		✦ 放置时间不超过 30 分钟，时间过长易产生继发效应
		✦ 观察效果与反应、热水温度等
		  ✦ 如皮肤出现潮红、疼痛，应停止使用，并在局部涂凡士林以保护皮肤
		  ✦ 随时观察，检查热水袋有无漏水
			✦ 知觉迟钝等特殊患者使用热水袋，应再包一块毛巾或放于两层毯子之间，避免烫伤
			✦ 加强巡视，定期检查局部皮肤情况，必要时床边交班

四、操作后处理	整理记录	✦ 热疗结束后，撤去治疗用物
		✦ 协助患者取舒适体位
		✦ 整理床单位
		✦ 处理用物
		  ✦ 将热水袋内热水倒空，倒挂晾干，吹入少量空气，旋紧塞子，放阴凉处备用
		  ✦ 布袋送洗
		✦ 洗手
		✦ 记录热水袋放置的部位、时间、效果、患者反应
			✦ 用物消毒后备用

	健康指导	✦ 向患者及家属解释使用热水袋的目的、作用、方法
		✦ 说明使用热水袋的注意事项及应达到的治疗效果
		  ✦ 经常检查热水袋有无破损，热水袋与塞子是否配套，以防漏水
		  ✦ 炎症部位热敷，热水袋灌水 1/3 满，以免压力过大，引起疼痛	

【实训程序——热湿敷】

项目	操作项目	操作要求	要点说明及解释
一、评估与准备	患者	✦ 评估患者的年龄、病情、体温、治疗情况、局部皮肤状况、活动能力、合作程度及心理状态 ✦ 向患者或家属解释使用热湿敷的目的、方法、注意事项及配合要点 ✦ 协助患者取舒适体位	✦ 皮肤破溃处禁用热湿敷
	环境	✦ 病室安静舒适、温度适宜 ✦ 酌情关闭门窗，避免对流风直吹患者	✦ 必要时屏风或床帘遮挡，保护患者隐私

项目	操作项目	操作要求	要点说明及解释
一、评估与准备	用物	✦ 治疗车上层：治疗盘内备敷布 2 块、凡士林、纱布、棉签、一次性治疗巾、棉垫、水温计、手套；治疗盘外备热水瓶、脸盆（内盛放 50~60℃热水），手消毒液；必要时备大毛巾、热水袋、换药用物等 ✦ 治疗车下层：生活垃圾桶、医疗垃圾桶 ✦ 用物准备齐全，摆放合理美观	
二、热湿敷操作过程	核对解释	✦ 备齐用物携至患者床旁 ✦ 核对患者床号、姓名、腕带 ✦ 再次向患者或家属解释热湿敷疗法的目的、方法、注意事项及配合要点	
	放置敷布	✦ 暴露患处 ✦ 垫一次性治疗巾于受敷部位下，保护皮肤及床单位 ✦ 受敷部位涂凡士林，上盖一层纱布 ✦ 准备热水，水温为 50~60℃ ✦ 戴上手套 ✦ 将敷布浸入热水中后拧至半干 ✦ 抖开，折叠敷布敷于患处，上盖棉垫 ✦ 每 3~5 分钟更换一次敷布，持续 15~20 分钟 ✦ 观察效果与反应	✦ 拧至不滴水为度，放在手腕内侧试温，以不烫手为宜 ✦ 及时更换盆内热水维持水温，若患者感觉过热，可掀起敷布一角散热 ✦ 若热敷部位有伤口，须按无菌技术处理伤口 ✦ 热敷时间过长易产生继发效应
三、操作后处理	整理记录	✦ 热疗结束后，撤去治疗用物 ✦ 轻轻擦干热敷部位，擦掉凡士林 ✦ 脱去手套 ✦ 协助患者取舒适体位 ✦ 整理床单位 ✦ 处理用物 ✦ 洗手 ✦ 记录热疗的部位、时间、效果及患者反应	✦ 勿用摩擦方法擦干，因皮肤长时间处于湿热气中容易破损 ✦ 用物消毒后备用
	健康指导	✦ 向患者及家属解释热湿敷的目的、作用、方法 ✦ 说明热湿敷使用的注意事项及治疗效果 　✦ 面部热敷者，应间隔 30 分钟后方可外出，以防感冒 　✦ 若患者热敷部位不禁忌压力，可以用热水袋放置于敷布上，再盖以大毛巾，以维持温度	

【实训程序——热水坐浴】

项目	操作项目	操作要求	要点说明及解释
一、评估与准备	患者	✦ 评估患者的年龄、病情、体温、治疗情况、局部皮肤状况、活动能力、合作程度及心理状态 ✦ 向患者或家属解释使用热水坐浴的目的、方法、注意事项及配合要点 ✦ 协助患者不取舒适体位	✦ 女性患者经期、妊娠后期、产后 2 周内、阴道出血和盆腔急性炎症不宜坐浴
	环境	✦ 病室安静舒适、温度适宜 ✦ 酌情关闭门窗，避免对流风直吹患者	✦ 必要时屏风或床帘遮挡，保护患者隐私
	用物	✦ 治疗车上层：治疗盘内备水温计、药液（遵医嘱配制）、毛巾、无菌纱布；治疗盘外备消毒坐浴盆、热水瓶、手消毒液；必要时备换药用物等 ✦ 治疗车下层：生活垃圾桶、医疗垃圾桶 ✦ 用物准备齐全，摆放合理美观	✦ 坐浴部位若有伤口，坐浴盆、溶液及用物必须无菌

项目	操作项目	操作要求	要点说明及解释
二、坐浴操作过程	核对解释	✦ 备齐用物携至患者床旁 ✦ 核对患者床号、姓名、腕带 ✦ 再次向患者或家属解释坐浴疗法的目的、方法、注意事项及配合要点	
	安置患者	✦ 遵医嘱配置药液置于浴盆内 1/2 满 ✦ 调节水温 40~45℃ ✦ 置浴盆于坐浴椅上 ✦ 屏风或床帘遮挡 ✦ 协助患者将裤子脱至膝部后取坐姿 ✦ 嘱患者用纱布蘸药液清洗外阴部皮肤 ✦ 待适应水温后，坐入浴盆中 ✦ 臀部完全泡入水中，持续 15~20 分钟 ✦ 观察效果与反应	✦ 随时调节水温，尤其冬季注意室温与保暖，防止患者着凉 ✦ 若患者出现面色苍白、脉搏加快、眩晕、软弱无力，应停止坐浴
三、操作后处理	整理记录	✦ 坐浴结束后，撤去治疗用物 ✦ 擦干臀部 ✦ 协助患者穿裤、取舒适体位 ✦ 开窗、拉开床帘或撤去屏风 ✦ 整理床单位 ✦ 处理用物 ✦ 洗手 ✦ 记录坐浴的时间、效果及患者反应	✦ 用物消毒后备用 ✦ 坐浴部位有伤口，坐浴后应用无菌技术处理伤口，避免引起感染

	健康指导	✦ 向患者及家属解释热水坐浴的目的、作用、方法
		✦ 说明热水坐浴的注意事项及治疗效果
		   ✦ 热水坐浴前先排尿、排便，因热水可刺激肛门、会阴部易引起排尿、排便反射
		   ✦ 坐浴结束后应注意安全，防止体位改变引起体位性低血压	

【实训程序——温水浸泡】

项目	操作项目	操作要求	要点说明及解释
一、评估与准备	患者	✦ 评估患者的年龄、病情、体温、意识、治疗情况 ✦ 评估皮肤状况、活动能力、合作程度及心理状态 ✦ 向患者或家属解释温水浸泡的目的、方法、注意事项及配合要点 ✦ 协助患者取舒适体位，按需排尿	
	环境	✦ 病室安静舒适、温度适宜 ✦ 酌情关闭门窗，避免对流风直吹患者	✦ 必要时屏风或床帘遮挡，保护患者隐私
	用物	✦ 治疗车上层：治疗盘内备长镊子、纱布；治疗盘外备热水瓶、药液（遵医嘱准备）、浸泡盆（根据浸泡部位选用），手消毒液；必要时备换药用物 ✦ 治疗车下层：医疗垃圾桶、生活垃圾桶，必要时备便器 ✦ 用物准备齐全，摆放合理美观	✦ 如浸泡部位有伤口，浸泡盆、药液及用物必须无菌
二、温水浸泡操作过程	核对解释	✦ 备齐用物携至患者床旁 ✦ 核对患者床号、姓名、腕带 ✦ 再次向患者或家属解释温水浸泡的目的、方法、注意事项及配合要点	

项目	操作项目	操作要求	要点说明及解释
二、温水浸泡操作过程	调温浸泡	✦ 配制药液置于浸泡盆内 1/2 满 ✦ 调节水温 43~46℃ ✦ 暴露患处，取舒适体位 ✦ 将肢体慢慢放入浸泡盆内，必要时用长镊子夹纱布轻擦创面，使之清洁 ✦ 浸泡持续时间 30 分钟 ✦ 观察其效果与反应	✦ 水温不足，应先移开肢体后，再加热水，以免烫伤 ✦ 观察局部皮肤有无发红、疼痛等 ✦ 时间过长易产生继发效应 ✦ 若患者出现面色苍白、脉搏加快、眩晕、软弱无力，应停止浸泡
三、操作后处理	整理记录	✦ 浸泡结束后，撤去治疗用物 ✦ 擦干浸泡部位 ✦ 协助患者取舒适体位 ✦ 整理床单位 ✦ 处理用物后备用 ✦ 洗手 ✦ 记录浸泡的时间、药液、效果及患者反应	✦ 如有伤口，浸泡后应按无菌技术进行处理 ✦ 用物消毒后备用
	健康指导	✦ 向患者及家属解释温水浸泡的目的、作用、方法 ✦ 说明温水浸泡的注意事项及治疗效果 ✦ 下肢浸泡结束后应注意防止突然站立引起体位性低血压	

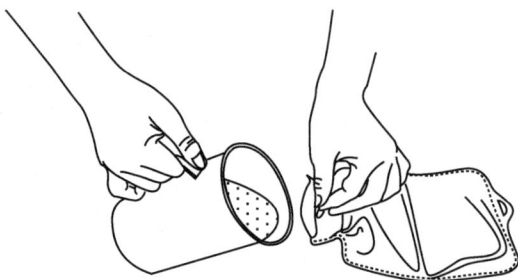

图 1-15-1　灌热水袋法

问题与思考

1. 若热敷部位有伤口，如何按无菌技术处理伤口？

2. 患者坐浴后，为防止患者起身时出现体位性低血压，你应如何对患者进行健康教育？

3. 一位全身麻醉术后患者，在使用热水袋时，因为观察不到位，导致使用部位皮肤出现浅Ⅱ度烫伤。作为责任护士，你应如何处理？

知识拓展

新型医用加热物品

1. 化学加热袋　化学加热袋是利用密封的塑料袋，内盛两种化学物质，使用时，将化学物质充分混合，两种化学物质发生反应而产热。化学物质反应初期热温不足，以后会逐渐加热并有高峰期，化学加热袋最高温度可达 76℃，平均温度为 56℃，可持续 2 小时左右。在使用化学加热袋过程中，需布套或包裹后使用，避免烫伤。

2. 透热法　是利用高频电流来提供组织深部的强热，按照加热范围可以分为：全身加热、区域加热、局部加热；按作用部位可分为经体表、经体表-体腔、经体腔内、组织间加热；按加热源可分为红外线、超声波和电磁波。透热法主要运用于类风湿性关节炎、变形性关节疾病、创伤、肌肉痉挛、筋膜炎等的物理治疗。运用时注意身体不可有金属物，尤其是金属移植物，以免烫伤。

（卢玉林）

实训十六　鼻饲法

【实训学时】

2 学时

【实训目标】

1. 能够说出鼻饲的目的及注意事项

2. 在鼻饲操作过程中，能够掌握食管的三个狭窄，动作轻柔，并能连贯地完成操作

3. 操作中能够注重人文关怀，与患者进行良好的沟通，并正确指导患者配合护士操作

4. 在患者留置胃管过程中，能够及时发现问题和解决问题

【实训程序——鼻饲法】

项目	操作项目	操作要求	要点说明及解释
一、评估与准备	患者	✦ 评估患者的年龄、病情、意识、鼻腔的通畅性、心理状态及合作程度 ✦ 向患者及家属解释操作目的、过程及操作中配合方法 ✦ 协助患者取舒适卧位	✦ 食管静脉曲张、食管梗阻的患者禁忌使用鼻饲法
	环境	✦ 病室安静舒适、环境清洁 ✦ 室温适宜，无异味	
	用物	✦ 治疗车上层：无菌鼻饲包（治疗碗、镊子、止血钳、压舌板、纱布、胃管、50ml 注射器、治疗巾）、液体石蜡、棉签、胶布、别针、夹子或橡皮圈、手电筒、听诊器、弯盘、鼻饲流食（38~40℃）、温开水适量，按需准备漱口或口腔护理用物及松节油、手消毒液 ✦ 治疗车下层：生活垃圾桶、医用垃圾桶 ✦ 用物准备齐全，摆放合理美观	✦ 根据鼻饲持续时间、患者的耐受程度，选择橡胶胃管、硅胶胃管或新型胃管
二、插胃管操作过程	核对解释	✦ 备齐用物携至患者床旁 ✦ 核对患者床号、姓名及腕带 ✦ 再次向患者及家属解释鼻饲的目的、方法及配合要点 ✦ 有义齿者取下义齿，防止脱落、误咽	✦ 认真执行查对制度，确认患者，避免差错事故的发生
	体位	✦ 协助患者卧位 ✦ 能配合者取半坐位或坐位 ✦ 卧床者取右侧卧位 ✦ 昏迷患者取去枕平卧位，头向后仰	✦ 坐位有利于减轻患者咽反射，利于胃管插入 ✦ 根据解剖原理，右侧卧位利于胃管插入
	清洁鼻腔	✦ 将治疗巾围于患者颌下 ✦ 弯盘置于便于取用处 ✦ 检查鼻腔是否通畅 ✦ 用棉签清洁一侧鼻腔	✦ 鼻腔通畅，便于插管
	标记胃管	✦ 测量胃管插入的长度，并标记 ✦ 一般成人插入长度为 45~55cm ✦ 或测量前额发际至胸骨剑突处 ✦ 或由鼻尖经耳垂至胸骨剑突处的距离 ✦ 根据患者的身高等确定个体化长度	✦ 为防止反流、误吸，插管长度可在 55cm 以上 ✦ 若需经胃管注入刺激性药物，可将胃管再向深部插入 10cm

项目	操作项目	操作要求	要点说明及解释
二、插胃管 操作过程	插管	◆ 将少许液体石蜡倒于纱布上，润滑胃管前端 ◆ 一手持纱布托住胃管，一手持镊子夹住胃管前端，沿清洁鼻孔轻轻插入 ◆ 插入胃管约 10~15cm（咽喉部）时，根据患者具体状况继续插管 　◆ 清醒患者：嘱患者做吞咽动作，护士随患者的吞咽动作，顺势将胃管插入胃内 　◆ 昏迷患者：左手将患者头托起，使下颌靠近胸骨柄，增大咽喉通道的弧度，使胃管顺利通过会咽部（图 1-16-1），缓缓插入至胃内 ◆ 若插管中患者出现恶心、呕吐，可暂停插管，并嘱患者做深呼吸 ◆ 如胃管误入气管，应立即拔出胃管，休息片刻后重新插管 ◆ 插入不畅时，检查口腔，观察胃管是否盘在口咽部，或将胃管抽出少许，再小心插入	◆ 润滑胃管减少插入时的摩擦阻力 ◆ 吞咽动作帮助胃管迅速进入食管，减轻患者不适 ◆ 插管时动作应轻柔，避免损伤食管黏膜，尤其是通过食管 3 个狭窄部位（环状软骨水平处、平气管分叉处、食管通过膈肌处）时（图 1-16-2） ◆ 深呼吸可分散患者注意力，缓解紧张
	确认 固定	◆ 确认胃管插入胃内的方法 　◆ 胃管末端连接注射器抽吸，能抽出胃液 　◆ 置听诊器于患者胃部，快速经胃管向胃内注入 10ml 空气，听到气过水声 　◆ 将胃管末端置于盛水的治疗碗中，无气泡逸出 ◆ 将胃管用胶布在鼻翼及颊部固定，防止胃管移动或滑出	
三、注入鼻饲液操作过程	灌注鼻饲液	◆ 连接注射器于胃管末端，见有胃液抽出 ◆ 再注入少量温开水，润滑鼻腔，防止鼻饲液黏附于管壁 ◆ 缓慢注入鼻饲液或药液 ◆ 每次鼻饲量不超过 200ml，间隔时间大于 2 小时，鼻饲液以 38~40℃为宜 ◆ 鼻饲完毕后，再次注入少量温开水，冲净胃管，防止鼻饲液积存于管腔中变质，造成胃肠炎或堵塞管腔	◆ 每次灌注鼻饲液前，应抽吸胃液以确定胃管在胃内及胃管是否通畅 ◆ 每次抽吸鼻饲液后，应返折胃管末端，避免灌入空气，引起腹胀
	处理胃管末端	◆ 将胃管末端反折，用纱布包好，用橡皮筋扎紧或用夹子夹紧 ◆ 用别针固定于大单、枕旁或患者衣领处	◆ 防止食物反流 ◆ 防止胃管脱落
	整理 记录	◆ 协助患者清洁口鼻 ◆ 整理床单位 ◆ 嘱患者维持原卧位 20~30 分钟 ◆ 整理鼻饲用物，消毒备用 ◆ 洗手 ◆ 记录鼻饲时间，鼻饲液种类、量，以及患者反应等	◆ 维持原卧位有助于防止患者呕吐 ◆ 鼻饲用物应每天更换消毒 ◆ 长期鼻饲者应每天进行 2 次口腔护理
四、拔管操作过程	拔胃管	◆ 备齐用物携至患者床旁 ◆ 核对患者床号、姓名及腕带 ◆ 解释其目的、方法及配合要点 ◆ 置弯盘于患者颌下 ◆ 夹紧胃管末端，避免拔管时管内液体反流 ◆ 轻轻揭去固定的胶布 ◆ 用纱布包裹近鼻孔处的胃管 ◆ 嘱患者深呼吸 ◆ 在患者呼气时拔管，边拔边用纱布擦胃管，避免污染床单位，减少患者的视觉刺激 ◆ 到咽喉处快速拔出，避免管内残留液体滴入气管 ◆ 将胃管放入弯盘，移出患者视线	◆ 用于停止鼻饲或长期鼻饲需要更换胃管时 ◆ 长期鼻饲应定期更换胃管，普通胃管每周更换一次，硅胶胃管每月更换 1~2 次 ◆ 更换胃管时，晚间拔管，次晨再从另一侧鼻孔插入

项目	操作项目	操作要求	要点说明及解释
四、拔管操作过程	整理记录	✦ 清洁患者口鼻、面部 ✦ 擦去胶布痕迹 ✦ 协助患者漱口，采取舒适卧位 ✦ 整理床单位 ✦ 清理用物 ✦ 洗手 ✦ 记录拔管时间和患者反应	✦ 用松节油等消除胶布痕迹
	健康指导	✦ 在插胃管过程中，护士指导清醒患者配合做吞咽动作，提高插管的成功率 ✦ 向患者及家属讲解鼻饲液的温度、时间、量，指导其冲洗胃管的方法，以及患者的卧位 ✦ 告知患者若鼻饲后有不适，或者留置胃管过程中有不适，应及时报告医护人员 ✦ 告知患者及家属留置胃管期间注意胃管的固定，以防意外拔脱	

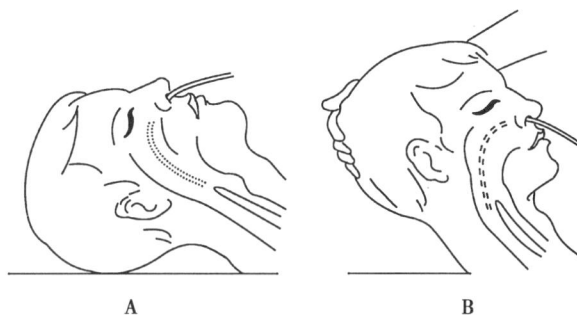

图 1-16-1 昏迷患者插胃管示意图

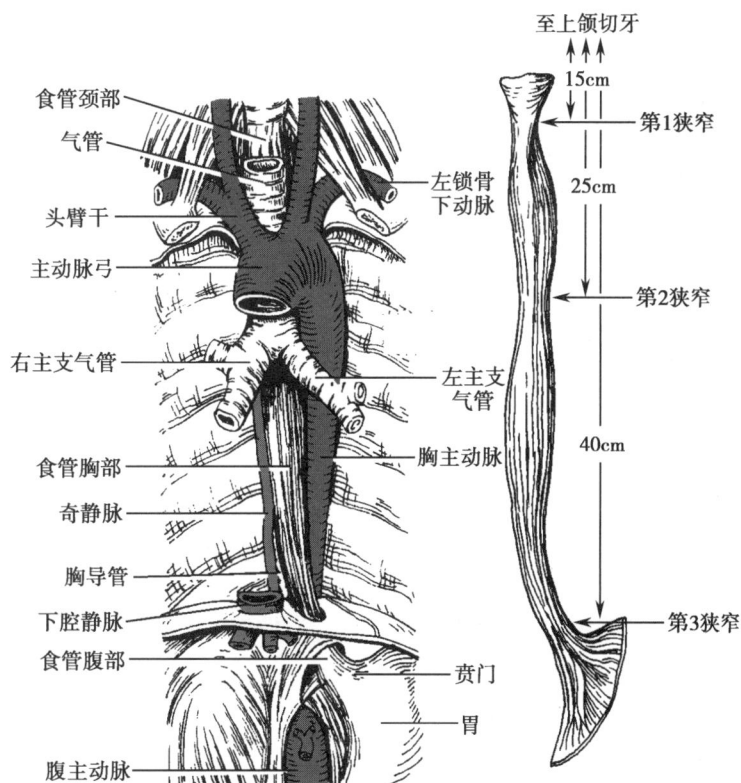

图 1-16-2 食管位置及 3 个狭窄

问题与思考

1. 在插胃管的过程中，患者突然出现剧烈呛咳、呼吸困难，你应如何处理？

2. 为昏迷患者插胃管过程中，经多次操作，仍未将胃管插入胃内，此时你应如何处理？

3. 护士为一名清醒患者插胃管，患者精神紧张，无法配合护士进行吞咽动作，导致插管困难，同时随着反复操作，患者抗拒插胃管。作为责任护士，你应如何处理？

4. 患者女性，留置胃管第6天，出现留置胃管侧的鼻腔疼痛。作为责任护士，你应如何处理？

知识拓展

胃管材质的变化

随着医学材料不断地更新和进步，临床所使用的胃管，由橡胶管逐步被硅胶胃管代替，以及不透X线的聚氨酯管、带导丝的胃管和螺旋形胃管等。

1. 橡胶胃管　由橡胶制成，具有管壁厚、管腔小、质量重、易阻塞，且对鼻咽部黏膜刺激性强等特点。清洗灭菌后可重复使用，价格便宜，适用于留置时间短的患者。

2. 硅胶胃管　由硅胶制成，具有管壁柔软、导管细、质量轻、弹性好、不易变形，与组织相容性好，且对鼻咽部黏膜刺激性小等特点。管壁前端侧孔较多，利于灌注食物、药物及引流，价格低廉，适用于留置胃管时间较长的患者。

3. 聚氨酯胃管　外形类似硅胶胃管，由无毒医用高分子材料制成，表面光滑、无异味、易插入，不易损伤食管和胃黏膜，管壁显影、透明，刻度明显，易于掌握插管深度。尾端有多用接头，可与注射器、吸引器等紧密连接，方便临床使用（图1-16-3）。

4. 带导丝胃管　由无毒医用高分子材料聚氨酯材料制成，但内置具有较好柔韧性和弹性的中空金属导丝，插管时较普通胃管顺畅，插管过程中对呼吸影响较小，插管成功后，可拔出导丝，留置时间达2周或以上，但其价格较贵。根据导丝形状，可以分为螺旋形导丝、直型导丝等（图1-16-4）。

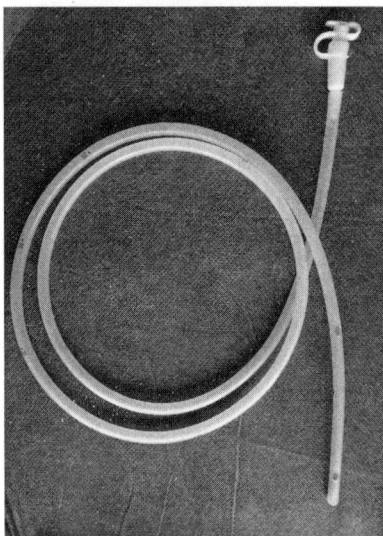

图1-16-3　聚氨酯胃管

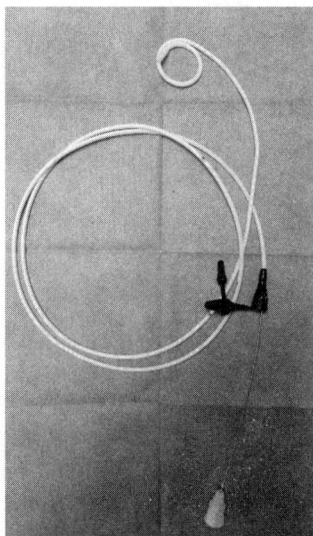

图1-16-4　带导丝胃管

（卢玉林）

实训十七　导尿术

【实训学时】

4 学时

【实训目标】

1. 能够说出导尿术的目的、适应证及注意事项

2. 根据患者病情，正确实施导尿术，并能连贯地完成操作过程

3. 能够严格执行查对制度和无菌技术操作原则，防止感染

4. 操作中能够注重人文关怀，保护患者隐私和保暖，并能与患者进行有效的沟通

【实训程序——女患者留置导尿术】

项目	操作项目	操作要求	要点说明及解释
一、评估与准备	患者	✦ 评估患者的病情、年龄、意识状态、心理状态、自理能力、配合程度等 ✦ 评估患者膀胱充盈度，会阴部皮肤黏膜情况及清洁度 ✦ 向患者及家属解释有关导尿术的目的、方法、注意事项和配合要点 ✦ 协助患者取舒适卧位	✦ 根据患者的自理能力，自行或协助清洁外阴
	环境	✦ 病室安静舒适、温度适宜、光线充足 ✦ 酌情关闭门窗，围帘或屏风遮挡	
	用物	✦ 治疗车上层：一次性导尿包（初步消毒用物有小方盘、内盛数个消毒液棉球袋、镊子、纱布、手套；再次消毒及导尿用物有手套、孔巾、弯盘、气囊导尿管、内盛 4 个消毒液棉球袋、镊子 2 把、自带无菌液体的 10ml 注射器、润滑油棉球袋、标本瓶、纱布、集尿袋、方盘、外包治疗巾）、弯盘，一次性垫巾或小橡胶单和治疗巾 1 套，浴巾、管道标识、手消毒液 ✦ 治疗车下层：便盆、便盆巾、生活垃圾桶、医用垃圾桶 ✦ 用物准备齐全，摆放合理美观	✦ 检查导尿包的有效期、有无破损、潮湿，确保无菌物品合格，预防尿路感染 ✦ 根据患者情况选择适宜的导尿管：单腔导尿管（用于一次性导尿）、双腔导尿管（用于留置导尿）、三腔导尿管（用于膀胱冲洗或向膀胱内滴药）
二、留置导尿术操作过程	核对解释	✦ 备齐用物携至患者床旁 ✦ 核对患者床号、姓名、腕带 ✦ 再次解释导尿术的目的、方法及配合要点 ✦ 移床旁椅于操作者同侧的床尾 ✦ 将便盆放于床旁椅上，打开便盆巾	✦ 取得患者的合作 ✦ 方便操作，省时节力
	安置卧位	✦ 松开床尾盖被 ✦ 协助患者脱去对侧裤腿，盖在近侧腿上，并盖上浴巾 ✦ 上身和对侧腿用盖被遮盖 ✦ 协助患者取屈膝仰卧位，两腿略外展，暴露外阴（图 1-17-1） ✦ 将一次性垫巾或小橡胶单和治疗巾垫于患者臀下，弯盘置于近外阴处	✦ 防止受凉 ✦ 显露会阴部，便于操作 ✦ 防止床单污染
	初步消毒	✦ 消毒双手 ✦ 核对检查并打开导尿包，取出初步消毒用物 ✦ 操作者一只手戴上手套，将消毒液棉球倒入小方盘内，手持镊子夹取消毒液棉球，依次消毒阴阜、大阴唇 ✦ 另一戴手套的手分开大阴唇，消毒小阴唇和尿道口 ✦ 污棉球放入弯盘内 ✦ 消毒完毕脱下手套放于弯盘内 ✦ 将弯盘及小方盘移至床尾	✦ 保证操作的无菌性，预防感染发生 ✦ 每个棉球限用一次 ✦ 镊子不可接触肛门区域 ✦ 消毒顺序：由外向内、自上而下

项目	操作项目	操作要求	要点说明及解释
二、留置导尿术操作过程	铺巾润管	✦ 消毒双手 ✦ 将导尿包放在患者两腿之间 ✦ 按无菌技术操作原则打开治疗巾 ✦ 取出无菌手套，按无菌技术操作原则戴好无菌手套 ✦ 取出孔巾，铺在患者外阴处，并暴露会阴部（图 1-17-2） ✦ 按操作顺序摆放包内无菌物品 ✦ 取出导尿管，用润滑液棉球润滑导尿管前段并放于方盘备用 ✦ 将导尿管和集尿袋的引流管连接 ✦ 取消毒液棉球放于弯盘内	✦ 嘱患者勿动肢体，保持安置的体位，避免无菌区域污染 ✦ 孔巾和治疗巾内层形成一连续无菌区，扩大无菌区域，便于无菌操作，避免污染 ✦ 润滑尿管可减轻尿管对黏膜的刺激和插管时的阻力
	再次消毒	✦ 将弯盘置于外阴处 ✦ 一手分开并固定小阴唇 ✦ 一手持镊子夹取消毒液棉球 ✦ 分别消毒尿道口、两侧小阴唇、尿道口 ✦ 将污棉球、弯盘、镊子放床尾弯盘内	✦ 消毒顺序是内→外→内，自上而下 ✦ 每个棉球限用一次，避免已消毒的部位再污染 ✦ 消毒尿道口时稍停留，充分发挥消毒液的消毒效果
	导尿固定	✦ 将盛有导尿管的方盘置于孔巾口旁 ✦ 嘱患者张口呼吸 ✦ 用另一镊子持导尿管对准尿道口轻轻插入尿道 4～6cm（图 1-17-3），见尿液后再插入 7～10cm ✦ 连接注射器 ✦ 根据导尿管上注明的气囊容积向气囊注入等量的无菌溶液（图 1-17-4） ✦ 轻拉导尿管有阻力感，即证实导尿管固定于膀胱内 ✦ 导尿成功后，用止血钳夹闭引流管 ✦ 撤下孔巾，擦拭外阴 ✦ 用安全别针将集尿袋的引流管固定在床单上，集尿袋固定于床沿下，开放导尿管 ✦ 粘贴管道标识，注明置导尿管时间及操作者	✦ 插管时，动作要轻柔，避免损伤尿道黏膜 ✦ 气囊导尿管前端有一气囊，向气囊注入一定量的液体后，气囊膨大可将导尿管头端固定于膀胱内，防止尿管滑脱 ✦ 集尿袋妥善地固定在低于膀胱的位置，防止尿液逆流造成泌尿系统感染 ✦ 集尿袋的引流管要留出足够的长度，防止因翻身牵拉，使尿管脱出
三、操作后处理	整理记录	✦ 整理导尿用物弃于医用垃圾桶内 ✦ 撤出患者臀下的一次性垫巾或小橡胶单和治疗巾，放于治疗车下层 ✦ 脱去手套 ✦ 协助患者穿好裤子，取舒适卧位 ✦ 整理床单位 ✦ 移去屏风或拉开围帘，开窗通风 ✦ 洗手 ✦ 记录留置导尿管的时间、患者的反应等	✦ 保护患者隐私，使患者舒适
	健康指导	✦ 嘱患者翻身时避免导尿管受压、折叠、脱落等 ✦ 告知患者集尿袋应低于膀胱高度，防止尿液倒流 ✦ 嘱患者离床活动时，可将集尿袋固定在腿部，妥善固定，不可高于膀胱水平 ✦ 如病情允许，鼓励患者多饮水，达到自然冲洗膀胱的目的 ✦ 教会患者保持会阴清洁的方法	✦ 保持引流管通畅

【实训程序——男患者导尿术】

项目	操作项目	操作要求	要点说明及解释
一、评估与准备	患者	✦ 评估患者的病情、年龄、意识状态、心理状态、自理能力、配合程度等 ✦ 评估患者膀胱充盈度，会阴部皮肤黏膜情况及清洁度 ✦ 向患者及家属解释有关导尿术的目的、方法、注意事项和配合要点 ✦ 协助患者取舒适卧位	✦ 根据患者的自理能力，自行或协助清洁外阴
	环境	✦ 病室安静舒适、温度适宜、光线充足 ✦ 酌情关闭门窗，围帘或屏风遮挡	
	用物	✦ 治疗车上层：一次性导尿包（初步消毒用物有小方盘、内盛数个消毒液棉球袋、镊子、纱布、手套；再次消毒及导尿用物有手套、孔巾、弯盘、气囊导尿管、内盛4个消毒液棉球袋、镊子2把、自带无菌液体的10ml注射器、润滑油棉球袋、标本瓶、纱布、集尿袋、方盘、外包治疗巾）、弯盘、一次性垫巾或小橡胶单和治疗巾1套、浴巾、管道标识、手消毒液 ✦ 治疗车下层：便盆、便盆巾、生活垃圾桶、医用垃圾桶 ✦ 用物准备齐全，摆放合理美观	✦ 检查导尿包的有效期、有无破损、潮湿，确保无菌物品合格，预防尿路感染
二、男病人导尿术操作过程	核对解释	✦ 备齐用物携至患者床旁 ✦ 核对患者床号、姓名、腕带 ✦ 再次解释导尿术的目的、方法并取得合作 ✦ 移床旁椅至操作者同侧的床尾 ✦ 将便盆放于床旁椅上，打开便盆巾	✦ 方便操作，省时节力
	安置卧位	✦ 松开床尾盖被 ✦ 协助患者脱去对侧裤腿，盖在近侧腿上，并盖上浴巾，上身和对侧腿用盖被遮盖 ✦ 协助患者取屈膝仰卧位，两腿略外展，暴露外阴 ✦ 将一次性垫巾或小橡胶单和治疗巾垫于患者臀下，保护床单不被污染 ✦ 弯盘置于近外阴处	✦ 防止受凉
	初步消毒	✦ 消毒双手 ✦ 核对检查并打开导尿包，取出初步消毒用物 ✦ 操作者一只手戴上手套，将消毒液棉球倒入小方盘内 ✦ 另一手持镊子夹取消毒棉球依次消毒阴阜、阴茎、阴囊 ✦ 用戴手套的手取无菌纱布裹住阴茎 ✦ 将包皮向后推，暴露尿道口 ✦ 自尿道口向外向后旋转擦拭尿道口、龟头及冠状沟 ✦ 将污棉球、纱布置弯盘内 ✦ 消毒完毕将小方盘、弯盘移至床尾 ✦ 脱下手套	✦ 保证操作的无菌性，预防感染的发生 ✦ 每个棉球限用一次 ✦ 自阴茎根部向尿道口消毒 ✦ 包皮和冠状沟易藏污垢，应注意仔细擦拭，预防感染
	铺巾润管	✦ 消毒双手 ✦ 将导尿包放于患者两腿之间 ✦ 按无菌技术操作原则打开治疗巾 ✦ 取出无菌手套，按无菌技术操作原则戴好无菌手套 ✦ 取出孔巾，铺在患者的外阴处并暴露阴茎 ✦ 按操作顺序摆放包内无菌物品 ✦ 取出导尿管，用润滑液棉球润滑导尿管前段 ✦ 根据需要将导尿管和集尿袋的引流管连接，放于方盘内	✦ 嘱患者勿动肢体，保持安置的体位，避免无菌区域污染 ✦ 孔巾和治疗巾内层形成一连续无菌区，扩大无菌区域，利于无菌操作，避免污染 ✦ 避免尿液污染环境

项目	操作项目	操作要求	要点说明及解释
二、男病人导尿术操作过程	再次消毒	✦ 取消毒液棉球放于弯盘内，移至近外阴处 ✦ 一手用纱布包住阴茎将包皮向后推，暴露尿道口 ✦ 另一只手持镊子夹消毒棉球再次消毒尿道口、龟头及冠状沟 ✦ 将污棉球、弯盘、镊子放床尾弯盘内	✦ 由内向外，每个棉球限用一次，避免已消毒的部位再污染
	安置尿管	✦ 一手继续持无菌纱布固定阴茎并提起，使之与腹壁成60°角（图1-17-5） ✦ 将方盘置于孔巾口旁 ✦ 嘱患者张口呼吸 ✦ 用另一镊子夹持导尿管对准尿道口轻轻插入尿道20~22cm，见尿液流出再插入1~2cm ✦ 固定尿管，将尿液引流入集尿袋或方盘内 ✦ 用止血钳夹闭导尿管尾端 ✦ 将方盘内尿液倒入便盆 ✦ 若需做尿培养，用无菌标本瓶接取中段尿液5ml（图1-17-6） ✦ 盖好瓶盖，放置合适处，避免碰洒或污染	✦ 当阴茎上提时，尿道的耻骨前弯消失，利于插管 ✦ 插管时，动作轻柔，男性尿道有三个狭窄，切忌用力过快过猛而损伤尿道黏膜 ✦ 对膀胱高度膨胀且极度虚弱的患者，第一次放尿不得超过1000ml，防止血压下降引起虚脱和膀胱内压突然降低引起血尿
三、操作后处理	拔出尿管	✦ 导尿完毕，轻轻拔出导尿管 ✦ 撤下孔巾，擦净外阴 ✦ 整理导尿用物弃于医用垃圾桶内 ✦ 撤出患者臀下的一次性垫巾或小橡胶单和治疗巾，放于治疗车下层 ✦ 脱手套 ✦ 用手消毒液消毒双手	
	整理记录	✦ 协助患者穿好裤子，取舒适卧位 ✦ 整理床单位 ✦ 清理用物 ✦ 测量尿量，尿标本贴标签后送检 ✦ 消毒双手 ✦ 记录导尿的时间、导出尿量、患者的情况及反应	✦ 标本及时送检，避免污染
	健康指导	✦ 导尿时嘱患者勿活动肢体，保持安置的体位，避免无菌区域污染 ✦ 安置尿管时嘱患者放松、深呼吸 ✦ 教会患者保持会阴部清洁的方法	

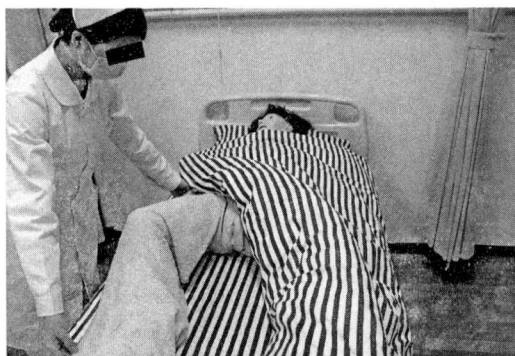

图 1-17-1　女患者导尿体位

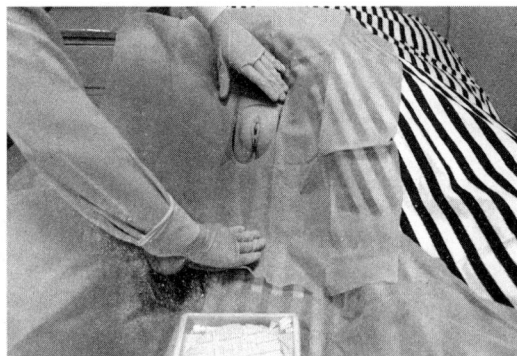

图 1-17-2　铺洞巾

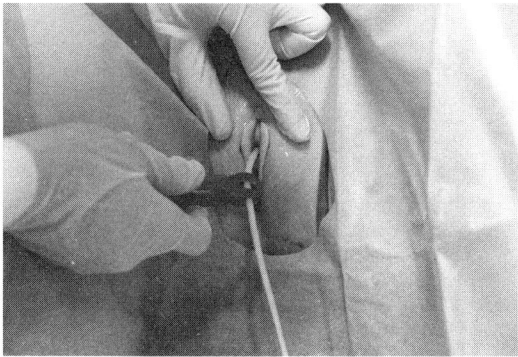

图 1-17-3　女患者安置尿管

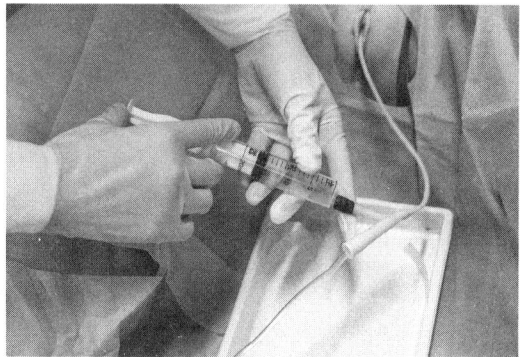

图 1-17-4　向气囊内注射溶液

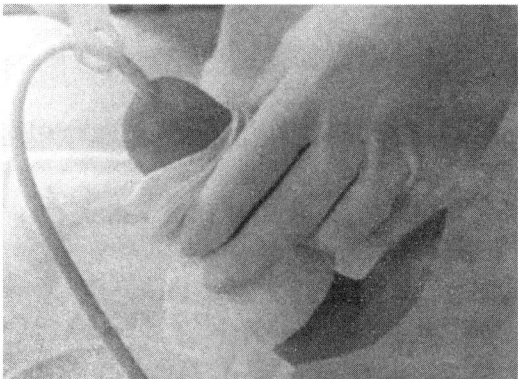

图 1-17-5　男患者安置尿管

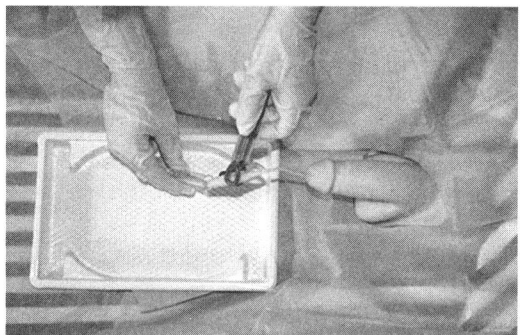

图 1-17-6　留取尿标本

问题与思考

1. 杨女士,28 岁。因阴道分娩后 6 小时仍未排尿,护理检查:耻骨联合上方高度膨隆,叩诊呈浊音。你作为责任护士,应采取什么措施? 操作中有哪些注意事项?

2. 在为男患者导尿的过程中,如患者主诉尿道疼痛,你应如何处理?

3. 在为老年女患者导尿过程中,如发现导尿管误入阴道,你应如何处理?

相关链接

留取导尿标本

1. 留取小量尿标本进行微生物病原学检测时,应当消毒导尿管后,使用无菌注射器抽取标本送检。

2. 留取大量尿标本时(此法不能用于普通细菌和真菌学检查),可以从集尿袋中采集,避免打开导尿管和集尿袋的接口。

（雷　蓉）

实训十八 膀胱冲洗

【实训学时】

2 学时

【实训目标】

1. 能够说出膀胱冲洗的目的、适应证及注意事项

2. 能正确实施膀胱冲洗,清除膀胱内的血凝块、黏液及细菌等,预防感染

3. 能够严格执行查对制度和无菌技术操作原则,并能连贯地完成操作过程

4. 操作中能够注重人文关怀,与患者进行有效的沟通,并能进行针对性的指导

【实训程序——膀胱冲洗】

项目	操作项目	操作要求	要点说明及解释
一、评估与准备	患者	✦ 评估患者的年龄、病情、意识状态、临床诊断、心理状况和合作程度等 ✦ 向患者及家属解释膀胱冲洗的目的、方法、注意事项和配合要点 ✦ 协助患者取舒适卧位	
	环境	✦ 安静整洁、光线适中 ✦ 酌情屏风遮挡	
	用物	✦ 治疗车上层:按导尿术准备的导尿用物,遵医嘱准备的冲洗液,无菌膀胱冲洗器 1 套,消毒液,无菌棉签,医嘱执行本,手消毒液 ✦ 治疗车下层:便盆、便盆巾,生活垃圾桶、医用垃圾桶 ✦ 用物准备齐全,摆放合理美观	✦ 常用冲洗溶液有生理盐水、0.02%呋喃西林溶液等 ✦ 灌入溶液的温度约为 38~40℃ ✦ 若前列腺肥大摘除术后患者用 4℃左右的生理盐水灌洗
二、膀胱冲洗操作过程	核对解释	✦ 备齐用物携至患者床旁 ✦ 核对患者床号、姓名、腕带 ✦ 再次解释膀胱冲洗目的、方法并取得合作	
	排空膀胱	✦ 按留置导尿术安置并固定导尿管 ✦ 排空膀胱,便于冲洗液顺利滴入膀胱	✦ 有利于药液与膀胱壁充分接触,保持有效浓度,达到冲洗的目的
	冲洗膀胱	✦ 连接冲洗液体与膀胱冲洗器 ✦ 将冲洗液倒挂于输液架上,瓶内液面距床面约 60cm,以便产生一定的压力,使液体能够顺利滴入膀胱 ✦ 排气后关闭冲洗器调节开关 ✦ 夹闭导尿管,分开导尿管与集尿袋引流管接头连接处 ✦ 消毒导尿管尾端开口和引流管接头 ✦ 将导尿管和引流管分别与"Y"形管的两个分管相连接,"Y"形管的主管连接冲洗导管 ✦ 关闭引流管,开放冲洗管和导尿管,使溶液滴入膀胱 ✦ 调节滴速,一般为 60~80 滴/分 ✦ 待患者有尿意或滴入溶液 200~300ml 后,关闭冲洗管 ✦ 放开引流管,将冲洗液全部引流出来后,再关闭引流管(图 1-18-1) ✦ 按医嘱或需要如此反复冲洗 ✦ 在冲洗过程中,询问患者感受,观察患者的反应及引流液性状	✦ 膀胱冲洗装置类似静脉输液导管,其末端与"Y"形管的主管连接,"Y"形管的一个分管连接引流管,另一个分管连接导尿管。应用三腔管导尿时,可免用"Y"形管 ✦ 滴速不宜过快,以免引起患者强烈尿意,迫使冲洗液从导尿管侧溢出尿道外 ✦ 若患者出现不适或有出血情况,立即停止冲洗,并通知医生

项目	操作项目	操作要求	要点说明及解释
三、操作后处理	整理记录	✦ 冲洗完毕，取下冲洗管和"Y"型管 ✦ 消毒导尿管口和引流接头并连接 ✦ 清洁外阴 ✦ 妥善固定导尿管和引流管 ✦ 协助患者取舒适卧位 ✦ 整理床单位 ✦ 清理物品 ✦ 洗手 ✦ 记录冲洗液名称、冲洗量、引流量、引流液性质、冲洗过程中患者反应等	✦ 减少外阴部细菌的数量
	健康指导	✦ 嘱患者冲洗膀胱前，排尽尿液 ✦ 告知患者不能自行调节冲洗速度及压力 ✦ 鼓励患者多饮水，每日饮水量应维持在 2000ml 左右，达到冲洗尿路、预防感染的目的 ✦ 教会患者保持会阴部清洁的方法	

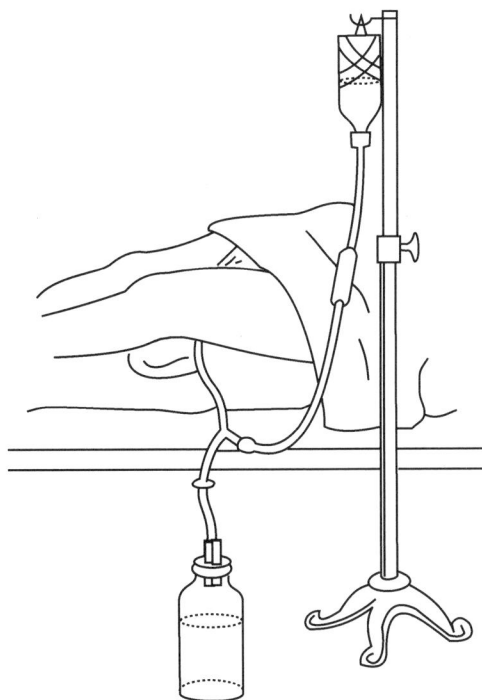

图 1-18-1　膀胱冲洗术

问题与思考

1. 在膀胱冲洗过程中，若引流的液体少于灌入的液体量，你应如何处理？

2. 在膀胱冲洗过程中，若患者出现腹痛、腹胀等不适，你应如何处理？

相关链接

气囊导尿管的类型

常用气囊导尿管有双腔单囊、三腔单囊、三腔双囊及四腔双囊四种类型。

1. 双腔单囊导尿管（图 1-18-2）　在临床上广泛应用，此导尿管一腔与气囊相通，气囊扩张后可将导尿管头端固定在膀胱内防止脱落,另一腔引流尿液。

2. 三腔单囊导尿管(图 1-18-3)　一腔与气囊相通,一腔引流,一腔冲洗,可满足患者持续膀胱冲洗的需要。

3. 三腔双囊导尿管(图 1-18-4)　其两腔与气囊相通,前段气囊起固定导尿管的作用,后方气囊压迫于前列腺窝起到止血的作用;另一腔引流尿液,主要用于前列腺术后患者的持续导尿和压迫止血。

4. 四腔双囊导尿管(图 1-18-5)　其两腔与气囊相通,另两腔,一腔用于引流尿液,一腔用于冲洗,可满足前列腺术后患者压迫止血和持续膀胱冲洗的需要。

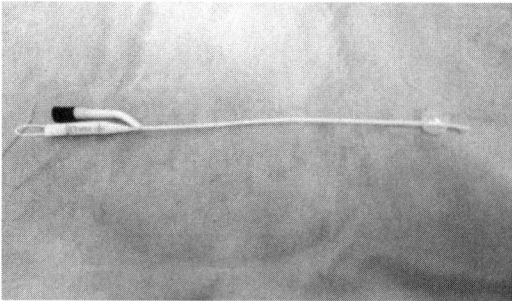

图 1-18-2　双腔单囊导尿管

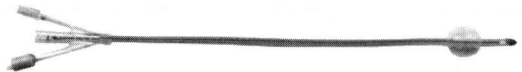

图 1-18-3　三腔单囊导尿管

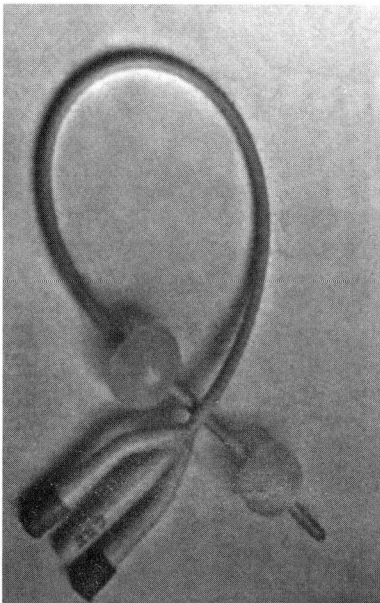

图 1-18-4　三腔双囊导尿管

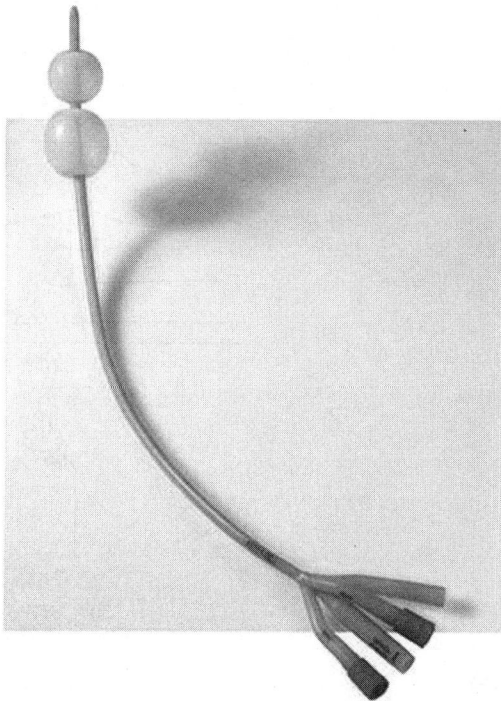

图 1-18-5　四腔双囊导尿管

(雷　蓉)

实训十九　灌肠法

【实训学时】

2 学时

【实训目的】

1. 能够说出大量不保留灌肠、小量不保留灌肠、保留灌肠及肛管排气的目的和注意事项。

2. 指导患者掌握灌肠时的配合方法，能够正确、顺利地完成操作。

3. 操作中能够注重人文关怀，与患者进行良好的沟通，并正确地指导患者。

4. 在灌肠过程中，注意观察患者反应，能够及时发现和解决问题。

【实训程序——大量不保留灌肠】

项目	操作项目	操作要求	要点说明及解释
一、评估与准备	患者	✦ 评估患者的年龄、病情、临床诊断、意识状态、心理状况、排便情况、理解配合能力 ✦ 向患者及家属解释灌肠的目的、操作方法、注意事项和配合要点 ✦ 询问患者是否需要排尿 ✦ 协助患者取舒适卧位	✦ 妊娠、急腹症、严重心血管疾病等患者禁忌灌肠
	环境	✦ 室温适宜、光线充足 ✦ 酌情关闭门窗，屏风遮挡患者	✦ 保护患者的隐私
	用物	✦ 治疗车上层：一次性灌肠器包（灌肠袋、引流管、肛管一套，孔巾，垫巾、肥皂冻 1 包，纸巾数张，手套），医嘱执行本，弯盘，水温计，手消毒液；根据医嘱准备的灌肠液 ✦ 正确选用灌肠溶液 　✦ 常用灌肠溶液为 0.1%~0.2% 的肥皂液，生理盐水 　✦ 成人每次用量为 500~1000ml，小儿 200~500ml 　✦ 溶液温度为 39~41℃，降温时用 28~32℃，中暑用 4℃ ✦ 治疗车下层：生活垃圾桶，医用垃圾桶，便盆和便盆巾 ✦ 用物准备齐全，摆放合理美观	✦ 掌握溶液的温度、浓度和量 ✦ 肝性脑病患者灌肠，禁用肥皂水，以减少氨的产生和吸收 ✦ 充血性心力衰竭和水钠潴留患者禁用 0.9% 氯化钠溶液灌肠
二、大量不保留灌肠操作过程	核对解释	✦ 备齐用物携至患者床旁 ✦ 核对患者床号、姓名、腕带及灌肠溶液 ✦ 再次向患者及家属解释灌肠的目的、方法及配合要点	✦ 确认患者
	安置体位铺巾	✦ 协助患者取左侧卧位 ✦ 双膝屈曲 ✦ 将裤子褪至膝部，注意保暖 ✦ 臀部移至床沿，暴露臀部 ✦ 检查并打开灌肠包 ✦ 取出垫巾并将其铺于患者臀下 ✦ 将弯盘置于患者臀部旁边 ✦ 备好纱布（纸巾）	✦ 左侧卧位使降结肠、乙状结肠处于下方，利用重力作用使灌肠液顺利流入降结肠和乙状结肠
	备灌肠袋	✦ 取出灌肠袋 ✦ 关闭引流管上的调节器 ✦ 将灌肠液倒入灌肠袋内，测量其温度 ✦ 挂灌肠袋于输液架上，袋内液面高于肛门约 40~60cm ✦ 伤寒患者灌肠时灌肠袋内液面不得高于肛门 30cm，液体量不得超过 500ml	✦ 保持一定灌注压力和速度，灌肠袋过高，压力过大，液体流入速度过快，不易保留，且易造成肠道损伤

项目	操作项目	操作要求	要点说明及解释

二、大量不保留灌肠操作过程	插管灌肠	✦ 操作者戴手套
		✦ 润滑肛管前端
		✦ 打开调节器，排尽肛管内气体，防止气体进入直肠
		✦ 关闭调节器
		✦ 操作者一手垫卫生纸分开臀部，暴露肛门口
		✦ 嘱患者深呼吸，使患者放松，便于插入肛管
		✦ 一手将肛管轻轻插入直肠 7~10cm（图 1-19-1）
		✦ 固定肛管
		✦ 打开调节器，使液体缓缓流入
		✦ 灌入液体过程中应密切观察
		  ✦ 袋内液面下降速度：如液面下降过慢或停止，多由于肛管前端孔道被阻塞，可移动肛管或挤捏肛管，使堵塞管孔的粪便脱落
		  ✦ 观察患者：如患者出现脉速、面色苍白、大汗、剧烈腹痛、心慌气促，此时可能发生肠道剧烈痉挛或出血，应立即停止灌肠，与医生联系，给予及时处理
			✦ 插管时顺应肠道解剖，勿用力，以防损伤肠黏膜；如插入受阻，可退出少许，旋转后缓缓插入
			✦ 小儿插入深度约 4~7cm
			✦ 灌肠过程中，患者感觉腹胀或有便意，嘱患者张口深呼吸，放松腹部肌肉，并降低灌肠筒的高度以减慢流速或暂停片刻，以便转移患者的注意力，减轻腹压，同时减少灌入溶液的压力

	拔管	✦ 待灌肠液即将流尽时，关闭调节器 ✦ 用卫生纸包裹肛管轻轻拔出，弃于医用垃圾桶内 ✦ 擦净肛门 ✦ 脱下手套，消毒双手 ✦ 协助患者取舒适的卧位 ✦ 嘱患者尽量保留 5~10 分钟后再排便	✦ 关闭调节器，避免拔管时空气进入肠道及灌肠液和粪便随管流出 ✦ 灌肠液在肠中应有足够的作用时间，以利粪便充分软化容易排出
三、灌肠后处理	协助排便	✦ 对不能下床患者，给予便盆，将卫生纸、呼叫器放于易取处 ✦ 扶助能下床的患者上厕所排便 ✦ 观察大便性状，必要时留取标本送检	✦ 降温灌肠时液体要保留 30 分钟，排便后 30 分钟，测量体温并记录
	整理记录	✦ 排便后及时取出便盆，擦净肛门，协助患者穿裤 ✦ 整理床单位，开窗通风 ✦ 按要求处理用物，防止病原微生物传播 ✦ 洗手 ✦ 记录灌肠时间，灌肠液的种类、量，以及患者的反应	✦ 保持病房的整齐，去除异味 ✦ 如灌肠后解便一次为 1/E，灌肠后无大便记为 0/E
	健康指导	✦ 指导患者保持健康的生活习惯和生活方式，维持正常排便 ✦ 在灌肠过程中，如果患者感觉腹胀或有便意感，嘱患者张口深呼吸，放松腹部肌肉	

【实训程序——小量不保留灌肠】

项目	操作项目	操作要求	要点说明及解释
一、评估与准备	患者	✦ 评估患者的年龄、病情、临床诊断、意识状态、心理状况、排便情况、理解配合能力 ✦ 向患者及家属解释灌肠的目的、操作的程序和配合要点。 ✦ 患者准备同大量不保留灌肠	✦ 其目的是软化粪便，解除便秘；排除肠道内的气体，减轻腹胀
	环境	✦ 同"大量不保留灌肠"	
	用物	✦ 治疗车上层：一次性灌肠包（或注洗器，量杯，肛管，温开水 5~10ml，止血钳，一次性垫巾或橡胶单和治疗巾，手套，润滑剂，卫生纸）、水温计、棉签、弯盘，遵医嘱准备灌肠溶液，溶液温度为 38℃；手消毒液 ✦ 治疗车下层：便盆和便盆巾，生活垃圾桶、医用垃圾桶 ✦ 用物准备齐全，摆放合理美观	常用灌肠液： ✦ "1、2、3"溶液（50%硫酸镁 30ml、甘油 60ml、温开水 90ml） ✦ 甘油 50ml 加等量温开水 ✦ 各种植物油 120~180ml

项目	操作项目	操作要求	要点说明及解释
二、小量不保留灌肠操作过程	核对解释	✦ 备齐用物携至患者床旁 ✦ 核对患者床号、姓名、腕带及灌肠溶液 ✦ 再次向患者及家属解释灌肠的目的、方法及配合要点	✦ 确认患者
	安置体位	✦ 协助患者取左侧卧位，双腿屈膝 ✦ 将裤子褪至膝部 ✦ 臀部移至床沿 ✦ 臀下垫橡胶单与治疗巾 ✦ 将弯盘置于臀边	✦ 利用重力作用使灌肠溶液顺利流入乙状结肠
	插管灌肠	✦ 操作者戴手套 ✦ 用注洗器抽吸灌肠液 ✦ 连接肛管，润滑肛管前段 ✦ 排气，用血管钳夹管，减少插管时的阻力和对黏膜的刺激 ✦ 一手垫卫生纸分开臀部，暴露肛门 ✦ 嘱患者深呼吸，使患者放松，便于插入肛管 ✦ 另一手将肛管从肛门轻轻插入 7~10cm（图 1-19-2） ✦ 松开血管钳，缓缓注入溶液，注毕夹管 ✦ 取下注洗器再吸取溶液，松夹后再行灌注 ✦ 如此反复，直至灌肠溶液全部注入完毕 ✦ 注入速度不得过快过猛，以免刺激肠黏膜，引起排便反射 ✦ 观察患者反应	✦ 如用小容量灌肠袋，液面距肛门不能超过 30cm
	拔管	✦ 将血管钳夹闭肛管尾端或返折肛管尾端 ✦ 用卫生纸包住肛管轻轻拔出，放入弯盘内 ✦ 擦净肛门，脱手套 ✦ 协助患者取舒适卧位 ✦ 嘱患者尽量保留灌肠溶液 10~20 分钟再排便，充分软化粪便，利于排便	✦ 充分软化粪便，利于排便
三、灌肠后处理	协助排便	✦ 对不能下床的患者，给予便盆，将卫生纸、呼叫器放于易取处 ✦ 扶助能下床的患者去卫生间排便	
	整理记录	✦ 整理床单 ✦ 清理用物 ✦ 洗手 ✦ 记录灌肠的时间，灌肠溶液的种类、量，以及患者的反应	✦ 保持病房的整齐，去除异味 ✦ 如灌肠后解便一次为 1/E，灌肠后无大便记为 0/E
	健康指导	✦ 同"大量不保留灌肠"	

【实训程序——保留灌肠】

项目	操作项目	操作要求	要点说明及解释
一、评估与准备	患者	✦ 评估患者的年龄、病情、临床诊断、意识状态、心理状况、排便情况、理解配合能力。 ✦ 向患者及家属解释保留灌肠的目的、操作程序和配合要点。 ✦ 嘱患者排尽大小便 ✦ 协助患者取舒适体位	✦ 保留灌肠主要用于镇静、催眠和治疗肠道感染 ✦ 患者排便，排空肠道有利于药液吸收 ✦ 肛门、直肠、结肠手术的患者及大便失禁的患者，不宜做保留灌肠
	环境	✦ 同"大量不保留灌肠"	

项目	操作项目	操作要求	要点说明及解释
一、评估与准备	用物	✦ 治疗车上层：注洗器、治疗碗（遵医嘱备灌肠液，灌肠溶液量不超过 200ml，溶液温度 38℃）、肛管（20 号以下）、温开水 5~10ml、止血钳、润滑剂、棉签、手套、弯盘、卫生纸、橡胶或塑料单、治疗巾、小垫枕、手消毒液 ✦ 常用灌肠溶液： 　✦ 镇静、催眠：用 10%水合氯醛，剂量按医嘱准备 　✦ 抗肠道感染：用 2%小檗碱，0.5%~1%新霉素或其他抗生素溶液 ✦ 治疗车下层：生活垃圾桶、医用垃圾桶，便盆和便盆巾 ✦ 用物准备齐全，摆放合理美观	✦ 保留灌肠时，选择稍细的肛管且插入要深，液量不宜过多，压力要低，灌入速度宜慢，以减少刺激，使灌入的药液能保留较长时间，利于肠黏膜吸收
二、保留灌肠操作过程	核对解释	✦ 备齐用物携至患者床旁 ✦ 核对患者床号、姓名、腕带及灌肠溶液 ✦ 再次向患者及家属解释保留灌肠的目的、方法及配合要点	✦ 确认患者，避免差错事故的发生 ✦ 保留灌肠以晚上睡眠前灌肠为宜，此时活动减少，药液易于保留吸收
	安置体位	✦ 根据病情选择不同的卧位 　◆ 慢性细菌性痢疾，病变部位多在直肠或乙状结肠，取左侧卧位 　◆ 阿米巴痢疾病变多在回盲部，取右侧卧位，以提高疗效 ✦ 将小垫枕、橡胶单和治疗巾垫于臀下，抬高臀部 10cm	✦ 抬高臀部防止药液溢出
	插管灌肠	✦ 操作者戴手套 ✦ 润滑肛管前段 ✦ 排气后轻轻插入肛门 15~20cm ✦ 缓慢注入药液 ✦ 观察患者反应	✦ 使药液充分被吸收，达到治疗目的
	拔管	✦ 药液注入完毕，再注入温开水 5~10ml ✦ 抬高肛管尾端，使管内溶液全部注完 ✦ 拔出肛管，擦净肛门 ✦ 脱手套，消毒双手 ✦ 嘱患者尽量保留药液在 1 小时以上	
三、灌肠后处理	整理记录	✦ 整理床单位 ✦ 清理用物 ✦ 记录灌肠的时间，灌肠液的种类、量，以及患者的反应	✦ 保持病房的整齐，去除异味。
	健康指导	✦ 告知患者保留灌肠以晚上睡眠前灌肠为宜，此时活动减少，药液易于保留吸收 ✦ 在操作过程中，指导患者配合的方法	

【实训程序——肛管排气法】

项目	操作项目	操作要求	要点说明及解释
一、评估与准备	患者	✦ 评估患者的年龄、病情、临床诊断、意识状态、心理状况、理解配合能力 ✦ 向患者及家属解释肛管排气的目的、操作程序和配合要点 ✦ 协助患者取舒适体位	✦ 其目的是帮助患者解除肠腔积气，减轻腹胀
	环境	✦ 同"大量不保留灌肠"	
	用物	✦ 治疗车上层：肛管、玻璃接头、橡胶管、玻璃瓶（内盛水 3/4 满，瓶口系带）、润滑油、棉签、胶布（1cm×15cm）、清洁手套、卫生纸适量、手消毒液 ✦ 治疗车下层：生活垃圾桶、医用垃圾桶 ✦ 用物准备齐全，摆放合理美观	

项目	操作项目	操作要求	要点说明及解释
二、肛管排气操作过程	核对解释	✦ 备齐用物携至患者床旁 ✦ 核对患者的床号、姓名及腕带 ✦ 再次向患者及家属解释肛管排气的目的、方法及配合要点	✦ 确认患者
	安置体位	✦ 协助患者取左侧卧位 ✦ 暴露肛门，注意及时遮盖，维护患者自尊	✦ 此体位有利于肠腔内气体排出

	插管排气	✦ 将玻璃瓶系于床边
		✦ 橡胶管一端插入玻璃瓶液面下
		✦ 另一端与肛管相连
		✦ 操作者戴手套
		✦ 润滑肛管
		✦ 嘱患者张口呼吸
		✦ 将肛管轻轻插入直肠 15~18cm（图 1-19-3）
		✦ 用胶布将肛管固定于臀部
		✦ 橡胶管留出足够长度，用别针固定在床单上
		✦ 观察气体排出量情况
		  ✦ 若有气体排出，可见瓶内液面下有气泡逸出
		  ✦ 变换体位或按摩腹部可以促进排气
			✦ 防止空气进入直肠内，加重腹胀
			✦ 橡胶管足够长度，减少肛管对直肠的刺激，便于患者翻身
			✦ 如患者排气不畅，帮助患者更换体位或按摩腹部

	拔管	✦ 保留肛管不超过 20 分钟 ✦ 拔出肛管 ✦ 擦净肛门，脱下手套 ✦ 需要时，2~3 小时后再行肛管排气 ✦ 协助患者取舒适的体位 ✦ 询问患者腹胀有无减轻	✦ 长时间留置肛管，会降低肛门括约肌的反应，甚至导致肛门括约肌永久性松弛
三、排气后处理	整理记录	✦ 整理床单位 ✦ 清理用物 ✦ 洗手 ✦ 记录排气时间及效果，以及患者的反应	
	健康指导	✦ 在肛管排气过程中，指导患者按摩腹部或更换体位，促进排气 ✦ 告知患者及家属肛管排气的时间是 2~3 小时，不可长时间留置肛管	

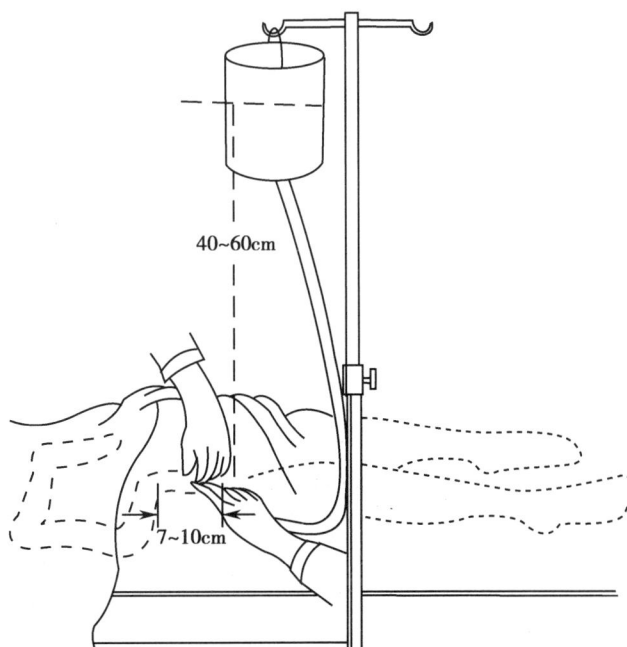

40~60cm

7~10cm

图 1-19-1　大量不保留灌肠

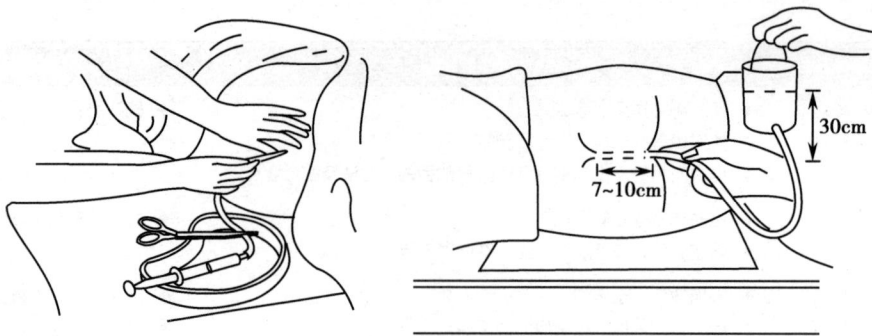

图 1-19-2　小量不保留灌肠

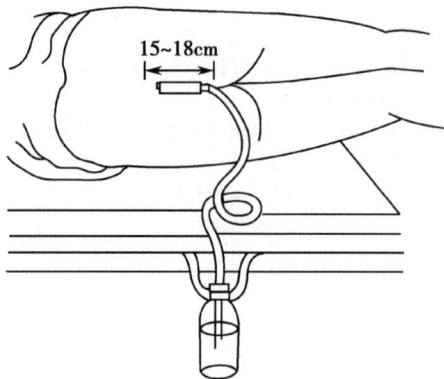

图 1-19-3　肛管排气

问题与思考

1. 在大量不保留灌肠过程中,患者感觉腹胀或有便意,护士应如何处理?

2. 灌肠过程中,如果液面下降过慢或停止,护士应如何处理?

3. 为慢性细菌性痢疾和阿米巴痢疾患者保留灌肠时,应选择何种体位?为什么?

（刘　伟）

实训二十　注射法

【实训学时】

4 学时

【实训目标】

1. 能够说出皮内注射、皮下注射、肌内注射和静脉注射的目的及注意事项

2. 在注射过程中,能够严格执行三查七对制度,遵守无菌技术操作原则

3. 在肌内注射时,能够正确指导及协助患者摆放正确体位及选择正确注射部位

4. 在注射过程中,能够及时发现和解决问题,并能迅速处理突发事件

5. 操作中能够注重人文关怀,与患者进行良好的交流与沟通,并正确地指导患者

【实训程序——皮内注射法（以药物过敏试验为例）】

项目	操作项目	操作要求	要点说明及解释
一、评估与准备	患者	✦ 评估患者的病情、治疗情况、用药史、过敏史、家族史 ✦ 评估患者的意识状态、心理状态、对用药的认知及合作程度 ✦ 评估注射部位的皮肤状况 ✦ 向患者及家属解释皮内注射的目的、方法、注意事项、配合要点、药物作用及副作用 ✦ 协助患者取舒适体位，暴露注射部位	✦ 做药物过敏试验前，护士应详细询问患者的用药史、过敏史及家族史，如果患者对注射药物有过敏史，则不可做皮试，应及时与医生联系，更换其他药物
	环境	✦ 安静整洁、光线适中 ✦ 安全，适宜操作	
	用物	✦ 治疗车上层：注射盘内有无菌持物镊、皮肤消毒液（75%乙醇）、无菌棉签、无菌纱布或棉球、砂轮、弯盘、1ml无菌注射器、药液（按医嘱准备）、做药物过敏试验时备0.1%盐酸肾上腺素、医嘱执行单、一次性橡胶手套、手消毒液 ✦ 治疗车下层：锐器盒、医用垃圾桶、生活垃圾桶 ✦ 用物准备齐全，摆放合理美观 ✦ 无菌物品均在有效期内，且在无菌状态	✦ 做药物过敏试验消毒皮肤时忌用含碘消毒剂，以免着色影响对局部反应的观察，以及与碘过敏反应相混淆 ✦ 在为患者做药物过敏试验前，备好急救药品，以防发生意外
二、皮内注射操作过程	备药核对	✦ 查对药物 ✦ 按医嘱抽吸药液，置于无菌盘 ✦ 备齐用物携至患者床旁 ✦ 核对患者床号、姓名、腕带	✦ 严格执行查对制度和无菌操作原则
	注射部位	✦ 选择注射部位：药物过敏试验常选用前臂掌侧下段，因该处皮肤较薄，易于注射，且易辨认局部反应 ✦ 用75%乙醇消毒皮肤，待干 ✦ 若患者乙醇过敏，可选择0.9%生理盐水进行皮肤清洁	根据皮内注射目的选择部位： ✦ 预防接种常选用上臂三角肌下缘 ✦ 局部麻醉则选择麻醉处

	注射观察	✦ 二次核对
		✦ 排尽注射器内空气
		✦ 左手绷紧局部皮肤，右手以平执式持注射器（图1-20-1）
		✦ 针头斜面向上，与皮肤呈5°进针
		✦ 待针头斜面完全进入皮内后，放平注射器，左手拇指固定针栓，注入药液0.1ml
		✦ 使局部隆起形成一半球状皮丘，皮肤变白并显露毛孔（图1-20-2）
		✦ 注射完毕，迅速拔出针头，勿按压针眼
		✦ 拔针后再次核对
		✦ 观察药物过敏试验结果，做出判断
		  ✦ 如为阳性反应，告知患者或家属，不能再用该种药物，并记录在病历上
		  ✦ 如皮试结果不能确认或怀疑假阳性时，应采取对照试验
		  ✦ 如为阴性反应，可以用药
			✦ 操作中查对：患者床号、姓名、药名、浓度、剂量、给药方法及时间
			✦ 进针角度不能过大，否则会刺入皮下，影响结果的观察和判断
			✦ 注入剂量要准确
			✦ 嘱患者勿按揉注射部位，勿离开病室或注射室，20分钟后观察局部反应
			✦ 对照试验：更换注射器及针头，在另一前臂相应部位注入0.1ml生理盐水，20分钟后观察反应

三、注射后处理	整理记录	✦ 协助患者取舒适卧位，询问需要 ✦ 清理用物 ✦ 洗手 ✦ 将过敏试验结果记录在病历上，阳性用红笔标记"+"，阴性用蓝笔或黑笔标记"-"	✦ 所用物品须按消毒隔离制度处理，对一次性物品应按规定处理
	健康指导	✦ 告知患者或家属，如果患者药物过敏试验为阳性反应，今后不能再用该种药物	

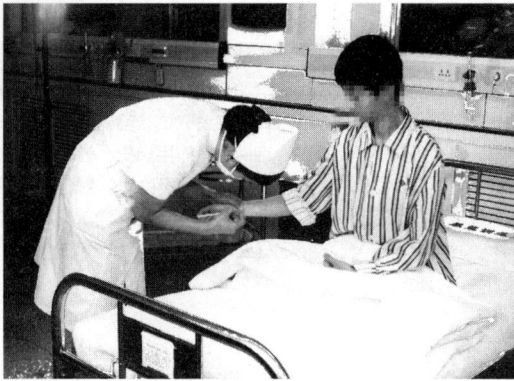

图 1-20-1　皮内注射进针角度

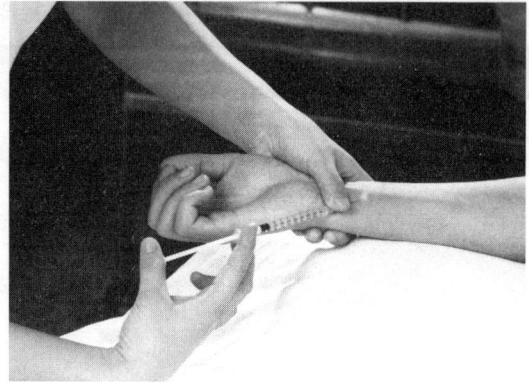

图 1-20-2　皮内注射形成皮丘

【实训程序——皮下注射法】

项目	操作项目	操作要求	要点说明及解释
一、评估与准备	患者	✦ 评估患者的病情、治疗情况、用药史、过敏史 ✦ 评估患者的意识状态、肢体活动能力、对用药的认知及合作程度 ✦ 评估注射部位的皮肤及皮下组织状况 ✦ 向患者及家属解释皮下注射的目的、方法、注意事项、配合要点、药物的作用及副作用 ✦ 协助患者取舒适体位 ✦ 暴露注射部位	✦ 刺激性强的药物不宜用皮下注射
	环境	✦ 安静整洁、光线适中，安全，适宜操作 ✦ 必要时用屏风遮挡患者	
	用物	✦ 治疗车上层：注射盘内有无菌持物镊、安尔碘、无菌棉签、无菌纱布或棉球、砂轮、弯盘、1~2ml 注射器、药液（按医嘱准备）医嘱执行单、一次性橡胶手套、手消毒液 ✦ 治疗车下层：锐器盒、医用垃圾桶、生活垃圾桶 ✦ 用物准备齐全，摆放合理美观 ✦ 无菌物品均在有效期内，且在无菌状态	
二、皮下注射操作过程	备药 核对	✦ 按医嘱抽吸药液，置于无菌盘 ✦ 备齐用物携至患者床旁 ✦ 核对患者床号、姓名、腕带	✦ 严格执行查对制度和无菌操作原则
	注射部位	✦ 选择注射部位：常选择的注射部位有上臂三角肌下缘、两侧腹壁、后背、大腿前侧、外侧等部位 ✦ 常规消毒皮肤，待干	✦ 长期皮下注射者，应有计划地经常更换注射部位，防止局部产生硬结
	注射	✦ 二次核对 ✦ 排尽注射器内空气 ✦ 一手绷紧局部皮肤，一手持注射器 ✦ 以示指固定针栓，针头斜面向上，与皮肤呈 30°~40°，将针梗的 1/2~2/3 快速刺入皮下（图 1-20-3） ✦ 松开绷紧皮肤的手，抽动活塞，如无回血，缓慢注射药液 ✦ 注射毕，用无菌干棉签轻压针刺处，快速拔针后按压至不出血为止 ✦ 操作后再次核对	✦ 操作中查对：患者床号、姓名、药名、浓度、剂量、给药方法及时间 ✦ 进针角度不宜超过 45°，以免刺入肌层 ✦ 过于消瘦者，护士可捏起局部组织，适当减小进针角度 ✦ 确保针头未刺入血管内
三、注射后处理	整理 记录	✦ 协助患者取舒适卧位 ✦ 整理用物 ✦ 洗手 ✦ 记录注射时间，药物名称、浓度、剂量，患者的反应	✦ 所用物品须按消毒隔离制度处理，对一次性物品应按规定处理
	健康指导	✦ 对长期自行皮下注射的患者，如胰岛素注射，应让患者建立轮流交替注射部位的计划，经常更换注射部位，以促进药物的充分吸收	

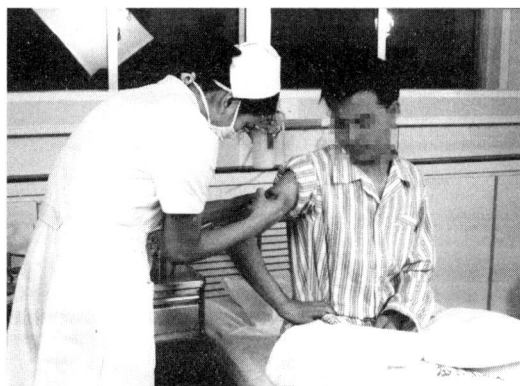

图 1-20-3　皮下注射进针角度

【实训程序——肌内注射】

项目	操作项目	操作要求	要点说明及解释
一、评估与准备	患者	✦ 评估患者的病情、治疗情况、用药史、过敏史 ✦ 评估患者的意识状态、肢体活动能力、对用药的认知及合作程度 ✦ 评估注射部位的皮肤及肌肉组织状况 ✦ 向患者及家属解释肌内注射的目的、方法、注意事项、配合要点、药物作用及其副作用 ✦ 协助患者取舒适体位，暴露注射部位	
	环境	✦ 安静整洁、光线适中、安全，适宜操作 ✦ 必要时用屏风遮挡患者	
	用物	✦ 治疗车上层：注射盘内有无菌持物镊、安尔碘、无菌棉签、无菌纱布或棉球、砂轮、弯盘、2~5ml 注射器、药液（按医嘱准备）、医嘱执行单、一次性橡胶手套、手消毒液 ✦ 治疗车下层：锐器盒、医用垃圾桶、生活垃圾桶 ✦ 用物准备齐全，摆放合理美观 ✦ 无菌物品均在有效期内，且在无菌状态	✦ 两种或两种以上药物同时注射时，注意配伍禁忌
二、肌内注射操作过程	备药核对	✦ 按医嘱抽吸药液，置于无菌盘 ✦ 备齐用物携至患者床旁 ✦ 核对患者床号、姓名、腕带	✦ 严格执行查对制度和无菌操作原则
	体位	✦ 根据病情不同、使局部肌肉放松，患者采取侧卧位、俯卧位、仰卧位或坐位 　✦ 侧卧位时上腿伸直，下腿稍弯曲 　✦ 俯卧位时足尖相对，足跟分开，头偏向一侧 　✦ 坐位时，椅子稍高，便于操作	✦ 仰卧位常用于危重及不能翻身患者
	注射部位	✦ 根据患者病情、年龄、药液性质选择注射部位，臀大肌注射的定位方法有两种： 　✦ 十字法：从臀裂顶点向左侧或向右侧划一水平线，从髂嵴最高点作一垂线，将一侧臀部分为四个象限，其外上象限并避开内角（从髂后上棘至股骨大转子连线），即为注射区 　✦ 连线法：从髂前上棘至尾骨作一连线，其外 1/3 处为注射部位 ✦ 常规消毒皮肤，待干	✦ 对 2 岁以下婴幼儿不宜选用臀大肌注射，因其臀大肌尚未发育好，注射时有损伤坐骨神经的危险，最好选择股外侧肌、臀中肌和臀小肌注射

项目	操作项目	操作要求	要点说明及解释
二、肌内注射操作过程	注射	✦ 二次核对 ✦ 排尽注射器内空气 ✦ 左手拇、示指绷紧局部皮肤，右手以执笔式持注射器，中指固定针栓（图1-20-4） ✦ 将针梗的 1/2~2/3 迅速垂直刺入皮肤 ✦ 松开绷紧皮肤的手，抽动活塞，如无回血，确保针头未刺入血管内 ✦ 缓慢注射药液 ✦ 注射毕，用无菌干棉签轻压针刺处，快速拔针后按压至不出血为止 ✦ 操作后再次核对	✦ 瘦者及患儿进针深度酌减 ✦ 切勿将针头全部刺入，以防针梗从根部衔接处折断，难以取出 ✦ 注射中若针头折断，应先稳定患者情绪，并嘱其保持原位不动，固定局部组织，以防断针移位，同时尽快用无菌血管钳夹住断端取出；如断端全部埋入肌肉，应速请外科医生处理
三、注射后处理	整理记录	✦ 协助患者取舒适卧位 ✦ 整理用物 ✦ 洗手 ✦ 记录注射时间，药物名称、浓度、剂量，患者的反应	✦ 所用物品须按消毒隔离制度处理，对一次性物品应按规定处理
	健康指导	✦ 如因长期多次注射出现局部硬结时，教会患者热敷、理疗等处理方法	

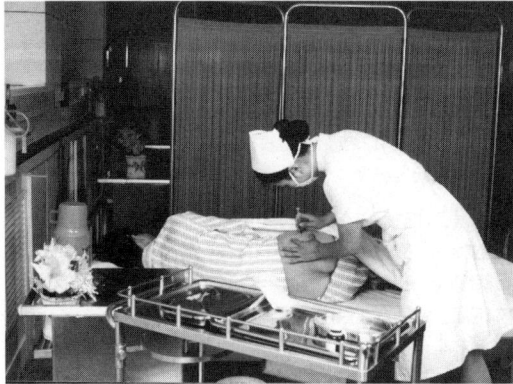

图1-20-4　肌内注射

【实训程序——静脉注射法】

项目	操作项目	操作要求	要点说明及解释
一、评估与准备	患者	✦ 评估患者的病情、治疗情况、用药史、过敏史 ✦ 评估患者的意识状态、肢体活动能力、对用药的认知及合作程度 ✦ 评估穿刺部位的皮肤状况、静脉充盈度及管壁弹性 ✦ 向患者及家属解释静脉注射的目的、方法、注意事项、配合要点、药物的作用及副作用 ✦ 协助患者取舒适卧位，暴露注射部位	✦ 长期静脉注射者要保护血管，应有计划地由远心端向近心端选择静脉
	环境	✦ 安静整洁、光线适中，安全，适宜操作 ✦ 必要时用屏风遮挡患者	
	用物	✦ 治疗车上层：注射盘内有无菌持物镊、安尔碘、无菌棉签、无菌纱布或棉球、砂轮、弯盘、止血带、一次性垫巾、胶布、注射器（规格视药量而定）、头皮针、药液（按医嘱准备）、医嘱执行单、一次性橡胶手套、无菌手套（股静脉注射使用）、手消毒液 ✦ 治疗车下层：锐器盒、医用垃圾桶、生活垃圾桶 ✦ 用物准备齐全，摆放合理美观 ✦ 无菌物品均在有效期内，且在无菌状态	✦ 根据病情及药物性质，掌握推药速度，若需要长时间、微量、均匀、精确地注射药物，有条件的医院可选用微量注射泵，更为安全可靠

项目	操作项目	操作要求	要点说明及解释
二、静脉注射操作过程	备药核对	✦ 按医嘱抽吸药液，置于无菌盘 ✦ 备齐用物携至患者床旁 ✦ 核对患者床号、姓名、腕带	✦ 严格执行查对制度和无菌操作原则
	四肢浅静脉注射	✦ 选择合适静脉 ✦ 在穿刺部位下铺一次性垫巾 ✦ 在穿刺部位上方（近心端）约6cm处扎紧止血带 ✦ 常规消毒皮肤，待干 ✦ 二次核对 ✦ 排尽注射器内空气 ✦ 嘱患者轻握拳 ✦ 一手拇指绷紧静脉下端皮肤，使其固定 ✦ 另一手持头皮针针翼，针头斜面向上，与皮肤呈15°~30°自静脉上方或侧方刺入皮下 ✦ 再沿静脉走向滑行刺入静脉，见回血，再沿静脉走行进针少许 ✦ 松开止血带，嘱患者松拳 ✦ 用胶布固定头皮针针翼 ✦ 缓慢推注药液，注药过程中要试抽回血，以检查针头仍在静脉内（图1-20-5） ✦ 根据患者年龄、病情及药物性质，掌握注药速度，并随时听取患者主诉，观察局部情况及病情变化 ✦ 注射毕，用无菌干棉签轻压针刺处，快速拔针后按压至不出血为止 ✦ 再次核对	✦ 穿刺时应沉着，切勿乱刺，一旦出现局部血肿，立即拔出针头，按压局部，另选其他静脉重新穿刺 ✦ 注射对组织有强烈刺激性的药物时，先用生理盐水注射器穿刺，穿刺成功后，先注入少量生理盐水，证实针头确在静脉内，再换所用药液的注射器推药（针头不换），以免药液外溢而致组织坏死
	小儿头皮静脉注射	✦ 协助患儿取仰卧或侧卧位 ✦ 选择合适头皮静脉，必要时剃去注射部位毛发 ✦ 常规消毒皮肤，待干 ✦ 二次核对 ✦ 排尽注射器内空气 ✦ 由助手固定患儿头部 ✦ 操作者左手拇、示指固定静脉两端，右手持头皮针针翼，沿静脉向心方向平行刺入，见回血后推药少许 ✦ 如无异常，用胶布固定针翼，缓慢注射药液 ✦ 注药过程中要试抽回血，以检查针头是否仍在静脉内 ✦ 注射毕，用无菌干棉签轻压针刺处，快速拔针后按压至不出血为止 ✦ 再次核对	✦ 注射过程中注意约束患儿，防止其抓拽注射部位 ✦ 注药过程中如有局部疼痛或肿胀隆起，回抽无回血，提示针头滑出静脉，应拔出针头，更换部位，重新穿刺
	股静脉注射	✦ 协助患者取仰卧位 ✦ 下肢伸直略外展外旋 ✦ 在腹股沟中内1/3交界处，用左手触及股动脉搏动最明显处，股静脉位于股动脉内侧0.5cm处 ✦ 常规消毒局部皮肤 ✦ 操作者左手戴无菌手套 ✦ 二次核对 ✦ 排尽注射器内空气 ✦ 左手再次扪及股动脉搏动最明显部位并予固定 ✦ 右手持针头与皮肤呈90°或45° ✦ 在股动脉内侧0.5cm处刺入，抽动活塞见有暗红色回血，提示针头已进入股静脉 ✦ 固定针头，注入药液 ✦ 注射毕，拔出针头，局部用无菌纱布加压止血3~5分钟，以免引起出血或形成血肿 ✦ 然后用胶布固定 ✦ 再次核对	✦ 如抽出血液为鲜红色，提示针头进入股动脉，应立即拔出针头，用无菌纱布紧压穿刺处5~10分钟，直至无出血为止

项目	操作项目	操作要求	要点说明及解释
三、注射后处理	整理 记录	◆ 协助患者取舒适卧位 ◆ 整理用物 ◆ 洗手 ◆ 记录注射时间，药物名称、浓度、剂量，患者的反应	◆ 所用物品须按消毒隔离制度处理，对一次性物品应按规定处理
	健康指导	◆ 为患者注射药物时，应告知患者该药物的不良反应，随时与患者沟通，听取患者的主诉	◆ 根据患者年龄、病情及药物性质，掌握注药速度，观察病情变化及局部情况

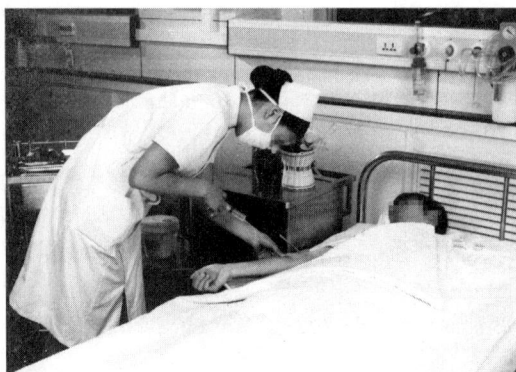

图 1-20-5　静脉注射

问题与思考

1. 在肌内注射过程中，为了达到减轻患者疼痛目的，你该采取哪些措施？

2. 在肌内注射的过程中，如出现针头折断，你如何处理？

3. 在为患者进行皮内过敏试验结果为阳性，你应如何对患者进行健康教育？

(金瑞华)

实训二十一　密闭式周围静脉输液法

【实训学时】

4 学时

【实训目标】

1. 能够说出静脉输液的目的及注意事项

2. 在静脉输液过程中，能够严格执行三查七对制度，遵守无菌技术操作原则；并能连贯地完成操作过程

3. 操作中能够注重人文关怀，与患者进行良好的交流与沟通，并正确地指导患者

4. 在静脉输液过程中，能够及时发现和解决问题，并能迅速处理突发事件

【实训程序——头皮针静脉输液法】

项目	操作项目	操作要求	要点说明及解释
一、评估与准备	患者	✦ 评估患者年龄、病情、过敏史等 ✦ 评估患者心理状态及配合程度，穿刺部位皮肤、血管状况及肢体活动度 ✦ 向患者解释输液的目的、方法、注意事项和配合要点 ✦ 评估患者对静脉治疗方案、药物性质等了解程度 ✦ 嘱患者如厕，做好输液准备 ✦ 协助患者取舒适卧位	✦ 特殊药物可能出现药物反应 ✦ 需长期输液者，注意保护和合理选择静脉，从远端小静脉开始穿刺（抢救时例外） ✦ 选择粗直、弹性好、避开关节、瘢痕、炎症和静脉瓣的静脉
	环境	✦ 安静整洁、光线适中 ✦ 安全，适宜操作	
	用物	✦ 治疗车上层：治疗盘、弯盘、液体、药物、注射器（加药用）、止血带、输液敷贴、小垫枕、治疗巾、瓶套、砂轮、输液器、输液卡、输液贴、输液记录单、手消毒液、开瓶器（备用） ✦ 治疗车下层：锐器盒、生活垃圾桶、医用垃圾桶、剪刀 ✦ 其他：输液架、必要时备夹板、棉垫、绷带等 ✦ 用物准备齐全，摆放合理美观 ✦ 无菌物品均在有效期内，且在无菌状态	✦ 输入硝普钠等药物需准备遮光物品 ✦ 心肺功能不全者、老人、婴幼儿，以及输入钾或降压等特殊药物者，遵医嘱备输液泵
二、处置室准备药物	核对检查药物	✦ 核对医嘱、输液卡，写瓶贴 ✦ 核对药液标签，即药名、浓度、剂量、有效期、给药时间和给药方法 ✦ 对光倒置检查药液质量 ✦ 在药液标签旁贴瓶贴	✦ 严格执行查对制度 ✦ 摇动药液，对光检查药液是否过期，有无絮状物、浑浊、沉淀等，检查瓶盖有无松动、瓶身有无裂痕 ✦ 输液贴勿覆盖药瓶标签
	准备药液	✦ 拉环启瓶盖 ✦ 消毒瓶塞至瓶颈 ✦ 遵医嘱加入药液 ✦ 根据病情需要有计划地安排输液顺序 ✦ 检查输液器包装、有效期与质量 ✦ 打开输液器包装，取出输液器针头 ✦ 将输液器针头插入瓶塞至针头根部，关闭调节器，旋紧头皮针连接处	✦ 根据治疗原则合理分配药物，注意药物的配伍禁忌 ✦ 取出及插入针头时注意保持无菌操作
三、头皮针静脉输液操作过程	核对解释	✦ 备齐用物携至患者床旁 ✦ 核对患者床号、姓名及腕带 ✦ 再次解释输液目的及注意事项，并取得合作 ✦ 协助患者取舒适卧位	✦ 至少采用两种方法核对患者
	排气	✦ 再次洗手、戴口罩 ✦ 将输液瓶挂在输液架上，展开输液管 ✦ 先将茂非滴管倒置，抬高滴管下输液管，打开调节夹，使液体流入滴管内，当达到1/2~2/3满时，迅速倒转滴管，液体缓缓下降；待液体进入头皮针管内即可关闭调节器 ✦ 检查输液管内无气泡，将输液管放置妥当（首次排气原则不滴出药液）	✦ 悬挂输液瓶高度适宜，保证液体压力超过静脉压，以促使药液进入静脉 ✦ 输液前排尽输液管及针头内的气体，防止发生空气栓塞 ✦ 保持输液装置无菌
	消毒	✦ 将小垫枕置于穿刺肢体下，铺治疗巾 ✦ 在穿刺点上方6~8cm处扎止血带 ✦ 常规消毒穿刺部位皮肤、消毒范围大于直径5cm，待干 ✦ 准备胶布（或输液敷贴）	✦ 止血带尾端朝上，其松紧度以能阻断静脉血流而不阻断动脉血流为宜 ✦ 保持穿刺点及周围皮肤无菌状态

项目	操作项目	操作要求	要点说明及解释
三、头皮针静脉输液操作过程	穿刺	✦ 再次核对患者床号、姓名、所用药物的药名、浓度、剂量及给药时间和给药方法 ✦ 打开调节夹器，排出气体至少量药液滴出于弯盘内，同时检查针头及输液管内有无气泡 ✦ 取下护针帽 ✦ 嘱患者握拳 ✦ 一手在消毒区外绷紧皮肤，固定血管，另一手持针柄，使针尖斜面向上并与皮肤呈 15°~30° 进针（图 1-21-1），见回血后再将针头沿血管方向潜行少许	✦ 操作中核对，避免差错事故发生 ✦ 保持静脉充盈 ✦ 确保穿刺前输液装置内无气泡 ✦ 沿静脉走向进针，防止刺破血管 ✦ 刺激性或特殊药物，应在确认针头已刺入静脉内时再输注
	固定	✦ 一手固定针柄，一手松开止血带，打开调节夹，嘱患者松拳 ✦ 待液体滴入通畅后，用输液贴分别固定针柄、穿刺点，环绕固定头皮针下端输液管（图 1-21-2） ✦ 必要时夹板固定关节	✦ 固定可以防止患者活动导致针头刺破血管或滑出血管 ✦ 覆盖穿刺部位防止污染

	调节滴速	✦ 根据患者年龄、病情和药物性质调节滴速，至少 15 秒
		  ✦ 一般情况下，成人 40~60 滴/分
		  ✦ 儿童 20~40 滴/分
		✦ 再次核对患者床号、姓名、所用药物的药名、浓度、剂量、给药时间和给药方法
		✦ 告知患者每分钟滴数及注意事项
			✦ 目前临床常用输液器的点滴系数是 20，因此，成人输液滴数应为 55~80 滴/分

	整理记录	✦ 撤去垫枕、治疗巾、止血带 ✦ 安置患者于舒适卧位 ✦ 整理床单元，放置呼叫器于易取处 ✦ 整理用物 ✦ 洗手 ✦ 记录输液开始的时间、滴入药液的种类、滴速 ✦ 将输液卡挂于输液架上 ✦ 护士每隔 15~30 分钟巡视病房一次	✦ 在输液单上记录输液开始的时间、滴入药液的种类、滴速等 ✦ 观察滴注是否通畅，以及患者局部和全身的反应
四、输液后处理	拔针	✦ 核对解释，确认全部液体输注完毕 ✦ 揭去针柄与头皮针下端输液管处的输液贴，轻压穿刺点上方，关闭调节夹，迅速拔针 ✦ 嘱患者按压穿刺局部 1~2 分钟，至无出血，并告知注意事项	✦ 输液完毕及时拔针，以防空气进入导致空气栓塞 ✦ 拔针时勿用力按压局部，以防损伤血管内皮
	整理记录	✦ 协助患者取舒适卧位，询问需要 ✦ 整理床单元 ✦ 清理用物 ✦ 洗手 ✦ 记录输液结束的时间、药液和药物输入的总量	✦ 取下输液卡和输液装置，用物按规定处理 ✦ 剪断输液管，将头皮针及输液器针头置于锐器盒内
	健康指导	✦ 向患者介绍输液反应的表现及预防措施等 ✦ 指导患者在输液过程中，如果出现全身和局部反应时，应及时呼叫护士 ✦ 告诉患者及家属，不可随意调节输液速度	

【实训程序——留置针静脉输液法】

项目	操作项目	操作要求	要点说明及解释
一、处置前准备	准备评估	✦ 用物准备同头皮针输液法，需另备静脉留置针一套、正压接头、封管液（无菌生理盐水或稀释肝素溶液）和无菌透明敷贴 ✦ 评估患者、环境、用物等同"头皮针静脉输液法"	✦ 保护静脉，减少因反复穿刺造成的痛苦和血管损伤 ✦ 保持静脉畅通，利于抢救和治疗 ✦ 适用于需长期输液、静脉穿刺较困难的患者

项目	操作项目	操作要求	要点说明及解释
二、留置针静脉输液操作过程	核对排气	✦ 核对患者、排气等同"头皮针静脉输液法"	
	连接留置针与输液器	✦ 打开静脉留置针及正压接头外包装 ✦ 手持外包装将正压接头对接在静脉留置针的侧管上 ✦ 再将输液器与正压接头连接 ✦ 打开调节器，将套管针内的气体排于弯盘中 ✦ 关闭调节器，将留置针放回留置针盒内	✦ 打开外包装前注意检查有效期及有无破损 ✦ 连接时严格无菌操作
	消毒穿刺部位	✦ 将小垫枕置于穿刺肢体下，铺治疗巾 ✦ 在穿刺点上方 6~8cm 处扎止血带 ✦ 按常规消毒穿刺部位皮肤，消毒直径大于 5cm，待干 ✦ 备胶布及无菌透明敷贴，并在无菌透明敷贴上注明输液日期和时间	✦ 在无菌透明敷贴上标记日期和时间，为更换套管针提供依据

	穿刺	✦ 二次核对患者的床号、姓名、腕带，药物名称、浓度、剂量，给药时间和给药方法
		✦ 扎止血带
		✦ 取下针套，旋转松动外套管（转动针芯）（图 1-21-3）
		✦ 再次排气于弯盘中
		✦ 嘱患者握拳，绷紧皮肤，固定静脉
		✦ 穿刺：
		  ✦ 右手持留置针针翼
		  ✦ 使针头与皮肤呈 15°~30°角进针
		  ✦ 见回血后压低角度（放平针翼）
		  ✦ 顺静脉走行再继续进针 0.2cm
		  ✦ 左手持"Y"接口
		  ✦ 右手后撤针芯约 0.5cm
		  ✦ 持针座将针芯与外套管一起送入静脉内
		✦ 一手固定两翼
		✦ 另一手迅速将针芯抽出放于锐器盒中
			✦ 固定静脉便于穿刺，并可减轻患者的疼痛
			✦ 避免针芯刺破血管
			✦ 确保外套管在静脉内
			✦ 避免将外套管带出
			✦ 将针芯放入锐器盒中，防止刺破皮肤

	固定	✦ 嘱患者松拳，松开止血带，打开调节器 ✦ 用无菌透明敷贴对留置针管作密闭式固定 ✦ 用注明置管日期和时间的透明胶布固定三叉接口 ✦ 再用胶布固定输液管（图 1-21-4）	✦ 固定要牢固，避免过松或过紧 ✦ 用无菌透明敷贴能避免穿刺点及周围被污染，而且便于观察穿刺部位状况
	调节滴速	✦ 根据患者的年龄、病情及药物性质调节滴速 ✦ 再次核对患者的床号、姓名、腕带，药物名称、浓度、剂量，给药时间和给药方法 ✦ 操作后整理用物、记录同"头皮针静脉输液法"	✦ 同"头皮针静脉输液法"
	封管	✦ 输液完毕，用封管液封管 ✦ 关闭调节器 ✦ 用 10ml 注射器抽取 5~10ml 无菌生理盐水 ✦ 将输液器与正压接头断开 ✦ 用注射器向正压接头内注入封管液，边推注边退针 ✦ 当注射器内还有 1~2ml 液体时，迅速拔下注射器（不可将注射器内的液体全部推至血管），确保正压封管 ✦ 将小夹子夹住软管 1/3 处	✦ 封管可以保证静脉输液管道通畅，并将残留的刺激性药液冲入血流，避免刺激局部血管 ✦ 常用的封管液为无菌生理盐水，每次用 5~10ml，每隔 6~8 小时重复冲管一次
	再次输液	✦ 用 75% 乙醇消毒正压接头二次 ✦ 排气 ✦ 连接输液器 ✦ 固定输液管 ✦ 调节滴速	✦ 注意无菌操作

项目	操作项目	操作要求	要点说明及解释
三、输 液 后 处理	拔针	✦ 输液完毕，关闭调节器 ✦ 轻轻揭开胶布及无菌透明敷贴 ✦ 用无菌干棉签或输液贴轻压穿刺点上方，快速拔出套管针 ✦ 局部按压至无出血为止	✦ 一般静脉留置针可以保留 3~5 天，最好不要超过 7 天 ✦ 拔针时勿用力按压，以免引起疼痛
	整理 记录	✦ 同"头皮针静脉输液法"	✦ 同"头皮针静脉输液法"
	健康指导	✦ 保证穿刺点及周围皮肤的无菌状态，防止感染 ✦ 指导患者保护无菌透明敷贴及周围皮肤清洁、干燥 ✦ 其他同"头皮针静脉输液法"	✦ 同"头皮针静脉输液法"

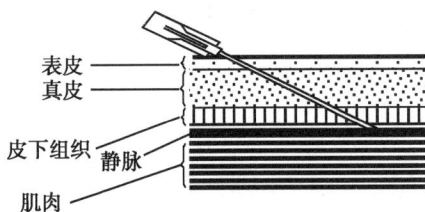

图 1-21-1　静脉输液进针角度

表皮
真皮
皮下组织
静脉
肌肉

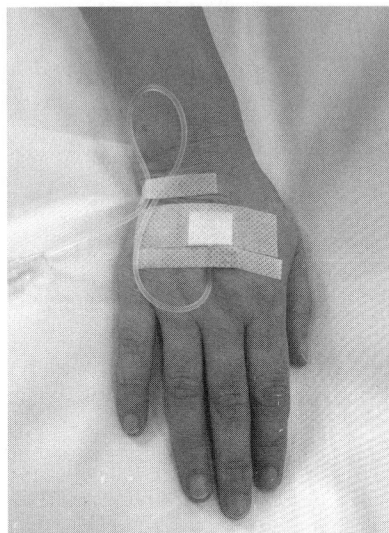

图 1-21-2　固定静脉输液头皮针

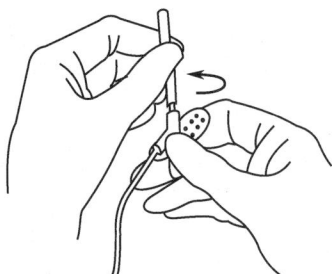

图 1-21-3　静脉留置针旋转松动外套管

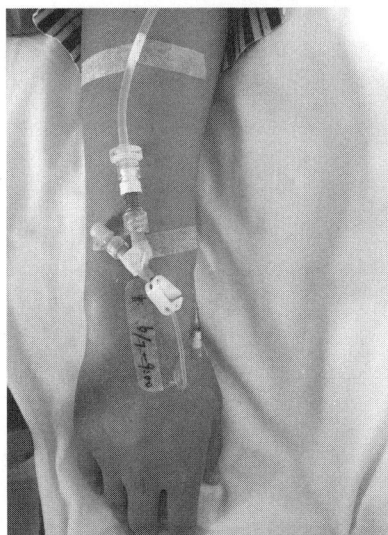

图 1-21-4　无菌透明敷贴固定静脉留置针

问题与思考

1. 在静脉输液的过程中，如果患者主诉输液侧手臂麻木、疼痛，你应如何处理？

2. 在静脉输液的过程中，由于患者如厕，不慎将头皮针脱出血管，局部肿胀，你应如何处理？

3. 化疗女患者,畏惧化疗药物的不良反应,找很多理由不想输液,但又不愿意主动放弃治疗,而护士已将她的药液配好,你应如何处理?

历史沿革

静脉输液穿刺针的变化

一、注射用针头

20 世纪 80 年代前,临床静脉输液所用的输液器是乳胶管,静脉输液穿刺针也是注射用针头,直接连在乳胶管一端上(图 1-21-5)。针头与乳胶管之间没有软管连接,乳胶管的另一端与玻璃茂菲氏管相连接。因此,输液患者稍有活动,针头很容易脱出,同时也限制了患者的活动,患者在输液期间感到很疲劳。由于乳胶管和针头重复使用、反复消毒,患者发生输液反应的概率也很高。

二、静脉头皮针

20 世纪 80 年代后,一次性输液器(图 1-21-6)逐渐取代了传统的输液器,由硅胶管替代了乳胶管,头皮针(双翼)也替代了注射针头(图 1-21-7)。患者在输液期间,输液肢体的活动度变大了,发生输液反应的概率显著下降。但是,对于长期静脉输液或血管穿刺困难的患者,每天静脉穿刺也给患者造成了痛苦。

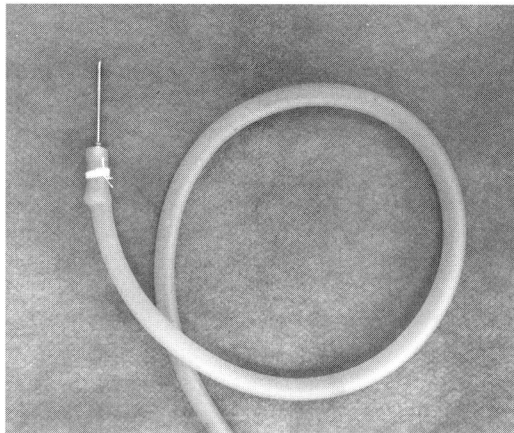

图 1-21-5　针头与乳胶管直接连接

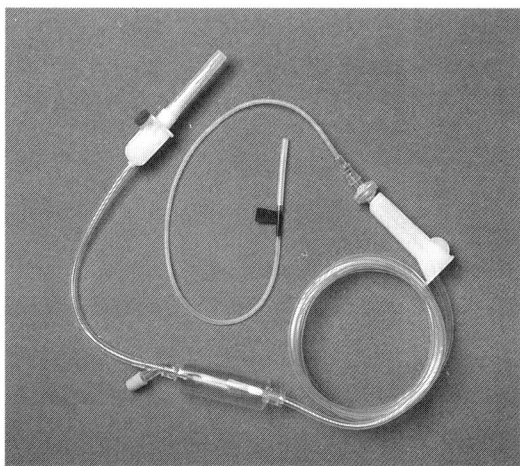

图 1-21-6　一次性输液器

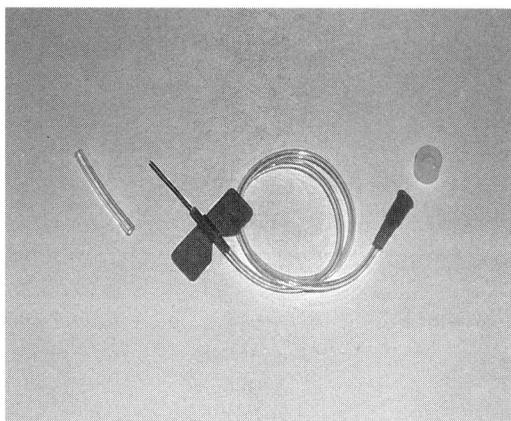

图 1-21-7　双翼头皮针

三、静脉留置针

随着科学的发展,为了适用于长期静脉输液、年老、衰竭、血管穿刺困难患者的需要,减轻其每天穿刺的痛苦,现在临床上常用静脉留置针头。

静脉留置针(图 1-21-8)是由针头部与肝素帽两部分组成。针头部为软硅胶导管,后接硬塑回血室部,内有不锈钢丝导针,导针尖部突出于软硅胶导管针头部(针尖);肝素部前端有硬塑活塞,后端橡胶帽封闭,肝素帽内腔有一中空管道,可容肝素。

当每天的输液结束后,不用拔针,将输液器导管与留置针脱开,盖上肝素帽即可。因为留置在血管内的是软硅胶导管,不宜脱落且舒适、安全,非常适应长期静脉输液的患者。

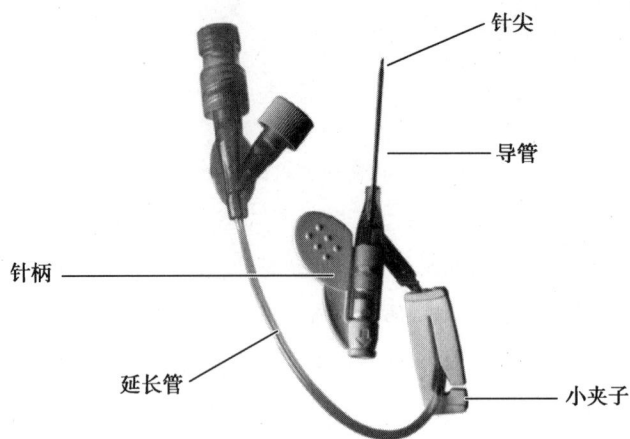

图 1-21-8　静脉留置针基本结构

（卢玉林　李 丹）

实训二十二　密闭式静脉输血法

【实训学时】

2 学时

【实训目标】

1. 能够说出静脉输血的目的及适应证

2. 在静脉输血过程中,能够严格执行三查八对制度,并能连贯地完成操作过程

3. 操作中能够注重人文关怀,与患者进行良好的交流与沟通,并正确地指导患者

4. 在静脉输血过程中,能够及时发现和解决问题,并能迅速处理突发事件

【实训程序——密闭式静脉输血法】

项目	操作项目	操作要求	要点说明及解释
一、评估与准备	患者	✦ 评估患者年龄、病情、血型、既往输血史、过敏史等 ✦ 输血前,取得患者的理解并征求患者的同意,签署知情同意书 ✦ 评估患者穿刺部位皮肤、血管状况及肢体活动度 ✦ 向患者解释输血的目的、方法、注意事项和配合要点 ✦ 评估患者对输血相关知识的了解程度及心理状态 ✦ 嘱患者如厕,做好输血准备 ✦ 协助患者取舒适卧位	✦ 作为输血时查对及用药的参考 ✦ 根据病情、输血量、年龄选择静脉,一般采用四肢浅静脉,急症输血时多采用肘部静脉,周围循环衰竭时,可采用颈外静脉或锁骨下静脉 ✦ 消除患者因缺乏输血知识的造成的恐惧感
	环境	✦ 安静整洁、光线适中 ✦ 安全,适宜操作	

项目	操作项目	操作要求	要点说明及解释
一、评估与准备	用物	✦ 治疗车上层：治疗盘、弯盘、无菌生理盐水、血液制品、棉签、安尔碘、止血带、输液敷贴、小垫枕、治疗巾、输血器、输血通知单、交叉配血单、输血记录单、手消毒液、一次性手套 ✦ 治疗车下层：锐器盒、生活垃圾桶、医用垃圾桶、剪刀 ✦ 其他：输液架、必要时备夹板、棉垫、绷带等 ✦ 用物准备齐全，摆放合理美观 ✦ 无菌物品均在有效期内，且在无菌状态	✦ 血液内不可随意加入其他药品，如钙剂、酸性及碱性药品、高渗或低渗液体，以防血液凝集或溶解 ✦ 输血器滴管内有滤网，可去除大细胞碎屑和纤维蛋白等微粒，而血细胞、血浆等均能通过滤网
二、处置室准备药物	核对检查	✦ 一定要由两名护士再次核对医嘱、输血通知单，避免差错事故的发生 ✦ 认真检查血液质量及储血时间 ✦ 核对药液瓶签，检查药液质量	✦ 严格执行查对制度 ✦ 确保血液质量
	准备液体	✦ 启开无菌生理盐水瓶盖 ✦ 消毒瓶塞至瓶颈 ✦ 检查输血器包装、有效期与质量 ✦ 打开输血器包装，取出输血器针头 ✦ 将输血器针头插入瓶塞至针头根部 ✦ 关闭调节器，旋紧头皮针连接处	✦ 检查输血器质量应双手合掌挤压输血器包装 ✦ 取出针头及插入时，注意保持无菌操作
三、输血操作过程	检查核对	✦ 备齐用物携至患者床旁 ✦ 核对患者床号、姓名 ✦ 再次洗手、戴口罩 ✦ 再次与另一位护士再次核对患者床号、姓名、性别、年龄、住院号、病室/门急诊、血型、血液有效期、配血试验结果，以及保存血的外观 ✦ 核对无误，两人签名	✦ 手托血袋，防止震荡使红细胞破坏造成溶血 ✦ 严格执行查对制度，按取血时的内容逐项进行核对和检查，确保无误
	建立静脉通道	✦ 按"密闭式静脉输液法"，用无菌生理盐水建立静脉通道 ✦ 在输入血液前，输入少量生理盐水	✦ 先输入少量生理盐水，保证输液通畅

	输入血液	✦ 以手腕旋转动作将血袋内的血液轻轻摇匀
		✦ 戴手套，打开储血袋封口，常规消毒或用安尔碘消毒开口处塑料管
		✦ 再次核对，输入血液：
		  ✦ 单头输血器：将输血器针头从生理盐水瓶上拔下，插入储血袋的输血接口
		  ✦ 双头输血器：用锁扣锁住生理盐水通路（或用止血钳夹住生理盐水通路），打开另一输血通路开始输血
		✦ 缓慢将储血袋倒挂于输液架上
			✦ 避免剧烈震荡，以防止红细胞破坏
			✦ 核对患者床号、姓名、性别、年龄、住院号、病室/门急诊、血型、血液有效期、配血试验结果，以及保存血的外观

	调节滴速	✦ 开始输入时速度宜慢，不要超过 20 滴/分（图 1-22-1） ✦ 观察 15 分钟左右，如无不良反应后，再根据病情及年龄调节滴速 ✦ 急症输血或急性大量失血者可加快速度，必要时加压输注	✦ 成人一般 40~60 滴/分，严格掌握输血速度，对年老体弱、严重贫血、心衰患者应谨慎，滴速宜慢
	整理用物	✦ 撤去垫枕、治疗巾、止血带 ✦ 安置患者于舒适卧位 ✦ 整理床单 ✦ 放置呼叫器于患者易取处 ✦ 嘱患者不可随意调节输血速度 ✦ 整理用物 ✦ 洗手 ✦ 记录 ✦ 输血过程中加强巡视，观察有无输血反应的征象，并询问患者有无任何不适反应 ✦ 一旦出现输血反应，立刻停止输血，及时处理	✦ 在输血卡上记录输血的时间、滴速、患者的全身及局部情况，并签全名 ✦ 加压输血时，护士守护在床旁，输血完毕时及时拔针，避免发生空气栓塞反应

项目	操作项目	操作要求	要点说明及解释
三、输血操作过程	续血处理	◆ 连续输入不同供血者的血液时,前一袋血输完后 　◆ 单头输血器更换生理盐水通路冲洗输血器 　◆ 双头输血器关闭输血通路(或用止血钳夹住输血通路),打开生理盐水通路输注生理盐水 ◆ 输血器冲洗干净后,再继续输注下一袋血	◆ 两袋血制品之间输入无菌生理盐水,避免发生输血反应
四、输血完毕后处理	冲管拔针	◆ 输血完毕后,常规消毒瓶塞 　◆ 单头输血器拔出针头插入输液瓶塞至针头根部 　◆ 双头输血器夹闭输血侧管路,打开生理盐水管路 ◆ 直到将输血器内的血液全部输入体内 ◆ 拔针同密闭式输液法	◆ 最后滴入生理盐水确保输血器内的血液全部输入体内,保证输血量准确
	整理记录	◆ 协助患者取舒适卧位,询问需要 ◆ 整理床单元 ◆ 输血完毕后,输血袋及输血器的处理: 　◆ 用剪刀将输血器针头剪下放入锐器收集盒中 　◆ 将输血管道放入医用垃圾桶中 　◆ 将输血袋送至输血科保留24小时 ◆ 洗手 ◆ 记录输血时间、种类、血量、血型、血袋号(储血号),有无输血反应	◆ 避免针刺伤的发生 ◆ 保留输血袋以备患者在输血后发生输血反应时,检查分析其原因 ◆ 所用物品须按消毒隔离制度处理,对一次性物品应按规定处理
	健康指导	◆ 向患者介绍有关血型的知识及做血型鉴定及交叉配血试验的意义 ◆ 指导患者学会观察输血反应的表现 ◆ 告知患者如有不适反应,及时向护士说出	

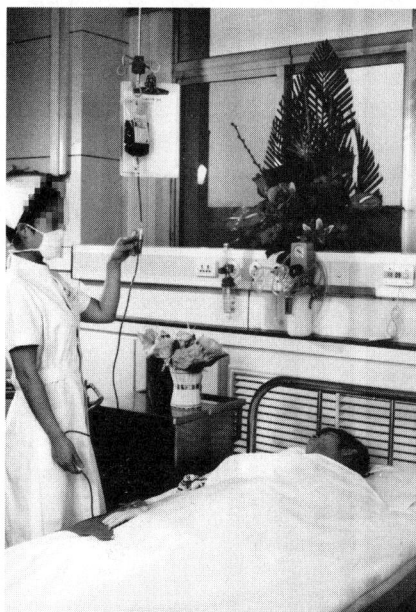

图 1-22-1　静脉输血滴速调节

问题与思考

1. 王女士,45 岁。因经历过输血反应而产生恐惧感,不想输血,你应如何处理?

2. 刘先生,28 岁。在输血过程中自觉身体状况良好,试图擅自调节滴数,你应如何处理?

自 体 输 血

自体输血是指就是当患者需要输血时,输入患者自己预先储存的血液或失血回收的血液。自体输血的方法主要有三种:术前预存自体血,适用于身体情况良好的择期手术者;术前稀释血液回输,适用于手术的患者;术中失血回输,适用于脾破裂、输卵管破裂大出血、血液流入腹腔6小时内,无污染、无凝血的患者。

自体输血具有可避免血液传播性病原体,降低输血不良反应,节约血液资源等优势。目前,随着血液供需矛盾加剧,以及人们对输血风险越来越多的关注,自体输血日益显得重要并彰显出在临床输血中的作用;尤其是在近几年血液供应紧张的状况下,自体输血在临床上的应用越来越广泛,其内容也在不断延伸和丰富。医疗机构、临床医护人员及患者提高了认识,临床应用自体输血的数量、比例有了明显的增加。

(金瑞华)

实训二十三　雾化吸入法

【实训学时】

2学时

【实训目标】

1. 能够说出雾化吸入疗法的目的及注意事项

2. 在操作过程中,能够严格执行三查七对制度,遵守无菌技术操作原则,并能连贯地完成操作过程

3. 操作中能够注重人文关怀,与患者进行良好的沟通,并正确地指导患者

4. 能够在雾化吸入后协助患者排出痰液

【实训程序——超声雾化吸入法】

项目	操作项目	操作要求	要点说明及解释
一、评估与准备	患者	✦ 评估患者的病情、意识、治疗情况、用药史、过敏史 ✦ 评估肢体活动能力、对用药的认知及合作程度 ✦ 评估呼吸道是否通畅、面部及口腔黏膜有无感染、溃疡等 ✦ 向患者及家属解释超声波雾化吸入法的目的、方法、注意事项及配合要点 ✦ 评估患者对超声波雾化吸入法的了解程度 ✦ 协助取卧位或坐位	✦ 雾化吸入的目的是湿化气道、控制感染、改善通气和祛痰镇咳 ✦ 特殊药物患者可能出现药物反应
	环境	✦ 安静整洁、光线适中,安全,适宜操作	
	用物	✦ 治疗车上层:超声波雾化吸入器一套(图1-23-1)、面罩或吸嘴、按医嘱备药及稀释用药液、治疗巾、弯盘、冷蒸馏水、生理盐水、水温计 ✦ 治疗车下层:锐器盒、医用垃圾桶、生活垃圾桶 ✦ 用物准备齐全,摆放合理美观 ✦ 无菌物品均在有效期内,且在无菌状态	✦ 按医嘱备药:①抗生素:常用庆大霉素、卡那霉素等控制呼吸道感染;②平喘药:氨茶碱、沙丁胺醇(舒喘灵)等解除支气管痉挛;③祛痰药:α-糜蛋白酶等稀释痰液,帮助祛痰;④糖皮质激素:地塞米松等减轻呼吸道黏膜水肿

项目	操作项目	操作要求	要点说明及解释
二、处置室准备	核对准备药物	✦ 双人核对医嘱、治疗单、药物 ✦ 核对并检查药物的药名、浓度、剂量、有效期、给药时间和给药方法、药液质量 ✦ 按医嘱配好药液 ✦ 遵守无菌技术操作原则	✦ 严格执行查对制度 ✦ 摇动药液，对光检查药液是否过期，有无絮状物、浑浊、沉淀等，检查瓶盖有无松动、瓶身有无裂痕
	准备雾化吸入器	✦ 检查超声雾化器各部件完好，无松动、脱落等异常情况 ✦ 连接雾化器主件与附件 ✦ 加冷蒸馏水于水槽内，水温不宜超过 50℃ ✦ 水量视不同类型的雾化器而定，要求浸没雾化罐底部的透声膜 ✦ 将准备好的药液倒入雾化罐内，检查无漏水后，将雾化罐放入水槽，盖紧水槽盖	✦ 水槽内保持足够的水量，水槽和雾化罐内切忌加温水或热水 ✦ 水槽内无水时，不可开机，以免损坏仪器
三、超声雾化吸入法操作过程	核对解释	✦ 备齐用物携至患者床旁 ✦ 核对患者床号、姓名及腕带 ✦ 再次解释雾化吸入的目的及注意事项，并取得合作 ✦ 协助患者取合适体位	✦ 操作前查对 ✦ 至少采用两种方法核对患者 ✦ 取卧位或坐位
	调节雾量	✦ 接通电源，打开电源开关（指示灯亮），预热 3~5 分钟 ✦ 调整定时开关至所需时间 ✦ 打开雾化开关，药液呈雾状喷出 ✦ 根据患者病情调节雾量： 　✦ 大档雾量 3L/min 　✦ 中档雾量 2L/min 　✦ 小档雾量 1L/min	✦ 治疗过程需加入药液时，不必关机，直接从盖上小孔内添加即可 ✦ 若要加水入水槽，必须关机操作
	雾化吸入	✦ 二次核对 ✦ 将口含嘴放入患者口中，嘱患者闭唇，或将面罩戴于患者口鼻上 ✦ 指导患者口含吸嘴吸气，用鼻呼气，进行深呼吸，直至药液吸完为止 ✦ 一般雾化时间为每次 15~20 分钟 ✦ 观察患者排痰情况 　✦ 是否出现排痰困难 　✦ 若因黏稠的分泌物经湿化后膨胀致痰液不易咳出时，予以拍背以协助痰液排出，必要时吸痰	✦ 吸嘴为一次性使用物品，为防止交叉感染，一人一物专用
四、操作后处理	安置患者	✦ 再次核对 ✦ 治疗完毕，取下口含嘴或脱下面罩 ✦ 关雾化开关，再关电源开关 ✦ 协助患者擦干面部，清洁口腔，取舒适卧位 ✦ 整理床单元	✦ 操作后查对：患者床号、姓名、药名、浓度、剂量、给药方法及时间
	整理记录	✦ 整理用物 ✦ 放掉水槽内的水，擦干水槽 ✦ 将雾化罐、螺纹管浸泡于消毒液内 1 小时，再洗净晾干备用 ✦ 口含嘴/面罩按医疗垃圾处理 ✦ 洗手 ✦ 记录雾化开始与持续时间，患者的反应及效果	✦ 水槽底部晶体换能器和雾化罐底部的透声膜薄而质脆，清洗过程中，动作要轻，防止损坏
	健康指导	✦ 雾化过程中，如患者咳嗽、有痰，需先暂停雾化吸入，指导患者及时将痰液咳出，再继续雾化吸入 ✦ 雾化吸入结束后，鼓励患者及时将稀释的痰液咳出，或予以拍背以协助痰液排出	✦ 连续使用超声雾化器时，中间需间隔 30 分钟

【实训程序——氧气雾化吸入法】

项目	操作项目	操作要求	要点说明及解释
一、评估与准备	患者	✦ 同超声波雾化吸入法	✦ 同超声波雾化吸入法
	环境	✦ 安静整洁、光线适中 ✦ 安全，适宜操作	
	用物	✦ 治疗车上层：氧气雾化吸入器、氧气装置（湿化瓶勿放水）、按医嘱备药及稀释用药液、治疗巾、弯盘 ✦ 治疗车下层：锐器盒、医用垃圾桶、生活垃圾桶 ✦ 用物准备齐全，摆放合理美观 ✦ 无菌物品均在有效期内，且在无菌状态	✦ 药物准备同超声波雾化吸入法
二、处置室准备药物	核对并检查药物	✦ 双人核对医嘱、治疗单、药物 ✦ 核对并检查药物，药名、浓度、剂量、有效期、给药时间和给药方法、药液质量	✦ 严格执行查对制度 ✦ 摇动药液，对光检查药液是否过期，有无絮状物、浑浊、沉淀等，检查瓶盖有无松动、瓶身有无裂痕
	准备药液	✦ 按医嘱配好药液 ✦ 检查雾化器各部件完好，无松动、脱落、漏气等异常情况 ✦ 将准备好的药液注入雾化器的药杯内	✦ 遵守无菌技术操作原则
三、氧气雾化吸入法操作过程	核对解释	✦ 备齐用物携至患者床旁 ✦ 核对患者床号、姓名及腕带 ✦ 再次解释雾化吸入的目的及注意事项，并取得合作 ✦ 协助患者取卧位或坐位	✦ 操作前查对 ✦ 交代患者及家属注意用氧安全，室内应避免火源
	准备雾化吸入器	✦ 将雾化器的接气口连接在氧气筒或中心吸氧装置的输氧管上 ✦ 调节氧流量，一般为 6~8L/min ✦ 观察出雾情况	✦ 氧气湿化瓶内勿放水，以免液体进入雾化吸入器内使药液稀释 ✦ 注意保持药杯垂直位
	雾化吸入	✦ 二次查对 ✦ 有药雾形成后，让患者口含吸嘴，嘱患者闭唇，或将面罩戴于患者口鼻上（图 1-23-2） ✦ 指导患者手持雾化器，进行深呼吸（紧闭嘴唇深吸气，用鼻呼气），直至药液吸完为止 ✦ 观察及协助排痰 　✦ 如痰液难以咳出，可予以拍背、吸痰等方法协助排痰	✦ 深吸气，使药液充分到达细支气管和肺内，可提高治疗效果 ✦ 吸嘴为一次性使用物品，为防止交叉感染，一人一物专用
四、操作后处理	安置患者	✦ 再次查对 ✦ 取出雾化器 ✦ 分离雾化器与氧气装置连接口，再关闭氧气开关 ✦ 协助患者擦干面部，清洁口腔 ✦ 协助患者取舒适卧位 ✦ 整理床单位	✦ 操作后查对：患者床号、姓名、药名、浓度、剂量、给药方法及时间
	整理记录	✦ 整理用物 ✦ 口含嘴/面罩按医疗垃圾处理 ✦ 洗手 ✦ 记录雾化开始与持续时间，患者的反应及效果	
	健康指导	✦ 同超声雾化吸入 ✦ 指导患者正确使用供氧装置，注意用氧安全，室内应避免火源	

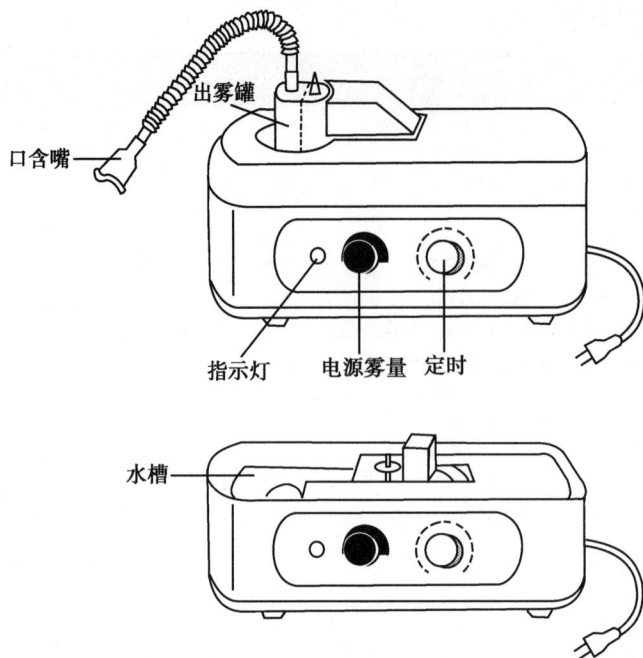

图 1-23-1　超声波雾化吸入器

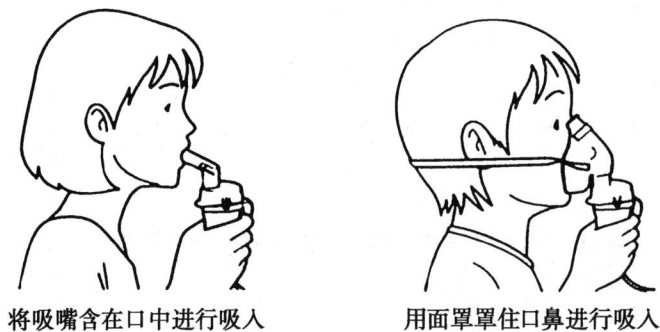

将吸嘴含在口中进行吸入　　　　用面罩罩住口鼻进行吸入

图 1-23-2　雾化吸入

问题与思考

1. 患者使用超声雾化器雾化吸入,为避免损坏机器,你应该注意什么?
2. 使用氧气雾化吸入疗法,为提高治疗效果,应采取哪些措施?
3. 患者意识不清、卧床,在使用氧气雾化吸入疗法时应注意什么?

相关链接

雾化吸入器的作用原理

1. 超声波雾化吸入器作用原理　超声波发生器通电后,输出的高频电能通过水槽底部晶体换能器转换为超声波声能,声能震动并透过雾化罐底部的透声膜作用于罐内的药液,使药液表面张力破坏而成为细微雾滴,通过导管在患者深吸气时进入呼吸道而达到治疗的作用。

2. 氧气雾化器的作用原理　是借助高速氧气气流,通过毛细管口并在管口产生负压,将药液由相邻的管口吸出,所吸出的药液又被毛细管口高速的氧气流撞击成细小的雾滴,形成气雾状喷出,随患者呼吸进入呼吸道而达到治疗的作用(图 1-23-3)。

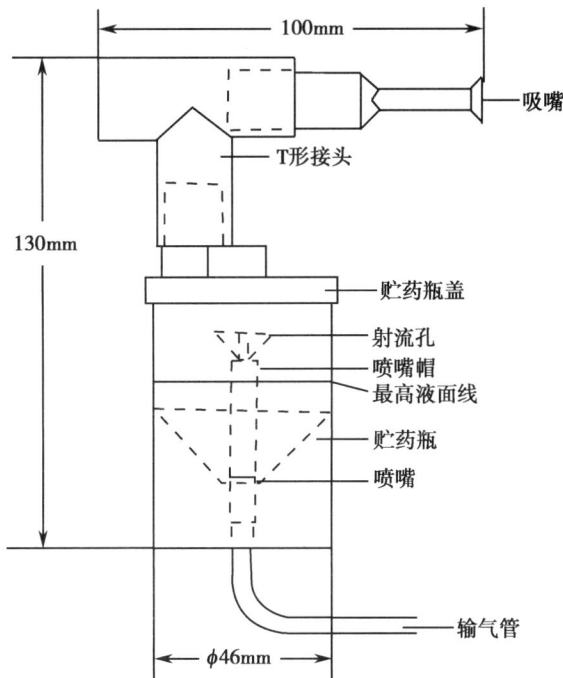

图 1-23-3　氧气雾化器的作用原理

（阮　亮）

实训二十四　心肺复苏术

【实训学时】

2 学时

【实训目标】

1. 能够说出心肺复苏术的目的及注意事项

2. 能够早期识别心搏骤停,并迅速启动紧急医疗服务体系

3. 能够动作规范、技术熟练地在规定时间内完成心肺复苏术

【实训程序——心肺复苏术】

项目	操作项目	操作要求	要点说明及解释
一、评估与 准备	患者	✦ 识别心搏骤停 　✦ 双手轻拍患者 　✦ 在患者耳边大声呼唤 　✦ 无呼吸或仅有喘息,10 秒内可同时测呼吸和脉搏 ✦ 触摸颈动脉搏动方法: 　✦ 施救者用一手示指和中指指尖触及甲状软骨 　✦ 然后向左或向右滑动 2cm 左右 　✦ 在肌间沟触及颈动脉（在甲状软骨水平、胸锁乳突肌内 　　侧）（图 1-24-1）	✦ 判断患者有无反应及呼吸动作 ✦ 检查呼吸和脉搏,一般不少于 5 　秒,不多于 10 秒

项目	操作项目	操作要求	要点说明及解释
一、评估与准备	环境	✦ 确认现场安全 ✦ 无围观者	✦ 确保现场对施救者和患者均是安全的
	用物	✦ 纱布/隔离膜 ✦ 简易人工呼吸器:由球体、进气阀、出气阀和储气囊四部分组成	✦ 简易人工呼吸器又称"球囊面罩"或"复苏球"
二、启动应急反应系统	启动应急反应系统	✦ 呼叫旁人帮忙 ✦ 或通过移动通讯设备,呼叫旁人帮忙	✦ 如在院内第一时间启动院内应急系统 ✦ 自取或请他人取除颤仪(AED)及急救设备
	启动复苏	✦ 如没有正常呼吸、有脉搏者,给予人工呼吸,每5~6秒1次呼吸,或10~12次/分 ✦ 没有呼吸(或仅有喘息)、无脉搏者,启动心肺复苏	✦ 如果2分钟后,仍未启动应急反应系统,则继续人工呼吸,约每两分钟检查一次脉搏 ✦ 如果没有脉搏,开始心肺复苏
三、心肺复苏术操作过程	体位	✦ 患者仰卧位于硬板床或地上 ✦ 卧于软床上的患者,其肩背下需垫心脏按压板 ✦ 去枕、头后仰 ✦ 解开衣领口、领带、围巾及腰带	✦ 避免随意移动患者 ✦ 该体位有助于胸外心脏按压的有效性;避免误吸,有助于呼吸
	胸外按压	✦ 施救者站在或跪于患者一侧 ✦ 按压部位:胸骨中、下1/3部分为按压点(图1-24-2) 　✦ 男性可以两乳头连线与胸骨交界处进行快速定位 　✦ 成人女性,施救者以右手示指和中指沿肋弓向中间滑移至两侧肋弓交点处,即胸骨切迹,然后将示指和中指横放在胸骨下切迹的上方,示指上方的胸骨正中部即为按压区 ✦ 按压手法: 　✦ 一手掌根部放于按压处 　✦ 另一手掌重叠于手背 　✦ 两手交叉互扣,指尖抬起,避免接触胸壁(图1-24-3) ✦ 按压姿势: 　✦ 双肘关节伸直,依靠操作者的体重、肘及臂力,有节律地垂直施加压力 　✦ 每次按压后迅速放松,放松时手掌根不离开胸壁使胸廓充分回弹(图1-24-4) ✦ 按压深度: 　✦ 成人5~6cm(即不少于5cm,也不超过6cm) 　✦ 儿童、婴儿至少胸部前后径的1/3,儿童大约5cm,婴儿大约4cm ✦ 按压频率:100~120次/分	✦ 按压间接压迫左右心室,以替代心脏的自主收缩;部位应准确,避免偏离胸骨而引起肋骨骨折 ✦ 按压力量适度,姿势正确,两肘关节固定不动,双肩位于双手臂的正上方,施救者必须避免在按压间隙倚靠在患者身上,迅速解除压力,使胸骨自然复位
	人工呼吸	✦ 清除口腔、气道内分泌物或异物,有义齿者应取下 ✦ 开放气道方法 　(1)仰头提颏法(图1-24-5): 　✦ 施救者一手的小鱼际置于患者前额,用力向后压使其头部后仰 　✦ 另一手示指、中指托住下颏的骨性部分,将颏部向前上抬起,使患者下颌尖、耳垂连线与地面垂直 　(2)托颌法(图1-24-6): 　✦ 施救者位于患者头侧,双肘置患者头部两侧 　✦ 两手拇指置于患者口角旁 　✦ 余四指托住患者下颌部位 　✦ 保证头部和颈部固定 　✦ 用力将患者下颌角向上抬起	✦ 开放气道有利于呼吸道畅通,可在胸外心脏按压前快速进行 ✦ 使舌根上提,解除舌后坠,保持呼吸道畅通 ✦ 仰头提颏法操作时注意手指不要压向颏下软组织深处,以免阻塞气道 ✦ 托颌法操作时患者头保持正中位,不能使头后仰,不可左右扭动;适用于怀疑有颈部损伤患者 ✦ 人工呼吸须给予患者足够的通气,每次须使胸廓隆起

项目	操作项目	操作要求	要点说明及解释
三、心肺复苏术操作过程	人工呼吸	✦ 人工呼吸方法 （1）口对口通气 ✦ 在患者口鼻盖一单层纱布或隔离膜 ✦ 抢救者用保持患者头后仰的拇指和示指捏住患者鼻孔 ✦ 双唇包住患者口部（不留空隙），吹气，使胸廓扩张 ✦ 吹气毕，松开捏鼻孔的手，施救者头稍抬起，侧转换气，同时注意观察胸部复原情况 ✦ 每5~6秒钟1次呼吸（10~12次/分） （2）球囊面罩（简易人工呼吸器）通气 ✦ 连接球囊相应部件，并将氧气连好，将氧气流量调至12~15L/min ✦ 单人操作时用一只手持球体，另一只手持面罩 ✦ 将面罩贴紧扣在患者的口鼻处，尖端朝向患者鼻梁部，宽端朝向患者的下颏处 ✦ 在保持气道开放的条件下，以"E-C"手法固定面罩，使之不漏气（图1-24-7） ✦ 挤压球体，使气体送入患者肺部 ✦ 挤压时间不少于1秒，挤压强度以看到患者胸廓起伏为宜 ✦ 有效指标： ✦ 患者胸部起伏 ✦ 且呼气时听到或感到有气体逸出 ✦ 胸外按压与通气比例：30:2 无论单人、双人复苏，在没有建立高级气道之前，按压与呼吸比例均为30:2	✦ 口对口通气是首选方法 ✦ 吹气时捏住患者鼻孔，可防止气体从口鼻逸出 ✦ 患者借助肺和胸廓的自行回缩将气体排出；每次吹气时间不超过2秒钟 ✦ 无氧气时可以直接通气 ✦ 无论是口对口人工通气还是球囊面罩通气，都不宜送气太快、太强，以免造成气管、口鼻腔内的压力突然升高，超过贲门关闭压，而使气体进入胃内 ✦ 高级气道是指能够使全部或大部分气体进入肺内的气道，如喉罩、气管插管等
四、复苏后评估	评估	✦ 检查呼吸和脉搏是否恢复，5~10秒 ✦ 心肺复苏有效性判断： ✦ 扪及大动脉（股、颈动脉）搏动，血压维持在60mmHg以上 ✦ 口唇、面色、甲床等颜色由发绀转为红润 ✦ 室颤波由细小变为粗大，甚至恢复窦性心律 ✦ 瞳孔随之缩小，有时可有对光反应 ✦ 呼吸逐渐恢复 ✦ 昏迷变浅，出现反射或挣扎	✦ 呼吸循环未恢复，继续徒手心肺复苏 ✦ 呼吸循环已恢复，将患者置平卧位，头偏向一侧，等待继续治疗
	整理记录	✦ 抢救成功后，整理患者衣物，安抚患者 ✦ 洗手 ✦ 记录抢救起止时间及患者生命体征	

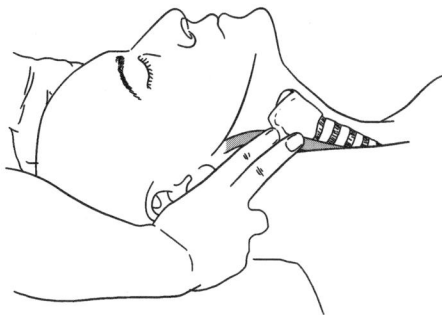

图1-24-1　检查呼吸和脉搏

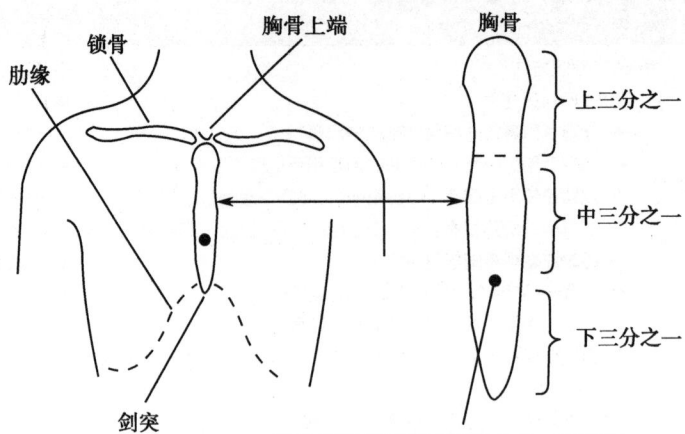

胸外按压点(胸骨中下三分之一交界处)

图 1-24-2　按压部位

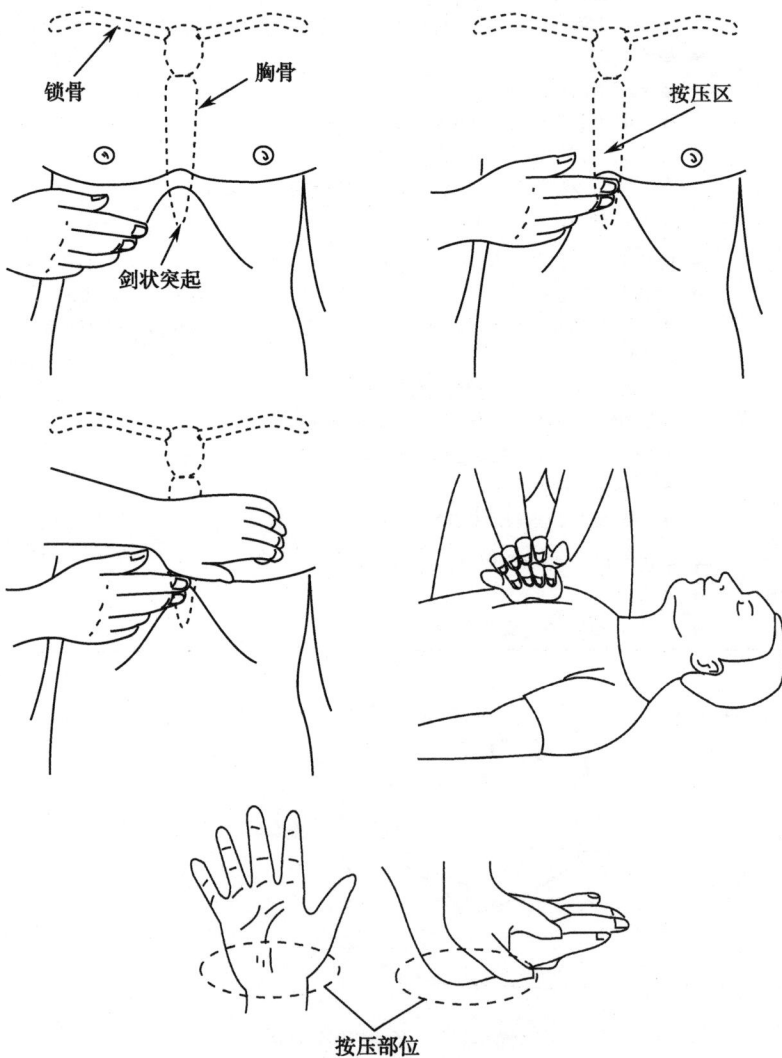

图 1-24-3　胸外按压定位与按压手法

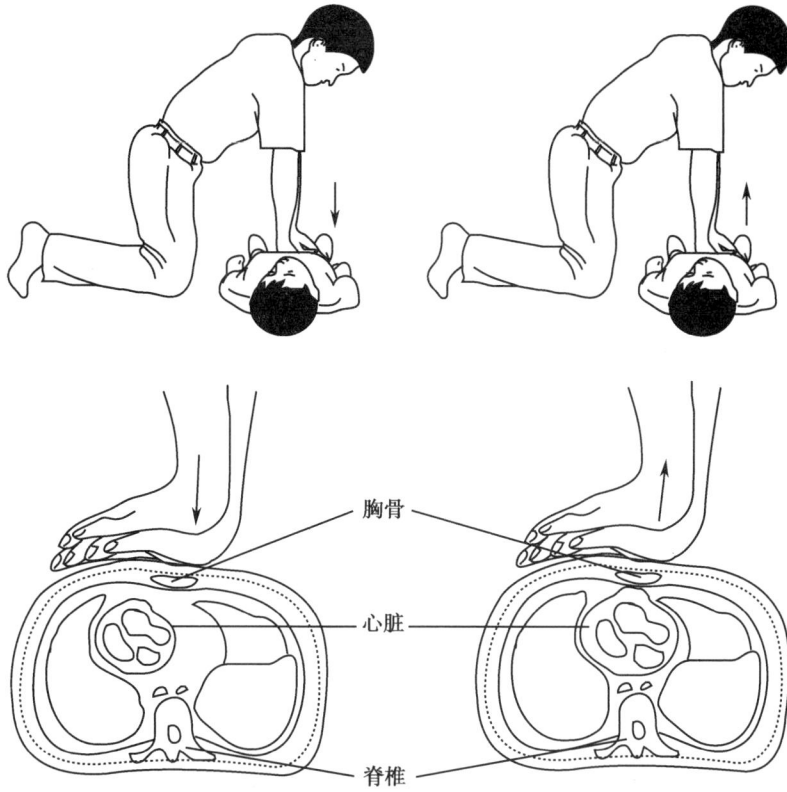

图 1-24-4 胸外按压的手法及姿势

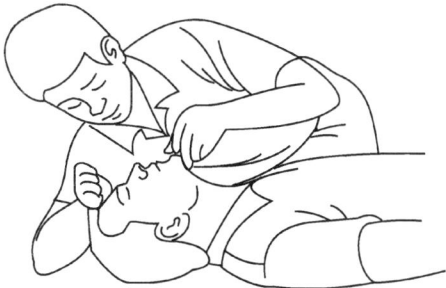

图 1-24-5 仰头提颏法

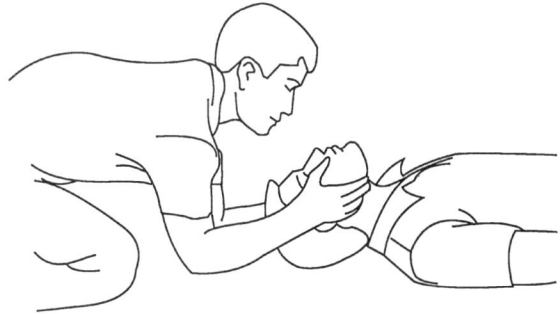

图 1-24-6 托颌法

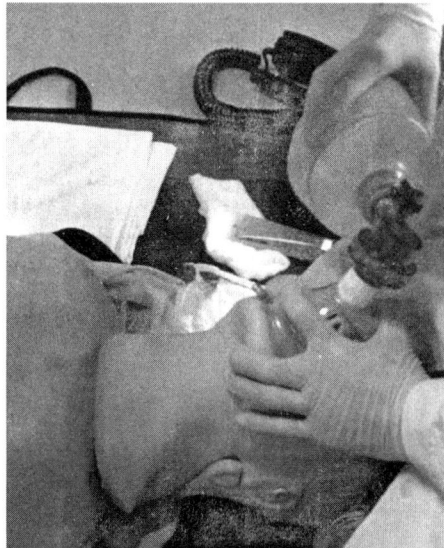

图 1-24-7 球囊面罩通气 E-C 手法

问题与思考

1. 作为现场抢救者,实施口对口人工呼吸时,你应注意什么?

2. 某女士,因失足溺水被救起时,呼之不应。如果你在现场,会如何急救?应注意什么?

3. 患者由于煤气中毒而发生意识丧失,我们首先应怎样处理?

知识拓展

2015 年美国心脏协会(American Heart Association,AHA) 心肺复苏及心血管急救指南的主要变化

1. 继续强调高质量的心肺复苏(以足够的速率和幅度进行胸外按压,保证每次按压后胸廓回弹,最大限度地减少按压中断并避免过度通气)。

2. 按压速率应为每分钟至少 100 次(区别于每分钟"大约"100 次)。

3. 成人按压幅度改为至少 5cm(而非 4~5cm)。

4. 院内心搏骤停(IHCA)生存链 5 个环节 监测与预防→识别并启动应急反应系统→即时高质量心肺复苏→快速除颤→高级生命支持和心搏骤停后护理

5. 院外心搏骤停(IHCA)生存链 5 个环节 识别与启动应急反应系统→即时高质量心肺复苏→快速除颤→基础及高级急救医疗服务→高级生命支持和心搏骤停后护理

相关链接

心肺复苏的关键因素

1. 时间 时间是心肺复苏最关键的因素,当心搏骤停时,脑内储存的氧只能维持使用 15 秒,而糖只能维持使用 4~6 分钟,这就是为什么我们必须在 4~6 分钟内开始复苏才能保证患者脑组织存活的原因。

2. 自主循环 恢复自主循环是关键,即使是完全正规的心脏按压,射血量也只是自主心律的 30%。对于可除颤心律,除颤是恢复自主循环(ROSC)最有效的方法。除颤每延误一分钟,生存可能性就下降 7%~10%。

(阮 亮)

实训二十五　洗胃法

【实训学时】

2 学时

【实训目标】

1. 能够说出洗胃的目的及注意事项

2. 能够解释洗胃的禁忌证和适应证

3. 在给患者插胃管过程中,动作轻柔,并能正确、连贯地完成操作过程

4. 操作中能够注重人文关怀,与患者进行良好的沟通,并正确地指导患者配合护士操作

5. 在洗胃操作过程中,能够及时发现问题和解决问题

【实训程序】

项目	操作项目	操作要求	要点说明及解释
一、评 估 与 准备	患者	✦ 评估患者的年龄、病情、医疗诊断、意识状态、生命体征等 ✦ 评估患者中毒的时间、途径、毒物种类、性质、量等，来院前是否呕吐 ✦ 评估患者口鼻黏膜有无损伤，有无活动义齿 ✦ 评估患者心理状态，以及对洗胃的耐受能力、合作程度、知识水平、既往经验等 ✦ 向患者及家属解释洗胃的目的、方法、注意事项及配合要点 ✦ 协助患者取舒适体位	✦ 洗胃适应证为非腐蚀性毒物中毒，如有机磷、安眠药、重金属类、生物碱及食物中毒等 ✦ 禁忌证为肝硬化伴食管胃底静脉曲张、胸主动脉瘤、近期有上消化道出血及胃穿孔、胃癌等 ✦ 患者吞服强酸、强碱等腐蚀性药物，禁忌洗胃，以免造成穿孔
	环境	✦ 抢救室环境安静整洁、光线明亮、温度适宜 ✦ 抢救设备齐全	

	用物	✦ 口服催吐法
		  ✦ 治疗车上层：治疗盘内置量杯（或水杯）、压舌板、水温计、弯盘、防水布；按医嘱根据毒物性质准备洗胃溶液（表1-25-1），一般用量为10000~20000ml，温度25~38℃为宜
		  ✦ 治疗车下层：生活垃圾桶、医用垃圾桶、盛洗胃液水桶和污水水桶
		✦ 洗胃机洗胃法
		  ✦ 治疗车上层：治疗盘内置无菌洗胃包（内有胃管、镊子、纱布或使用一次性胃管）、防水布、治疗巾、检验标本容器或试管、量杯、水温计、压舌板、弯盘、棉签、50ml注射器、听诊器、手电筒、液体石蜡、胶布、洗胃溶液同上，必要时备张口器、牙垫、舌钳放于治疗碗内
		  ✦ 治疗车下层：生活垃圾桶、医用垃圾桶、盛洗胃液水桶和污水水桶
		  ✦ 用物准备齐全，摆放合理美观
			✦ 检查全自动洗胃机性能良好（图1-25-1）
			✦ 腐蚀性药物中毒可按医嘱给药物或迅速给予物理性对抗剂，如牛奶、豆浆、蛋清、米汤等以保护胃黏膜

二、洗 胃 操 作过程	核对 解释	✦ 备齐用物携至患者床旁 ✦ 核对患者床号、姓名及腕带 ✦ 再次向患者及家属解释洗胃的目的、方法及配合要点 ✦ 有义齿者取下义齿，防止脱落、误咽	✦ 确认患者，避免差错事故的发生 ✦ 服毒后4~6小时内洗胃最有效
	口服催吐法	✦ 协助患者取坐位 ✦ 帮助患者围好围裙，置污物桶于患者座位前或床旁 ✦ 指导患者自饮灌洗液，每次饮液量约300~500ml ✦ 嘱患者自呕或（和）用压舌板刺激舌根催吐 ✦ 如此反复"自饮→催吐"，直至吐出的灌洗液澄清无味	✦ 此种方法用于服毒量少的清醒、合作者 ✦ 灌洗液澄清无味表示毒物已基本洗干净

	全自动
	洗胃机洗胃
		✦ 使用前通电，检查洗胃机功能完好，并连接各种管道
		✦ 插胃管
		  ✦ 用液体石蜡润滑胃管前端的1/3
		  ✦ 插入长度为前额发际至剑突的距离
		  ✦ 由口腔插入胃内约55~60cm
		  ✦ 确定胃管确实在胃内（通过三种方法检测胃管的位置，其方法同"鼻饲法"）
		  ✦ 用胶布固定胃管
		✦ 连接洗胃管
		  ✦ 将已配好的洗胃液倒入水桶内
		  ✦ 药管的另一端放入洗胃液桶内
		  ✦ 污水管的另一端放入空水桶内
		  ✦ 胃管的另一端与已插好的患者胃管相连
		  ✦ 调节药液流速
			✦ 洗胃机能自动、迅速、彻底清除胃内毒物
			✦ 通过自控电路的控制使电磁阀自动转换动作，分别完成向胃内冲洗药液和吸出胃内容物的过程
			✦ 药管口必须始终浸没在洗胃液的液面下
			✦ 冲洗时"冲"灯亮，吸引时"吸"灯亮
			✦ 洗胃中，如患者有腹痛、休克、洗出液呈血性，应立即停止洗胃，采取相应的急救措施

项目	操作项目	操作要求	要点说明及解释
二、洗胃操作过程	全自动洗胃机洗胃	✦ 吸出胃内容物 　✦ 按洗胃机的"手吸"键，吸出胃内物送检 　✦ 再按"自动"键，机器即开始对胃进行自动冲洗 　✦ 直至洗出液澄清无味为止 ✦ 洗胃过程中观察患者 ✦ 观察洗出溶液的性质、颜色、气味、量 ✦ 观察患者面色、脉搏、呼吸和血压的变化 ✦ 观察有无洗胃并发症，如急性胃扩张、胃穿孔、大量低渗液洗胃致水中毒、水及电解质紊乱、酸碱平衡失调，昏迷患者误吸或过量胃内液体反流致窒息、迷走神经兴奋致反射性心搏骤停	
三、洗胃后处理	整理记录	✦ 洗胃完毕，将胃管反折、拔出 ✦ 协助患者漱口、洗脸、取舒适卧位 ✦ 整理床单位 ✦ 清理用物 ✦ 自动洗胃机三管（药管、胃管、污水管）同时放入清水中，按"清洗"键，清洗各管腔后，将各管同时取出，待机器内水完全排尽后，按"停机"键关机，备用 ✦ 记录洗胃液名称、量，洗出溶液的颜色、气味、性质、量，以及患者的全身反应和洗胃并发症	✦ 反折胃管可防止管内液体误入气管 ✦ 促进患者舒适 ✦ 清洗以免各管道被污物堵塞或腐蚀
	健康指导	✦ 幽门梗阻患者洗胃时，告知患者应在饭后 4~6 小时或空腹进行；并记录胃内潴留量，便于了解梗阻程度，即胃内潴留量＝洗出量-灌入量 ✦ 告知患者和家属操作过程中可能会出现的恶心等不适、有误吸的可能与风险，出现不适时，应立即与护士沟通，及时处理 ✦ 对自服毒物者耐心劝导，针对患者的心理状况，帮助其改变认知，并为患者保守秘密与隐私，减轻其心理负担	

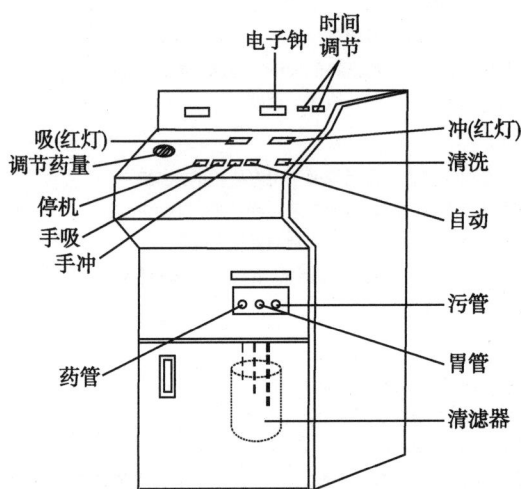

图 1-25-1　全自动洗胃机洗胃

表 1-25-1　常用洗胃溶液

毒物种类	常用洗胃溶液	禁忌药物	作用机理
酸性物	✦ 镁乳、蛋清水、牛奶		✦ 蛋清水可黏附于黏膜表面或创面上，从而起到保护作用，并减轻患者疼痛
碱性物	✦ 5%醋酸、白蜡、蛋清水、牛奶		

毒物种类	常用洗胃溶液	禁忌药物	作用机理
氰化物	✦ 3%过氧化氢溶液引吐 ✦ 1:15 000~1:20 000 高锰酸钾洗胃		✦ 氧化剂可将化学性毒物氧化，改变其性能，从而减轻或去除其毒性
敌敌畏	✦ 2%~4%碳酸氢钠溶液 ✦ 1%盐水 ✦ 1:15000~1:20000 高锰酸钾溶液		
1605、1059、4049（乐果）	✦ 2%~4%碳酸氢钠溶液	高锰酸钾	✦ 1605、1509、4049（乐果）等禁用高锰酸钾洗胃，否则可氧化成毒性更强的物质
敌百虫	✦ 1%盐水或清水 ✦ 1:15000~1:20000 高锰酸钾	碱性药物	✦ 敌百虫遇碱性药物可分解出毒性更强的敌敌畏，其分解过程随碱性的增强和温度的升高而加速
DDT（灭害灵）666	✦ 温开水或生理盐水洗胃 ✦ 50%硫酸镁导泻	油性药物	
酚类	✦ 50%硫酸镁导泻 ✦ 温开水或植物油洗胃至无酚味为止 ✦ 洗胃后多次服用牛奶、蛋清保护胃黏膜	液体石蜡	
河豚、生物碱、毒蕈	✦ 1%~3%鞣酸		
苯酚（石炭酸）	✦ 1:15000~1:20000 高锰酸钾		
巴比妥类（安眠药）	✦ 1:15000~1:20000 高锰酸钾 ✦ 50%硫酸钠导泻	硫酸镁	✦ 硫酸钠导泻，是利用其在肠道内形成的高渗透压，而阻止肠道水分和残存的巴比妥类药物的吸收，促其尽早排出体外 ✦ 硫酸钠对心血管和神经系统没有抑制作用，不会加重巴比妥类药物中毒
异烟肼（雷米封）	✦ 1:15000~1:20000 高锰酸钾 ✦ 50%硫酸钠导泻		
灭鼠药　磷化锌	✦ 1:15000~1:20000 高锰酸钾、0.5%硫酸铜洗胃 ✦ 0.5%~1%硫酸铜溶液每次 10ml，每5~10 分钟口服一次，配合用压舌板等刺激舌根引吐	鸡蛋、牛奶、脂肪及其他油类食物	✦ 口服硫酸铜可使磷化锌成为无毒的磷化铜沉淀，阻止吸收，促使其排出体外 ✦ 磷化锌易溶于油类物质，忌用脂肪性食物，以免促使磷的溶解吸收
抗凝血（敌鼠钠等）	✦ 催吐 ✦ 温水洗胃 ✦ 50%硫酸钠导泻	碳酸氢钠溶液	
有机氟类（氟乙酰胺等）	✦ 0.2%~0.5%氯化钙或淡石灰水洗胃 ✦ 50%硫酸钠导泻 ✦ 饮用豆浆、蛋白水、牛奶等		
发芽马铃薯	✦ 1%活性炭悬浮液		

1. 护士在洗胃过程中,应观察患者哪些方面的病情变化?

2. 洗胃过程中患者出现腹痛、休克时,护士应如何处理?

（刘　伟）

实训二十六　标本采集法

【实训学时】

2 学时

【实训目标】

1. 能够说出血液、尿液、粪便、痰及咽拭子标本采集的目的和注意事项

2. 能够使用正确的方法采集各种标本,操作规范

3. 操作中能够注重人文关怀,与患者及家属进行良好的沟通,取得患者的配合

4. 在过程中,注意观察患者反应,能够及时发现和解决问题

【实训程序——静脉血标本采集】

项目	操作项目	操作要求	要点说明及解释
一、评估与准备	患者	✦ 评估患者 　✦ 患者的病情、治疗情况、意识状态、肢体活动能力 　✦ 患者对血液标本采集的认知程度及合作程度 　✦ 患者有无生理因素影响,如吸烟、饮食、运动、情绪波动、妊娠、体位、饮酒、饮茶或咖啡等 　✦ 需做的检查项目、采血量等是否需要特殊准备 　✦ 患者静脉充盈度及管壁弹性,穿刺部位的皮肤状况,如有无冻疮、炎症、水肿、结节、瘢痕、破损等 ✦ 向患者及家属解释静脉血标本采集的目的、方法、临床意义、注意事项及配合要点 ✦ 协助患者取舒适卧位	
	环境	✦ 病室安静整洁,温湿度适宜 ✦ 光线充足或有足够的照明	
	用物	✦ 治疗车上层:注射盘、检验申请单、标签或条形码、棉签、消毒液、止血带、一次性垫巾、胶布、弯盘,手消毒液;一次性密闭式双向采血针及真空采血管,如为非真空采血则准备一次性注射器(规格视采血量而定)及针头或头皮针,以及标本容器(试管、密封瓶),按需要准备酒精灯、火柴 ✦ 治疗车下层:生活垃圾桶、医用垃圾桶、锐器盒 ✦ 用物准备齐全,摆放合理美观	✦ 核对医嘱、检验申请单、标签(或条形码)及标本容器(或真空采血管) ✦ 无误后贴标签(或条形码)于标本容器(或真空采血管)外壁上
二、静脉血标本采集操作过程	核对解释	✦ 备齐用物携至患者床旁 ✦ 依据检验申请单查对患者的床号、姓名、住院号及腕带 ✦ 核对检验申请单、标本容器(或真空采血管)以及标签(或条形码)是否一致 ✦ 再次向患者及家属说明标本采集的目的及配合方法	✦ 确认患者,操作前查对 ✦ 严格执行查对制度及无菌技术操作原则

项目	操作项目	操作要求	要点说明及解释
二、静脉血标本采集操作过程	选择静脉	✦ 选择合适的静脉 ✦ 将一次性垫巾置于穿刺部位下 ✦ 常规消毒皮肤,直径不少于 5cm ✦ 按静脉注射法系止血带	✦ 嘱患者握拳,使静脉充盈
	真空采血器采血	✦ 操作中查对 ✦ 操作者取下真空采血针护针帽 ✦ 手持采血针 ✦ 按静脉注射法行静脉穿刺 ✦ 见回血,固定针柄 ✦ 将采血针另一端刺入真空管,采血至需要量 ✦ 如需多管采血,可再直接插入所需的真空管 ✦ 采血完毕,迅速拔出针头 ✦ 按压患者穿刺局部 1~2 分钟	✦ 当血液流入采血管时,即松开止血带 ✦ 采血结束,先拔真空管,后拔去针头,再按压穿刺部位止血
	注射器采血	✦ 操作者持一次性注射器或头皮针 ✦ 按静脉注射法行静脉穿刺 ✦ 见回血后抽取所需血量 　✦ 血培养:一般取血 5ml 　✦ 对亚急性细菌性心内膜炎患者,为提高培养阳性率,采血 10~15ml ✦ 抽血完毕,松止血带,防止皮下出血或淤血 ✦ 嘱患者松拳 ✦ 迅速拔出针头 ✦ 按压局部 1~2 分钟 ✦ 将血液注入标本容器 　✦ 血培养标本:打开瓶盖常规消毒培养瓶橡皮塞,至少停留 2 分钟,待消毒剂完全干燥,以上步骤重复 3 次;采集所需血液量后,取下针头,更换 20G 新针头,并将所需血液量注入血培养瓶 　✦ 全血标本:取下针头,将血液沿管壁缓慢注入盛有抗凝剂的试管内,轻轻摇动,使血液与抗凝剂充分混匀 　✦ 血清标本:取下针头,将血液沿管壁缓慢注入干燥试管内 ✦ 勿将泡沫注入,避免震荡,以免红细胞破裂溶血	✦ 穿刺时一旦出现局部血肿,立即拔出针头,按压局部,另选其他静脉重新穿刺 ✦ 凝血功能障碍患者拔针后按压时间延长至 10 分钟 ✦ 同时抽取不同种类的血标本,应先将血液注入血培养瓶,然后注入抗凝管,最后注入干燥试管 ✦ 血培养标本应在使用抗生素前采集,如已使用应在检验申请单上注明 ✦ 血培养瓶如有多种,先注入厌氧瓶,然后再注入需氧瓶中
三、静脉采血后处理	整理记录	✦ 静脉采血完毕,取下一次性垫巾 ✦ 整理床单位 ✦ 协助患者取舒适卧位 ✦ 用物分类处置 ✦ 洗手 ✦ 记录采血、送检时间并签名 ✦ 再次核对检验申请单、患者、标本 ✦ 标本及时送检	✦ 注意穿刺部位皮肤有无血肿及出血,如发现血肿及出血应及时处理 ✦ 标本应及时送检,以免影响检验结果
	健康指导	✦ 指导患者及家属,要按压穿刺部位止血,不要揉穿刺部位,以免局部淤血 ✦ 告知空腹采血的患者及家属,在采血前应禁食禁水	

相关链接

采集静脉血标本

1. 采血时间　不同的血液测定项目对血液标本的采集时间有不同的要求

(1)空腹采血:血液生化检验一般要求早晨空腹安静时采血。指导患者晚餐后禁食,至次日晨采血,空腹约 12~14 小时。理想的采血时间是早晨 7:00~8:00。但过度空腹达 24 小时以上,某些检验会有异常结果,例如血清胆红素可因空腹 48 小时而增加 240%,血糖可因空腹过长而减少为低血糖。

(2)定时采血:为了解有昼夜节律性变动的指标,应定时采血,即在规定的时间段内采集标本。如口服葡萄糖耐量试验、药物血浓度监测、激素测定等应定时采血。血样采集应在不服药期间进行,如在早晨服药前。

2. 血标本处理

(1)真空采血器采血时,多个组合检测项目同时采血时应按下列顺序采血:血培养→无添加剂管→凝血管→枸橼酸钠管→肝素管→EDTA 管→草酸盐-氟化钠管。

(2)全血标本或需抗凝血的标本,采血后立即上下颠倒 5~10 次混匀,不可用力震荡。

(3)做血培养时,血培养瓶如有多种,如同时加做霉菌血液培养时,血液注入顺序:厌氧血液培养瓶→需氧血液培养瓶→霉菌血液培养瓶,先注射厌氧瓶,尽量减少接触空气时间。

【实训程序——动脉血标本采集法】

项目	操作项目	操作要求	要点说明及解释
一、评估与准备	患者	✦ 评估患者 　✦ 病情、治疗情况、意识状态及肢体活动能力 　✦ 患者对动脉血标本采集的认知与合作程度 　✦ 患者穿刺部位的皮肤及动脉搏动情况 　✦ 患者用氧或呼吸机使用情况(呼吸及参数的设置) 　✦ 患者有无血液性传染疾病,以及有无进食热饮、洗澡、运动等 ✦ 向患者及家属解释动脉血标本采集的目的、方法、临床意义、注意事项及配合要点 ✦ 协助患者取舒适体位	✦ 有出血倾向者,慎用动脉穿刺法采集动脉血标本
	环境	✦ 同"静脉血标本采集法"	
	用物	✦ 治疗车上层:注射盘、检验申请单、标签或条形码、动脉血气针(或 2ml/5ml 一次性注射器及肝素适量、无菌软木塞或橡胶塞)、一次性治疗巾、无菌纱布、弯盘、消毒棉签、消毒液、无菌手套、小沙袋,手消毒液 ✦ 治疗车下层:生活垃圾桶、医用垃圾桶、锐器盒 ✦ 用物准备齐全,摆放合理美观	✦ 核对医嘱、检验申请单、标签(或条形码)及标本容器(或真空采血管)无误后贴标签(或条形码)于标本容器(或真空采血管)外壁上
二、动脉采血操作过程	核对解释	✦ 备齐用物携至患者床旁 ✦ 依据检验申请单查对患者的床号、姓名、住院号及腕带 ✦ 核对检验申请单、标本容器(或真空采血管)以及标签(或条形码)是否一致 ✦ 再次向患者及家属说明标本采集的目的及配合方法 ✦ 根据需要为患者暂停吸氧	✦ 确认患者,操作前查对 ✦ 严格执行查对制度及无菌技术操作原则
	选择动脉	✦ 协助患者取舒适体位 ✦ 选择合适动脉 ✦ 将一次性垫巾置于穿刺部位下 ✦ 夹取无菌纱布放于一次性垫巾上 ✦ 打开橡胶塞(一次性注射器采血时) ✦ 常规消毒皮肤,直径至少 8cm ✦ 戴无菌手套或常规消毒术者左手示指和中指	✦ 一般选用股动脉或桡动脉

项目	操作项目	操作要求	要点说明及解释
二、动脉采血操作过程	动脉血气针采血	✦ 操作中查对 ✦ 将针栓推到底部，拉到预设位置 ✦ 拔去护针帽 ✦ 定位动脉 ✦ 桡动脉穿刺点：为前臂掌侧腕关节上 2cm、动脉搏动明显处 ✦ 股动脉穿刺点：在腹股沟股动脉搏动明显处，穿刺时，患者取仰卧位，下肢伸直略外展外旋，以充分暴露穿刺部位 ✦ 采血器与皮肤呈 45°~90° 角度进针 ✦ 采血针进入动脉后，血液自然涌入动脉采血器，空气迅速通过孔石排出 ✦ 血液液面达到预设位置，孔石遇湿封闭 ✦ 拔出动脉采血器，用无菌纱布按压穿刺部位 5~10 分钟 ✦ 将动脉采血器针头垂直插入橡皮针塞中（配套的） ✦ 按照医院规定丢弃针头和针塞，如有需要排除气泡，螺旋拧上安全针座帽 ✦ 颠倒混匀 5 次，手搓样品管 5 秒以保证抗凝剂完全作用，保证充分抗凝 ✦ 立即送检分析，如超过 15 分钟需冰镇	✦ 3ml 动脉采血器预设至 1.6ml ✦ 1ml 动脉采血器预设至 0.6ml ✦ 新生儿宜选择桡动脉穿刺，因股动脉穿刺垂直进针时易伤及髋关节 ✦ 采血器内不可有空气，以免影响检验结果 ✦ $PaCO_2$、PaO_2、乳酸等检测，标本必须在 15 分钟内进行检测 ✦ 检测乳酸盐时，在标本采集到检测的过程中，需将采血器始终放在冰水中保存
	一次性注射器采血	✦ 穿刺前先抽吸肝素 0.5ml，湿润注射器管腔后弃去余液，以防血液凝固 ✦ 用左示指和中指触及动脉搏动最明显处并固定动脉于两指间 ✦ 右手持注射器在两指间垂直刺入或与动脉走向呈 45° 刺入动脉 ✦ 见有鲜红色血液涌进注射器，即以右手固定穿刺针的方向和深度 ✦ 左手抽取血液至所需量 ✦ 采血完毕，迅速拔出针头 ✦ 局部用无菌纱布加压止血 5~10 分钟（指导患者或家属正确按压） ✦ 必要时用沙袋压迫止血 ✦ 针头拔出后立即刺入软木塞或橡胶塞，以隔绝空气 ✦ 轻轻搓动注射器使血液与肝素混匀，防止血标本凝固	✦ 采血过程中保持针尖固定 ✦ 血气分析采血量一般为 0.1~1ml ✦ 直至无出血为止，凝血功能障碍患者拔针后按压时间延长 ✦ 注射器内不可有空气，以免影响检验结果
三、采血后处理	整理记录	✦ 操作完毕，取下一次性垫巾 ✦ 协助患者取舒适卧位，询问患者需要，并交代注意事项 ✦ 整理床单位 ✦ 清理用物 ✦ 再次核对检验申请单、患者、标本 ✦ 洗手 ✦ 记录采血、送检时间并签名 ✦ 将标本连同检验申请单及时送检	✦ 操作后查对
	健康指导	✦ 告知患者饮热水、洗澡、运动，需休息 30 分钟后再行采血，避免影响检查结果 ✦ 拔针后，局部用无菌纱布或砂袋加压止血，以免出血或形成血肿，压迫止血至不出血为止 ✦ 在腹股沟股动脉穿刺时，指导患者取仰卧位，下肢伸直略外展外旋，以充分暴露穿刺部位	

相关链接

动脉采血时防止气体逸散

采集血气分析样本，抽血时注射器内不能有空泡，抽出后立即密封针头，隔绝空气，因空气中的氧分压高于动脉血,二氧化碳分压低于动脉血。

做二氧化碳结合力测定时,盛血标本的容器亦应加塞盖紧,避免血液与空气接触过久,影响检验结果,所以采血后应立即送检。

【实训程序——尿液标本的采集】

项目	操作项目	操作要求	要点说明及解释
一、评估与准备	患者	✦ 评估患者的病情、临床诊断、治疗状况(意识状态、心理状况、沟通交流及合作能力等) ✦ 评估患者近期是否使用抗生素 ✦ 向患者及家属解释留取尿标本的目的、方法和配合要点	
	环境	✦ 宽敞、安静、安全、隐蔽	

	用物	✦ 检验申请单、标签或条形码,手消毒液
		✦ 根据检验目的的不同,另备用物:
		  ✦ 尿常规标本:一次性尿常规标本容器,必要时备便盆或尿壶
		  ✦ 12小时或24小时尿标本:集尿瓶(容量3000～5000ml)、防腐剂(常用防腐剂请见表1-26-1)
		  ✦ 尿培养标本:无菌标本容器、无菌手套、无菌棉球、消毒液、便器或尿壶、屏风、肥皂水或1:5000高锰酸钾水溶液、无菌生理盐水,必要时备导尿包或一次性注射器及无菌棉签
		✦ 生活垃圾桶、医用垃圾桶
		✦ 用物准备齐全,摆放合理美观
			✦ 核对医嘱、检验申请单、标签(或条形码)及标本容器,无误后贴标签(或条形码)于标本容器外壁上

二、尿液标本采集操作过程	核对解释	✦ 备齐用物携至患者床旁 ✦ 依据检验申请单查对患者的床号、姓名、住院号及腕带 ✦ 核对检验申请单、标本容器以及标签(或条形码)是否一致 ✦ 再次向患者及家属说明标本采集的目的及配合方法	✦ 确认患者,防止发生差错

	采集尿常规标本	✦ 屏风遮挡、保护患者隐私
		✦ 能自理患者
		  ✦ 给予患者标本容器
		  ✦ 嘱其将晨起第一次尿留于容器内
		  ✦ 除测定尿比重需留100ml以外,其余检验留取30~50ml
		✦ 行动不便患者
		  ✦ 协助患者在床上使用便器
		  ✦ 收集尿液于标本容器中
		✦ 留置导尿患者
		  ✦ 于集尿袋下方引流孔处
		  ✦ 打开橡胶塞收集尿液
			✦ 新鲜晨尿较浓缩,条件恒定,便于对比,且未受饮食的影响,所以检验结果较准确
			✦ 卫生纸勿丢入便器内
			✦ 婴儿或尿失禁患者可用尿套或尿袋协助收集

	采集12小时或24小时尿标本	✦ 将检验申请单标签或条形码贴于集尿瓶上,注明留取尿液的起止时间
		✦ 留取12小时尿标本
		  ✦ 嘱患者于7:00pm排空膀胱,开始留取尿液至次晨7:00am留取最后一次尿液
		  ✦ 留取24小时尿标本
		  ✦ 嘱患者于7:00am排空膀胱,开始留取尿液,至次晨7:00am留取最后一次尿液
		✦ 集尿瓶应放在阴凉处,根据检验要求在尿中加防腐剂(于第一次尿液倒入后添加防腐剂)
		✦ 请患者将尿液先排在便器或尿壶内,然后再倒入集尿瓶内
		✦ 留取最后一次尿液后,将12小时或24小时的全部尿液盛于集尿瓶内,测总量,记录于检验单上
			✦ 必须在医嘱规定的时间内留取,不可多于或少于12小时或24小时,以得到正确的检验结果
			✦ 7:00pm或7:00am尿液为检查前存留在膀胱内的,不应留取
			✦ 充分混匀,从中取适量(一般为20~50ml)于清洁干燥有盖容器内立即送检,余尿弃去

项目	操作项目	操作要求	要点说明及解释
二、尿液标本采集操作过程	采集尿培养标本	✦ 中段尿留取法 　✦ 屏风遮挡，保护患者隐私 　✦ 协助患者取坐位或平卧位，放好便器 　✦ 护士戴手套，协助（或按要求）对成年男性或女性用肥皂水或 1:5000 高锰酸钾水溶液清洗尿道口和外阴部 　✦ 再用消毒液冲洗尿道口，无菌生理盐水冲去消毒液 　✦ 患者排尿弃去前段尿液 　✦ 收集中段尿 5~10ml 盛于带盖的无菌容器内送检 ✦ 导尿术留取法 　✦ 按导尿术要求，分别清洁、消毒外阴、尿道口 　✦ 再按照导尿术引流尿液，见尿后弃去前段尿液 　✦ 接中段尿 5~10ml 于无菌试管中送检 ✦ 留置导尿管术留取法 　✦ 留置导尿时，用无菌消毒法消毒导尿管外部及导尿管口 　✦ 用无菌注射器通过导尿管抽吸尿液送检 ✦ 脱手套	✦ 严格无菌操作，以免污染尿液 ✦ 采集中段尿时，应在患者膀胱充盈时进行 ✦ 尿液内勿混入消毒液，以免产生抑菌作用影响检验结果 ✦ 危重、昏迷或尿潴留患者，可通过导尿术留取尿培养标本 ✦ 长期留置导尿管者应更换新导尿管后再留尿 ✦ 不可采集尿液收集袋中的尿液送检 ✦ 按手套的使用流程处理手套
三、操作后处理	整理记录	✦ 协助患者整理衣裤 ✦ 整理床单位 ✦ 清理用物 ✦ 再次查对医嘱和标本 ✦ 标本密封后放于转运容器里外送，保证检验结果的准确性 ✦ 洗手 ✦ 记录尿液总量、颜色、气味，以及采集和送检标本的时间等	✦ 按《医疗废弃物处理条例》处置用物 ✦ 按常规消毒处理用物
	健康指导	✦ 指导能自理的患者，采集尿培养标本时，先用肥皂水或 1:5000 高锰酸钾水溶液清洗尿道口和外阴部，再用消毒液冲洗尿道口，无菌生理盐水冲去消毒液，然后排尿弃去前段尿液，收集中段尿 5~10ml 盛于带盖的无菌容器内送检 ✦ 告知并提醒患者采集标本的时间	

表 1-26-1　常用防腐剂的使用

防腐剂	作用	用法	临床应用
甲醛	防腐和固定尿中有机成分	每 100ml 尿液加 400mg/L 甲醛 0.5ml	艾迪计数（12 小时尿细胞计数）等
浓盐酸	保持尿液在酸性环境中，防止尿中激素被氧化	24 小时尿中加 10ml/L 浓盐酸	内分泌系统的检查，如 17-酮类固醇、17-羟类固醇等
甲苯	保持尿中化学成分不变	第一次尿量倒入后，每 100ml 尿液中加甲苯 0.5ml（即甲苯浓度为 5~20ml/L）	尿蛋白定量、尿糖定量检查

【实训程序——粪便标本的采集】

项目	操作项目	操作要求	要点说明及解释
一、评估与准备	患者	✦ 评估患者的病情、临床诊断、意识状态、合作程度、心理状况 ✦ 向患者及家属解释留取粪便标本的目的、方法和配合要点	
	环境	✦ 安静、安全、隐蔽	

项目	操作项目	操作要求	要点说明及解释
一、评估与准备	用物	✦ 检验申请单、标签或条形码、手套、手消毒液 ✦ 根据检验目的的不同,另备用物: 　✦ 常规标本:检便盒(内附棉签或检便匙)、清洁便盆 　✦ 培养标本:无菌培养容器、无菌棉签、消毒便盆 　✦ 隐血标本:检便盒(内附棉签或检便匙)、清洁便盆 　✦ 寄生虫及虫卵标本:检便盒(内附棉签或检便匙)、透明塑料薄膜或软黏透明纸拭子或透明胶带或载玻片(查找蛲虫)、清洁便盆 ✦ 生活垃圾桶、医用垃圾桶 ✦ 用物准备齐全,摆放合理美观	✦ 核对医嘱、检验申请单、标签(或条形码)及标本容器,无误后贴检验申请单标签(或条形码)于标本容器外壁上
二、粪便标本采集操作过程	核对解释	✦ 备齐用物携至患者床旁 ✦ 依据检验申请单查对患者的床号、姓名、住院号及腕带 ✦ 核对检验申请单、标本容器以及标签(或条形码)是否一致 ✦ 再次向患者及家属说明标本采集的目的及配合方法	✦ 确认患者 ✦ 防止发生差错
	采集粪便常规标本	✦ 嘱患者排便于清洁便盆内 ✦ 排便时避免尿液排出 ✦ 用棉签或检便匙,取脓、血、黏液部分或粪便表面、深处,以及粪端多处 ✦ 取材约5g新鲜粪便 ✦ 置于检便盒内送检,防止粪便干燥	✦ 粪便标本中也不可混入尿液、植物、泥土、污水等异物 ✦ 不应从卫生纸或衣裤、纸尿裤等物品上留取标本,以免影响检验结果 ✦ 不能用棉签有棉絮端挑取标本
	采集粪便培养标本	✦ 嘱患者排便于消毒便盆内 ✦ 用无菌棉签,取黏液脓血部分或中央部分粪便2~5g,置于无菌培养容器内 ✦ 盖紧瓶塞送检 ✦ 细菌检验用标本应全部无菌操作 ✦ 收集于灭菌封口的容器内	✦ 保证检验结果准确 ✦ 尽量多处取标本以提高检验阳性率
	隐血标本	✦ 按"粪便常规标本"采集	
	采集粪便寄生虫及虫卵标本	✦ 检查寄生虫及虫卵 　✦ 嘱患者排便于便盆内 　✦ 用棉签或检验匙 　✦ 取不同部位带血或黏液部分5~10g送检 ✦ 检查蛲虫 　✦ 用透明塑料薄膜或软黏透明纸拭子,在半夜12点或清晨排便前,于肛门周围皱襞处拭取标本,立即送检 　✦ 或嘱患者睡觉前或清晨未起床前,将透明胶带贴于肛门周围处,取下并将已粘有虫卵的透明胶带面,贴在载玻片上或将透明胶带对合,立即送检验室,做显微镜检查 ✦ 检查阿米巴原虫 　✦ 将便盆加温至接近人体的体温 　✦ 患者排便后标本连同便盆立即送检	✦ 蛲虫常在午夜或清晨爬到肛门处产卵 ✦ 有时需要连续采集数天 ✦ 保持阿米巴原虫的活动状态,因阿米巴原虫在低温的环境下失去活力而难以查到 ✦ 及时送检,防止阿米巴原虫死亡
三、操作后处理	整理记录	✦ 按常规消毒处理用物 ✦ 洗手 ✦ 记录粪便的形状、颜色、气味,以及标本采集和送检的时间等	✦ 根据生物性医疗废弃物处理原则,处理用物,避免交叉感染
	健康指导	✦ 向患者说明正确留取标本对检验结果的重要性 ✦ 教会患者留取标本的正确方法,确保检验结果的准确性	✦

【实训程序——痰液标本的采集】

项目	操作项目	操作要求	要点说明及解释
一、评估与准备	患者	✦ 评估患者的年龄、病情、治疗情况，心理状态及合作程度。 ✦ 向患者及家属解释痰液标本采集的目的、方法、注意事项及配合要点 ✦ 协助患者取舒适卧位，漱口	
	环境	✦ 温度适宜、光线充足、环境安静	
	用物	✦ 检验申请单、标签或条形码、医用手套、手消毒液 ✦ 根据检验目的的不同，另备用物： ✦ 常规痰标本：痰盒 ✦ 痰培养标本：无菌痰盒、漱口溶液（朵贝尔溶液、冷开水） ✦ 24小时痰标本：广口大容量痰盒、防腐剂（如苯酚） ✦ 无力咳痰者或不合作者：一次性集痰器、吸痰用物（吸引器、吸痰管）、一次性手套 ✦ 生活垃圾桶、医用垃圾桶 ✦ 用物准备齐全，摆放合理美观	✦ 核对医嘱、检验申请单、标签（或条形码）及标本容器，无误后贴检验申请单标签（或条形码）于标本容器外壁上 ✦ 收集痰培养标本需备无菌用物
二、痰液标本采集操作过程	核对解释	✦ 备齐用物携至患者床旁 ✦ 依据检验申请单查对患者的床号、姓名、住院号及腕带 ✦ 核对检验申请单、标本容器以及标签（或条形码）是否一致 ✦ 再次向患者及家属说明标本采集的目的及配合方法 ✦ 协助患者取舒适卧位	✦ 确认患者，防止发生差错
	采集痰液常规标本	✦ 能自己留痰者 ✦ 患者晨起并漱口 ✦ 深呼吸数次后用力咳出气管深处的痰液，置于痰盒中 ✦ 无力咳痰或不合作者 ✦ 操作者戴手套 ✦ 协助患者取合适体位，叩击胸背部 ✦ 用一次性集痰器（图1-26-1）分别连接吸引器和吸痰管吸痰 ✦ 置痰液于集痰器	✦ 用清水漱口，去除口腔中杂质 ✦ 如痰液不易咳出，可配合雾化吸入等方法，使痰液松动 ✦ 一次性集痰器一端连接吸引器，一端连接吸痰管或直接吸痰（如为吸痰管）
	采集痰液培养标本	✦ 自然咳痰法 ✦ 晨痰最佳 ✦ 先用朵贝尔溶液再用冷开水洗漱、清洁口腔和牙齿 ✦ 深吸气后再用力咳出呼吸道深部的痰液于无菌容器中，痰量不得少于1ml ✦ 痰咳出困难时，先雾化吸入生理盐水，再咳出痰液于无菌容器中 ✦ 小儿取痰法 ✦ 用弯压舌板向后压舌，将无菌拭子探入咽部 ✦ 小儿因压舌板刺激引起咳嗽 ✦ 喷出的肺或气管分泌物粘在拭子上即可送检 ✦ 留取痰液的量： ✦ 细菌培养：>1ml ✦ 真菌培养：2~5ml ✦ 分枝杆菌培养：5~10ml ✦ 寄生虫检查：3~5ml	✦ 先用漱口溶液漱口，再用清水漱口 ✦ 需无菌物品、无菌操作，防止标本污染
	采集24小时痰标本	✦ 时间：晨起漱口后（7:00am）第一口痰起至次晨漱口后（7:00am）第一口痰止 ✦ 方法：24小时痰液全部收集于广口痰盒内	✦ 正常人痰量很少，24小时约25ml或无痰液

项目	操作项目	操作要求	要点说明及解释
三、操作后处理	整理记录	✦ 协助患者舒适卧位 ✦ 按常规消毒处理用物 ✦ 洗手 ✦ 记录痰液的外观、性状和24小时痰总量，以及标本采集和送检的时间	✦ 根据生物性医疗废弃物处理原则，处理用物，避免交叉感染
	健康指导	✦ 指导痰液标本收集的方法及注意事项 ✦ 如果做24小时痰量和分层检查时，应指导患者将痰吐在无色广口大玻璃瓶内，加少许防腐剂（如苯酚）防腐	

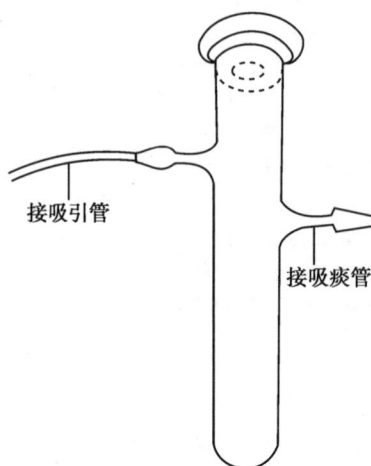

图 1-26-1 一次性集痰器

接吸引管

接吸痰管

【实训程序——咽拭子标本的采集】

项目	操作项目	操作要求	要点说明及解释
一、评估与准备	患者	✦ 评估患者的年龄、病情、治疗情况，心理状态及合作程度 ✦ 向患者及家属解释咽拭子标本采集的目的、方法、注意事项及配合要点 ✦ 协助患者取舒适体位 ✦ 患者愿意配合，进食2小时后再留取标本	✦ 从咽部及扁桃体采取分泌物，做细菌培养或病毒分离，以协助诊断
	环境	✦ 室温适宜、光线充足、环境安静	
	用物	✦ 治疗车上层：无菌咽拭子培养试管、酒精灯、火柴、无菌生理盐水、压舌板、手电筒、检验申请单、标签或条形码、手消毒液 ✦ 治疗车下层：生活垃圾桶、医用垃圾桶 ✦ 用物准备齐全，摆放合理美观 ✦ 无菌物品均在有效期内	✦ 核对医嘱、检验申请单、标签（或条形码）及无菌咽拭子培养试管，无误后贴标签（或条形码）于无菌咽拭子培养试管外壁上
二、咽拭子标本采集操作过程	核对解释	✦ 备齐用物携至患者床旁 ✦ 依据检验申请单查对患者的床号、姓名、住院号及腕带 ✦ 核对检验申请单、无菌咽拭子培养试管以及标签（或条形码）是否一致 ✦ 再次向患者及家属说明标本采集的目的及配合方法 ✦ 协助患者取舒适体位	✦ 确认患者，防止发生差错 ✦ 避免在进食后2小时内留取标本，以防呕吐

项目	操作项目	操作要求	要点说明及解释
二、咽拭子标本采集操作过程	采集标本	✦ 点燃酒精灯 ✦ 按无菌操作要求，从培养试管中取出无菌长棉签 ✦ 用无菌生理盐水蘸湿 ✦ 嘱患者张口，发"啊"音 ✦ 用无菌长棉签迅速擦拭两侧腭弓、咽及扁桃体分泌物 ✦ 做真菌培养时，须在口腔溃疡面上采集分泌物，避免接触正常组织 ✦ 先用一个拭子揩去溃疡或创面浅表分泌物 ✦ 第二个拭子采集溃疡边缘或底部分泌物	✦ 暴露患者咽喉部，必要时可用压舌板压住舌部
三、操作后处理	整理记录	✦ 协助患者取舒适体位 ✦ 整理床单位 ✦ 按常规消毒处理用物 ✦ 洗手 ✦ 记录咽部情况，以及采集和送检标本的时间 ✦ 将咽拭子标本连同检验申请单立即送检	✦ 根据生物性医疗废弃物处理原则，处理用物，避免交叉感染 ✦ 防止标本污染
	健康指导	✦ 向患者及家属解释取咽拭子标本的目的，使其能正确配合 ✦ 教会患者配合采集咽拭子标本的方法及注意事项	

问题与思考

1. 静脉采血过程中，如何将血液注入到标本容器？

2. 为清醒、有自理能力的患者采集尿培养标本时，如何留取中段尿？

3. 对无力咳痰或不合作的患者，护士应如何采取痰标本？

学习小结

　　本章的内容为二十六项主要的基础护理学实训项目。在每项操作过程中，学生学习了该项操作的目的、注意事项，以及禁忌证和适应证等，按照操作步骤，正确且连贯地完成操作过程，从中能够体现出人文关怀，学会与患者进行良好沟通及健康指导的方法，使学生树立以患者为中心的整体护理理念；培养了学生及时发现问题、分析问题和解决问题的能力，以及临床评判性思维能力，为临床实践能力的提高奠定了坚实基础。

（刘　伟）

第二章

内科护理基本操作项目

2

实训一　心电图检查

【实训学时】

2 学时

【实训目标】

1. 能够说出心电图检查的目的及注意事项
2. 能够按照心电图标准规程,正确操作
3. 能够阅读正常心电图及常见异常心电图
4. 操作中能够与患者进行良好的沟通,并正确地指导患者

【实训程序】

项目	操作项目	操作要求	要点说明及解释
一、评估与准备	患者	✦ 评估患者意识、年龄、诊断、性别、病情等 ✦ 评估患者胸部、双侧手腕部、两侧内踝部皮肤情况 ✦ 对清醒患者告知操作的目的及方法、消除紧张情绪、肌肉放松、取得合作 ✦ 协助患者取平卧位	✦ 评估皮肤有无皮疹、伤口、水疱等 ✦ 如果胸部毛发过多,予以剃除 ✦ 患者取平卧位,安静休息 3~5 分钟后操作
	环境	✦ 病室环境整洁、宽敞、安全 ✦ 光照条件好、无电磁波干扰	✦ 关门窗、屏风遮挡患者
	用物	✦ 治疗车上层:心电图机(图 2-1-1)、电源线、肢导线、胸导线、治疗盘、75%酒精棉球、纱布、生理盐水、海绵刷 ✦ 治疗车下层:生活垃圾桶、医用垃圾桶 ✦ 用物准备齐全,摆放合理美观	✦ 打开电源,检查心电图机的各项工作性能
二、心电图检查操作过程	核对解释	✦ 备齐用物携至患者床旁 ✦ 再次核对患者床号、姓名,操作目的、注意事项,取得合作 ✦ 协助患者平卧位	✦ 嘱患者放松 ✦ 调节室温、保暖 ✦ 遮挡患者 ✦ 取下患者金属饰物
	暴露连接部位皮肤	✦ 暴露两手腕的内侧、两下肢的内踝 ✦ 解松衣扣、暴露胸部皮肤 ✦ 上述导联连接部位的皮肤,用酒精棉球擦洗脱脂	✦ 用酒精棉球擦洗脱脂,然后涂上生理盐水,保持皮肤与电极良好接触 ✦ 皮肤发红,再涂导电液
	连接导联线	✦ 接肢体导联:将电极板按照右上肢(红线)、左上肢(黄线)、左下肢(绿线)、右下肢(黑线)连接 ✦ 胸导联电极位置(图 2-1-2): 　✦ V1 胸骨右缘第 4 肋间 　✦ V2 胸骨左缘第 4 肋间 　✦ V3 在 V2 与 V4 连线中点 　✦ V4 左锁骨中线与第 5 肋间相交处 　✦ V5 左腋前线 V4 水平 　✦ V6 左腋中线 V4 水平	✦ 如果出现肌电干扰,可能是皮肤没处理好,与电极接触不良
	描记心电图	✦ 设置操作模式、定准电压和走纸速度和振幅 ✦ 正确描记各导联心电图 ✦ 12 个导联应连续描记 3 个完整波形 ✦ 再检查、核对有无遗漏、伪差 ✦ 观察患者面色、有无不适 ✦ 及时向医生汇报	✦ 标准电压 10mm,走纸速度一般调为 25mm/s ✦ 某个导联拉直线,应检查电极与皮肤接触情况或导联线是否有断线现象

项目	操作项目	操作要求	要点说明及解释
三、操作后处理	撤心电图机	✦ 先将导联开关回到"关"位 ✦ 再关闭电源开关 ✦ 取下胸部电极，撤肢体导联线 ✦ 擦拭患者肢体和胸前皮肤 ✦ 将取下的导联线整齐放好 ✦ 将仪器推回固定位置	✦ 停机时，先向患者说明，取得合作 ✦ 外插电源，使心电图机充电状态备用
	整理 记录	✦ 协助患者取舒适卧位 ✦ 整理床单位 ✦ 清洁电极板、整理用物 ✦ 洗手 ✦ 阅读心电图 ✦ 记录患者姓名、床号，检查日期、时间，保留好心电图	
	健康指导	✦ 告知患者检查前需平静休息 20 分钟、放松心情、关闭随身携带的手表及手机、避免干扰、以免影响检查准确性 ✦ 告知患者如有心慌、胀闷感、刺痛、钝痛、绞痛、间断呼吸困难时需做心电图 ✦ 心电图异常患者、适当活动、保持情绪稳定、保证充足休息、清淡饮食	

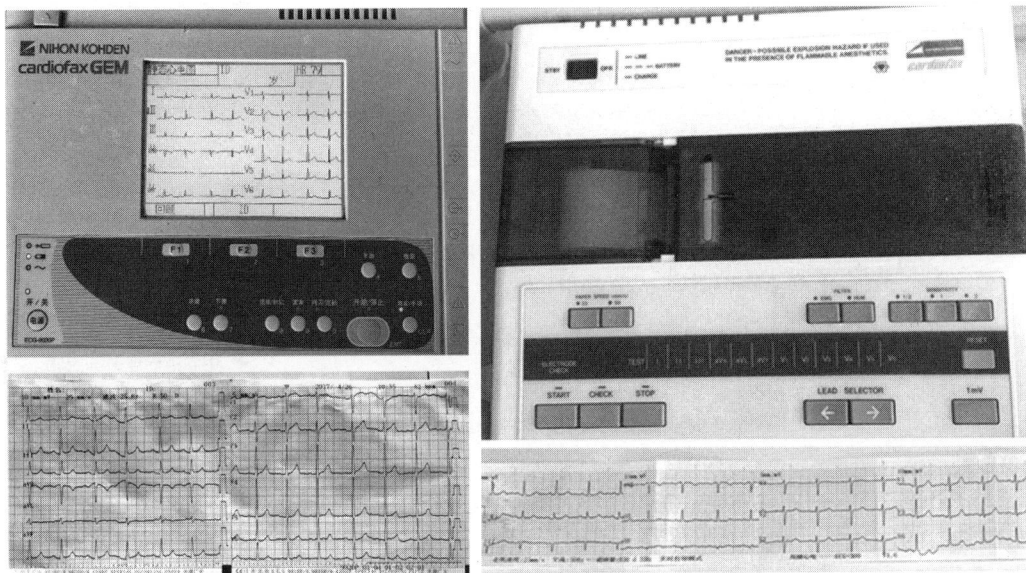

图 2-1-1 各类型心电图机

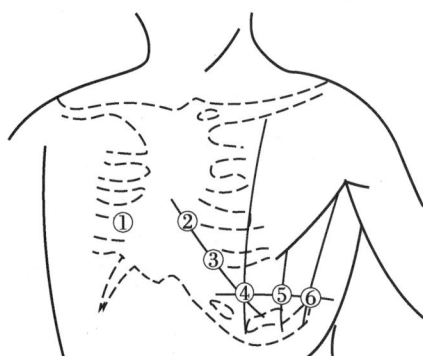

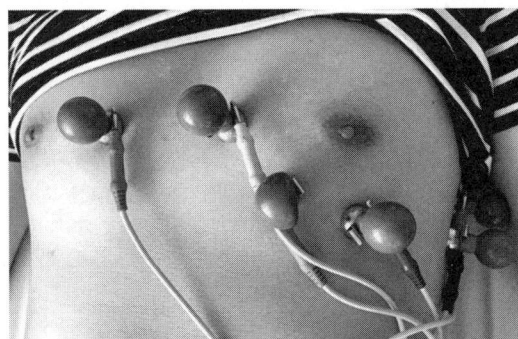

图 2-1-2 各导联电极位置

1. 心电图检查时，经常出现某导联直线的原因有哪些？
2. 心电图检查常见的干扰有哪些？

（安静春）

实训二　心电监护仪使用

【实训学时】

2 学时

【实训目标】

1. 能够说出心电监护的目的及注意事项

2. 在心电监护期间，能够及时发现和解决问题，并能迅速处理突发事件

3. 能够阅读或识别正常及常见异常的心电图

4. 在操作中能够注重人文关怀，与患者进行良好的交流与沟通，并正确地指导患者

【实训程序】

项目	操作项目	操作要求	要点说明及解释
一、评估与准备	患者	✦ 评估患者的病情、意识状态、吸氧流量状况 ✦ 评估患者的局部皮肤、指（趾）甲情况 ✦ 评估患者的配合程度 ✦ 清醒患者告知其目的、方法、取得配合 ✦ 协助患者取舒适卧位	✦ 根据病情，协助患者取平卧位或者半卧位，遮挡患者 ✦ 贴电极片处的皮肤无皮疹、伤口、水疱等
	环境	✦ 病室环境整洁、宽敞、安全 ✦ 光照条件好、无电磁波干扰	✦ 调节室温，遮挡患者
	用物	✦ 治疗车上层：心电监护仪、电源线、导联线，血压袖带；治疗盘内备 75% 乙醇或生理盐水、无菌棉签或纱布、电极片 5 个、护理记录单、笔 ✦ 治疗车下层：生活垃圾桶、医用垃圾桶 ✦ 用物准备齐全，摆放合理美观	✦ 检查心电监护仪性能及导线连接能正常使用 ✦ 乙醇过敏者，可用生理盐水棉球，增加其导电性
二、心电监护操作过程	核对解释	✦ 携用物至患者床旁，核对患者床号、姓名 ✦ 解释其操作目的、注意事项，取得合作 ✦ 协助患者取舒适仰卧位	✦ 嘱患者及家属避免在室内使用手机，以免干扰监测结果
	开机连接导联插件	✦ 稳妥放置监护仪 ✦ 连接监护仪电源，打开主机电源开关 ✦ 检查心电、血氧饱和度监护仪性能 ✦ 连接心电导联线 ✦ 正确连接电极片与导联线 ✦ 连接血氧饱和度插件 ✦ 连接血压插件	✦ 先将导联线与电极片连接好，再固定到皮肤上，防止电极脱落

项目	操作项目	操作要求	要点说明及解释
二、心电监护操作过程	粘贴电极片、连接血氧饱和度和血压袖带	✦ 暴露患者前胸部，正确定位电极片位置 ✦ 用纱布清洁皮肤 ✦ 用75%乙醇纱布擦拭连接处的皮肤，保证电极与皮肤表面接触良好 ✦ 按照监护仪标识要求，将电极片贴到患者胸部正确位置（图2-2-1） 　✦ 右上（RA）：胸骨右缘锁骨中线第一肋间 　✦ 左上（LA）：胸骨左缘锁骨中线第一肋间 　✦ 右下（RL）：右锁骨中线剑突水平处 　✦ 左下（LL）：左锁骨中线剑突水平处 　✦ 胸导（C）：胸骨左缘第四肋间 ✦ 连接血压袖带，袖带展开后应缠绕在患者肘关节上1~2cm处，松紧程度应以能够插入1~2指为宜（避开输液肢体），每6~8小时更换一次测量部位（图2-2-2） ✦ 连接血氧饱和度探头夹于中指末端，红外线面指向指甲，勿夹于测血压肢体侧，每1~2小时更换一次测量部位（图2-2-3）	✦ 袖带捆绑位置与心脏同一水平位置 ✦ 袖带过松可能会导致测压偏高；过紧可能会导致测压偏低，同时会使患者不舒适，影响患者手臂血压恢复 ✦ 袖带的导管应放在肱动脉处，且导管应在中指的延长线上 ✦ 血氧饱和度要在避开强光下使用，干扰导致测量不准，并注意肢体保暖
	选择导联设定参数	✦ 先选择标准Ⅱ导联，清晰显示P波，再调节波形大小、速度、脉搏音量 ✦ 打开报警系统，根据患者心率、血氧、血压情况，设定报警参数 ✦ 设定正常成人报警上、下限参数、报警音量 ✦ 确定监护仪为正常的工作状态，观察心率、心律情况（图2-2-4）	✦ 保证监测波形清晰、无干扰、设置合理报警界限 ✦ 躁动患者，应该固定好电极和导线，避免电极脱位以及导线打折缠绕
	监测记录	✦ 协助患者取舒适卧位 ✦ 整理心电监护导线及床单位 ✦ 洗手，再次核对患者 ✦ 记录监测结果：生命体征、血氧饱和度、意识状态等	✦ 休克、体温过低、使用血管活性药物及贫血等，影响监测结果 ✦ 周围环境光照太强、电磁干扰及涂抹指甲油等也影响监测结果
三、操作后处理	撤监护仪	✦ 停用心电监护 ✦ 备齐用物（治疗盘、弯盘、纱布） ✦ 先关掉开关，再断掉电源 ✦ 撤去导联线、摘除电极片、置于弯盘中 ✦ 用干纱布擦净电极贴膜处皮肤 ✦ 再撤掉血氧饱和度探头和袖带 ✦ 妥善整理导联线	✦ 停机时，先向患者说明，并取得合作 ✦ 观察电极贴膜处皮肤，有破损、过敏等状况应及时处理
	整理记录	✦ 协助患者取舒适卧位 ✦ 整理床单位 ✦ 袖带布套取下清洗 ✦ 用75%乙醇擦拭仪器及导联线 ✦ 洗手 ✦ 记录患者生命体征、血氧饱和度、意识状态等	
	健康指导	✦ 指导患者不要剧烈活动，不能自行移动或摘除电极片 ✦ 告知患者如有不适或机器报警，及时按床头呼叫器	

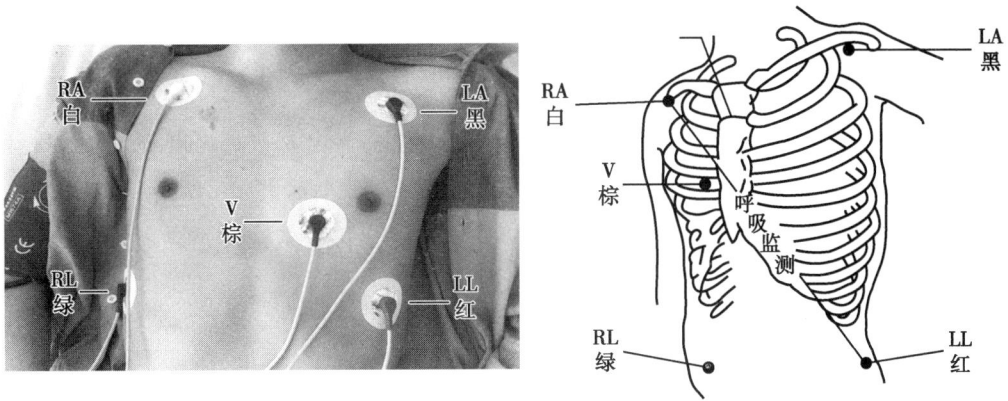

图 2-2-1　电极片在胸部位置

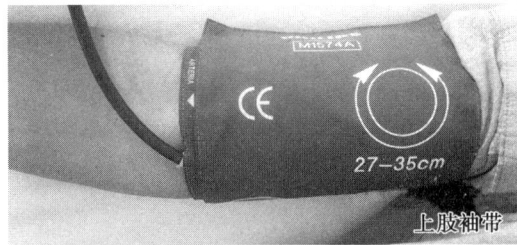

图 2-2-2　血压袖带的正确位置

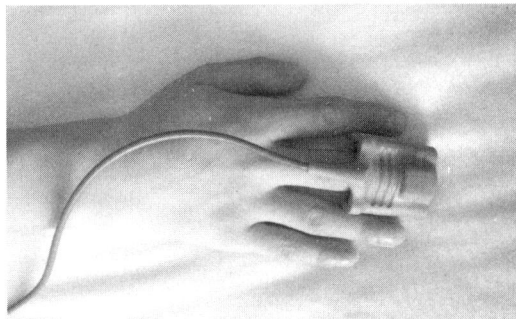

图 2-2-3　血氧饱和度探头正确夹法

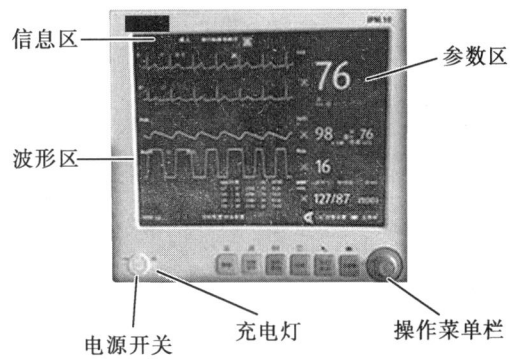

图 2-2-4　监护仪工作状态

问题与思考

1. 心电监护无波形及波形杂乱的原因和解决方法有哪些？

2. 刘先生,行心电监护4周,左上肢的绑袖带的肘关节上2cm处呈环行出现4.5cm×4.5cm、4cm×1cm的皮肤破损,以及2处6cm×2cm、1.5cm×1.5cm的水疱。请问其产生的原因及处理措施有哪些？

3. 李女士,65岁,因病情危重给予生命体征监护14天,近期病情趋于稳定,但出现烦躁、易怒,不配合治疗,根据该患者的问题,怎样进行护理？

(安静春)

实训三　血糖仪使用

【实训学时】

2学时

【实训目标】

1. 能够说出血糖监测的目的及注意事项

2. 能够按照正确的方法简单快捷地为患者监测血糖

3. 能够说出正常血糖阈值

4. 在操作中能够注重人文关怀,与患者进行良好的交流与沟通,并正确地指导患者

【实训程序】

项目	操作项目	操作要求	要点说明及解释
一、评估与准备	患者	✦ 评估患者的病情、意识状态 ✦ 评估患者的采血部位皮肤、血液循环情况 ✦ 评估患者有无乙醇过敏史、合作程度 ✦ 患者可取坐位、卧位	✦ 采血部位可以是指尖、足跟两侧（婴儿） ✦ 水肿、瘢痕、感染部位不宜采血
	环境	✦ 病室环境整洁、宽敞、安全 ✦ 光照条件好、温湿度适宜	
	用物	✦ 治疗车上层: 手消毒液、血糖仪、采血针、血糖试纸、75%乙醇、无菌棉签、血糖记录单、笔 ✦ 治疗车下层: 锐器盒、生活垃圾桶、医疗垃圾桶 ✦ 用物准备齐全,摆放合理美观 ✦ 无菌物品均在有效期内	✦ 血糖仪、血糖试纸应在干燥清洁处保存,避免试纸发生污染 ✦ 血糖仪每半年需要校对一次
二、血糖仪使用操作过程	核对解释	✦ 备齐用物携至患者床旁 ✦ 核对患者床号、姓名、腕带 ✦ 解释其操作目的、注意事项,取得合作 ✦ 协助患者用温水或洗手液洗手 ✦ 协助取坐位或卧位	✦ 确定患者是否符合空腹或者餐后2小时血糖测定的要求
	检查血糖仪	✦ 检查血糖仪性能 ✦ 核对试纸条代号和有效期 ✦ 调试试纸条代码 　✦ 取出血糖仪 　✦ 插入试纸后自动开机（图2-3-1） 　✦ 仪器显示代码 　✦ 核对代码与试纸代码是否一致（图2-3-2） 　✦ 随后显示滴血符号	✦ 测血糖前确认血糖仪上号码与试纸号码一致

项目	操作项目	操作要求	要点说明及解释
二、血糖仪使用操作过程	采血测定	✦ 促进指尖血液循环、按摩指尖 2~3 次 ✦ 戴手套（必要时） ✦ 用 75% 的乙醇消毒采血部位，待干 ✦ 再次核对 ✦ 操作者一手拇指和示指尖夹住患者指尖两侧，另一手持采血笔将笔头压紧指尖皮肤，用采血针刺破皮肤，血液自然流出 ✦ 将采血针放在锐器盒 ✦ 若消毒液未干，用干棉签抹去第一滴血，将第二滴血液置于试纸上指定区域 ✦ 将试纸吸血区对准血样采集到足够的血量（图 2-3-3） ✦ 读取血糖值（图 2-3-4），将其结果告知医生和患者 ✦ 用干棉签轻按指尖针眼 1~2 分钟 ✦ 取出试纸条，扔至医疗垃圾桶 ✦ 关闭血糖仪	✦ 不宜采用含碘消毒液（碘伏、安尔碘）消毒、会使血糖产生偏差 ✦ 手指偏侧面采血、痛感减轻 ✦ 滴血量应使试纸测试区完全变成红色 ✦ 血样需一次性充满反映区、不能反复加血 ✦ 血糖水平受身体状况、激素水平、情绪、饮食、运动、药物等影响，向医生汇报时要全面
三、操作后处理	整理记录	✦ 协助患者取舒适体位 ✦ 整理床单位 ✦ 整理用物、分类放置 ✦ 洗手 ✦ 将测量结果记入血糖记录单上	
	健康指导	✦ 对长期监测血糖的患者，应教会患者血糖监测的方法 ✦ 告知患者血糖的正常值 ✦ 空腹血糖保持在 2.8mmol/L 以上、低于 6.1mmol/L ✦ 餐后 2 小时血糖保持在 6.1mmol/L 以下、糖尿病患者保持在 8mmol/L ✦ 指导患者低血糖的预防方法	✦ 糖尿病患者注意避免低血糖的发生（空腹血糖 <2.8mmol/L）

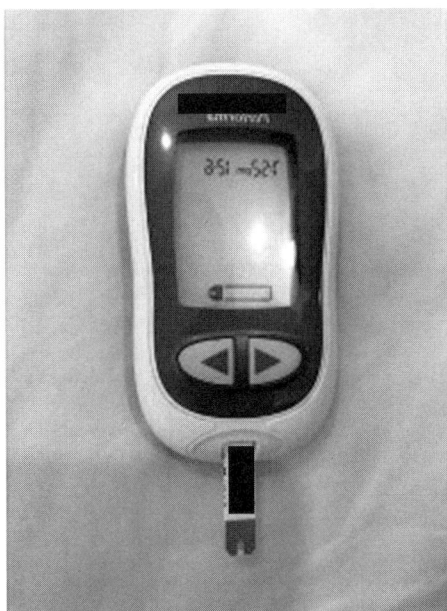

图 2-3-1　血糖仪插入试纸条开机图

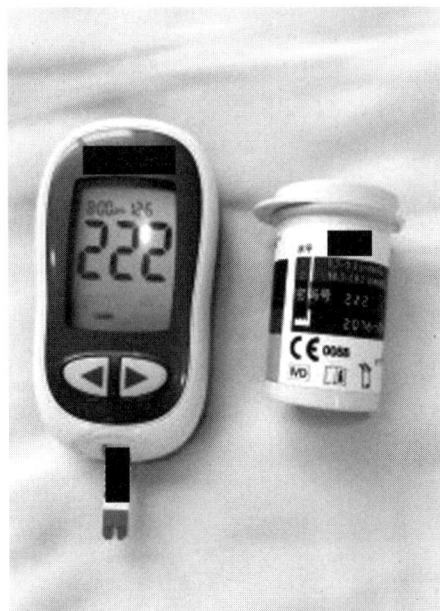

图 2-3-2　血糖仪的校正码

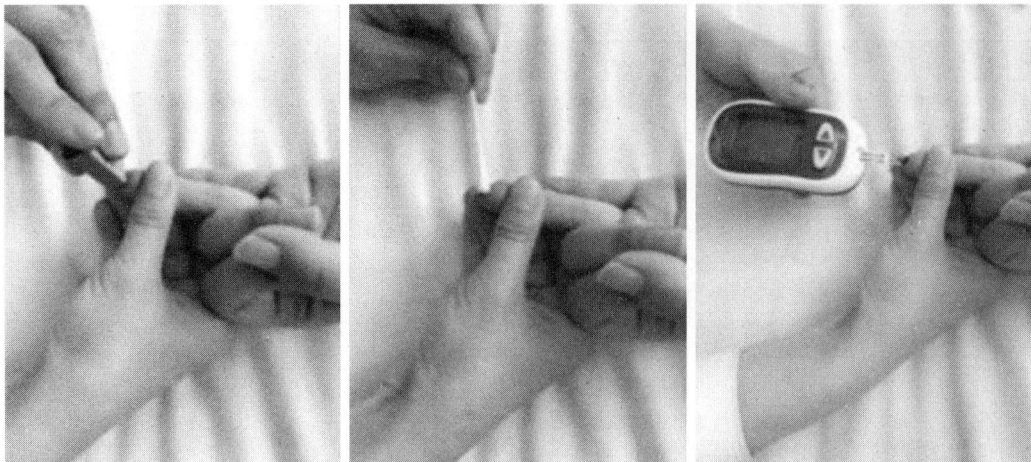

图2-3-3 采血方法

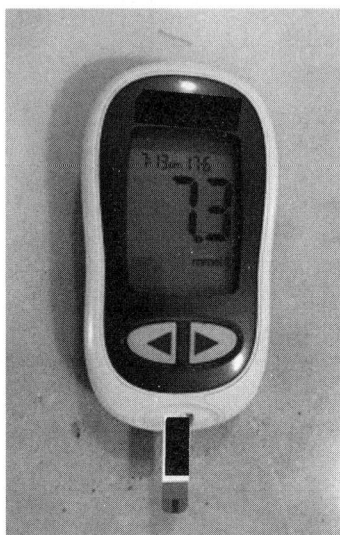

图2-3-4 血糖结果显示

问题与思考

1. 在给患者监测血糖采血时,如果指尖挤不出血或血量过少时,你应该如何处理?

2. 李先生,56岁。因口干、多饮、食欲亢进、体重下降等表现入院,临床诊断为2型糖尿病。经住院治疗,今日出院,护士应怎样为患者做出院指导?

相关链接

馒头餐试验

确诊为糖尿病且血糖值较高者,为了解胰岛素的储备情况,可以用100g面粉制成的馒头代替葡萄糖行馒头餐试验。

其试验方法为试验在清晨进行,禁食8~10小时。试验前3天进食碳水化合物量不可少于150g/d。患者无恶心、呕吐,无发热,无酮体阳性。试验日晨空腹取血后,将馒头于10分钟内吃完,从进食的第一口开始计时,分别于食后60分钟、120分钟和180分钟静脉取血。

(安静春)

实训四　胰岛素注射法

【实训学时】

2 学时

【实训目标】

1. 能够说出胰岛素注射的目的及注意事项

2. 能够学会各种胰岛素的注射方法

3. 在操作中能够注重人文关怀,与患者进行良好的交流与沟通,并正确地指导患者

【实训程序】

项目	操作项目	操作要求	要点说明及解释
一、评估与准备	患者	✦ 评估患者的病情、血糖值 ✦ 评估患者肢体活动能力、注射部位的皮肤、肌肉组织状况 ✦ 评估患者有无乙醇、胰岛素过敏史、合作程度 ✦ 向患者解释该项操作的目的、注意事项等	✦ 注射部位皮肤有硬结、瘢痕、水肿、感染等不能注射
	环境	✦ 病室环境整洁、宽敞、安全 ✦ 光照条件好、温湿度适宜	
	用物	✦ 治疗车上层:胰岛素笔、胰岛素笔芯、胰岛素专用针头(图2-4-1),注射盘、75%乙醇、棉签、手套、快速手消毒液、医嘱执行单 ✦ 治疗车下层:锐器盒、生活垃圾桶、医用垃圾桶 ✦ 用物准备齐全,摆放合理美观 ✦ 无菌物品均在有效期内	✦ 未启封的胰岛素在 2~8℃ 储存保存 ✦ 启封胰岛素可在室温、阴凉干燥处保存一个月
二、胰岛素注射操作过程	核对解释	✦ 备齐用物携至患者床旁 ✦ 核对患者床号、姓名、腕带 ✦ 再次核对胰岛素名称、剂型、剂量 ✦ 解释其操作目的、注意事项,取得合作 ✦ 协助取患者适当体位 ✦ 洗手、戴口罩 ✦ 遮挡患者	✦ 不同胰岛素餐前注射时间不同:诺和锐、优泌乐餐前即刻注射,诺和灵 30R50R、优泌林餐前30 分注射,诺和灵 N、来得时、长秀霖睡前注射
	安装笔芯	✦ 诺和笔、优伴笔、秀霖笔:取下笔帽、旋开笔体与笔芯架、把螺旋推杆完全推压至笔体内、将笔芯装入笔芯架后再连接笔体与笔芯架 ✦ 来得时预填充:储药器与笔已固定连接、不许安装、用完即丢弃	
	选择注射部位	✦ 选择注射部位,常选择的注射部位有上臂三角肌下缘、腹壁脐周 5 厘米外、后背、大腿前侧、外侧等部位(图2-4-2) ✦ 协助患者脱去一侧衣袖,暴露上臂三角肌下缘	✦ 经常更换注射部位,以防注射部位组织硬化、肌肉萎缩而影响胰岛素的吸收
	皮肤消毒	✦ 75%的乙醇消毒皮肤,其范围大于 5cm×5cm, ✦ 消毒皮肤 2 次 ✦ 待干	

项目	操作项目	操作要求	要点说明及解释
二、胰岛素注射操作过程	注射	✦ 安装针头：如为混悬液先摇匀再安装针头 ✦ 注射前的排气：旋转剂量选择环，挑拨2单位，将笔直立竖起、推下注射推键，有一滴胰岛素出现在针头尖端即可 ✦ 旋调剂量：旋转剂量选择环，调至所需要注射的剂量 ✦ 进针：再次查对 ✦ 5mm的超短针头，呈90°角进针（图2-4-3） ✦ 如果针头较长，绷紧或捏起皮肤、右手持笔呈45°角进针（以免刺入肌层）（图2-4-4） ✦ 推药：一手固定笔体，另一手拇指将注射按钮缓慢推压到底，读数回到零，观察反应 ✦ 拔针：读数回到零后停止推压，等待5~10s，快速拔针，用无菌棉签轻轻按压针眼片刻 ✦ 取下针头，扔至锐器盒中	✦ 每次注射皮肤部位的间距应在2cm以上 ✦ 应确保为皮下注射，45°进针角度能降低注射到肌肉层的风险 ✦ 注射后5~10s后再拔针头，以避免胰岛素漏液 ✦ 胰岛素针头为一次性使用 ✦ 注射过程中观察患者反应
三、操作后处理	整理记录	✦ 协助患者取舒适体位 ✦ 整理床单位 ✦ 整理用物、分类放置 ✦ 脱手套、洗手 ✦ 记录	✦ 记录注射的时间、剂量，以及患者的反应
	健康指导	✦ 教会患者注射胰岛素的方法 ✦ 根据注射胰岛素的类型，指导患者进餐时间，注射后在病房等待进餐 ✦ 告知患者低血糖的症状和处理方法 ✦ 指导患者做好血糖监测	✦ 患病期间，不可以随意停止注射胰岛素 ✦ 随身携带糖果、以防低血糖反应

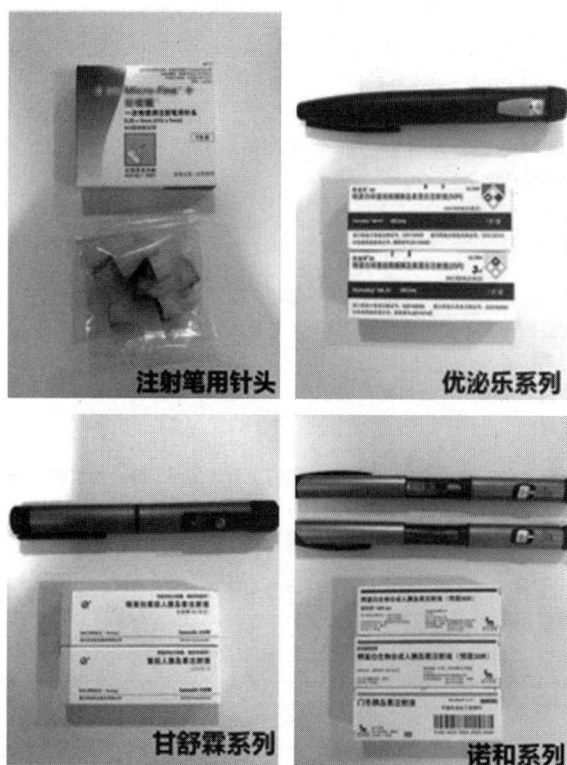

图2-4-1 各种胰岛素注射笔

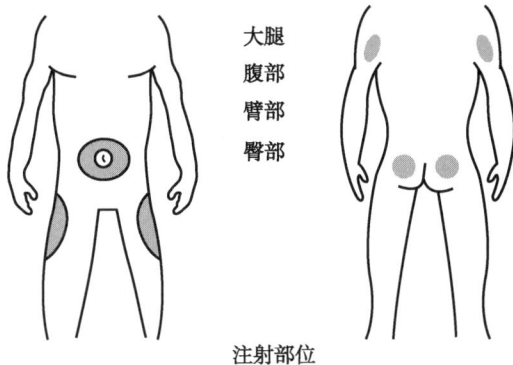

大腿
腹部
臀部
臀部

注射部位

图 2-4-2　胰岛素注射部位

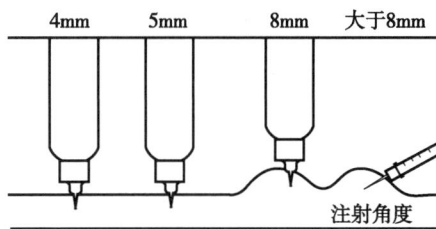

4mm　5mm　8mm　大于8mm

注射角度

图 2-4-3　进针角度

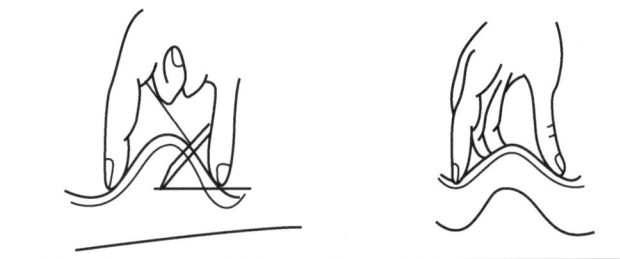

正确方法：用食指
和拇指捏起皮肤

错误方法：用多个手指捏起皮
肤，这样可能会捏起肌肉层

图 2-4-4　正确捏起皮肤的方法

问题与思考

1. 张先生，48 岁。临床诊断为糖尿病，需胰岛素治疗。出院后，居家自行注射胰岛素，但多次出现注射部位疼痛。请问疼痛的原因及解决方法是什么？

2. 李女士，58 岁。糖尿病 10 年，使用诺和灵 R 型胰岛素，今晨在使用诺和笔进行胰岛素注射时出现注射按键压不动的现象。应如何处理？

知识拓展

"苏木杰现象"或"黎明现象"

采用胰岛素强化治疗方案后，可能出现空腹高血糖，且胰岛素剂量增加血糖反而更高，这需要明确是"苏木杰现象"还是"黎明现象"。

"苏木杰现象"的实质是一种低血糖后的反应性高血糖，是由于夜间发生的低血糖诱使升糖激素，如糖皮质激素、儿茶酚胺、胰高糖素分泌导致的清晨高血糖，提示睡前胰岛素剂量过大。

"黎明现象"是由于胰岛素分泌不足，不足以抵抗晨起不断升高的糖皮质激素、儿茶酚胺水平，从而导致黎明时血糖逐渐升高，提示睡前胰岛素剂量过小。

（安静春）

实训五　呼吸功能训练

【实训学时】

2 学时

【实训目标】

1. 能够说出呼吸功能训练的目的及注意事项

2. 操作中能够严格执行三查七对制度,密切观察病情变化

3. 能够注重人文关怀,与患者进行良好的交流与沟通,并正确地指导患者

4. 在操作过程中,能够及时发现和解决问题,并能有效地纠正

【实训程序——呼吸功能训练仪使用】

项目	操作项目	操作要求	要点说明及解释
一、评 估 与 准备	患者	✦ 评估患者病情、年龄、性别 ✦ 评估患者肺功能情况、咳嗽、咳痰情况 ✦ 评估患者口腔情况:有无口腔溃疡、咬合障碍等 ✦ 评估患者对呼吸功能训练仪使用的认知及合作程度 ✦ 向患者解释呼吸功能训练仪使用的目的、方法、注意事项和配合要点 ✦ 嘱患者如厕 ✦ 协助咳嗽、咳痰,保持气道通畅 ✦ 指导患者取坐位或半坐卧位	✦ 适应对象:胸外科手术、麻醉插管术后患者;慢性疾病长期卧床的患者;机械辅助通气康复期的患者 ✦ 禁忌对象:气胸术前患者、慢性阻塞性肺气肿患者 ✦ 如患者口腔有伤口,评估伤口疼痛情况
	环境	✦ 安静整洁、光线适中,安全,适宜操作	
	用物	✦ 治疗车上层:呼吸功能训练仪(图2-5-1、图2-5-2)、记录单、手消毒液 ✦ 治疗车下层:生活垃圾桶、医用垃圾桶 ✦ 其他:患者自备纸巾 ✦ 用物准备齐全,摆放合理美观	✦ 呼吸功能训练仪为一次性使用物品,为防止交叉感染,应专人专用
二、处 置 室 准备	核对 检查	✦ 核对医嘱、治疗单 ✦ 检查呼吸功能训练仪的外包装是否密闭、是否在有效期内	✦ 严格执行查对制度
三、呼 吸 功 能 训 练 仪 使 用操作过程	核对 解释	✦ 备齐用物携至患者床旁 ✦ 核对患者床号、姓名 ✦ 解释操作目的并取得合作	✦ 至少采用两种方法核对患者
	体位	✦ 协助患者取合适体位 ✦ 保持气道通畅	✦ 坐位或半坐卧位
	呼吸 功能 训练	✦ 洗手、戴口罩 ✦ 连接呼吸训练仪与吸气软管 ✦ 指导患者先做深呼吸2~3次(图2-5-3):用鼻吸气嘴呼气,鼻子吸气时嘴唇紧闭,呼气时撅起嘴唇,慢慢呼气,如同吹口哨 ✦ 均匀呼气后,将口含吸嘴放入口中,缓慢深吸气至极限,并保持吸气状态,停顿5~10秒后松开吸嘴,平静呼气(图2-5-4) ✦ 稍作休息待呼吸平顺后,再进行第2轮回练习 ✦ 使用频次:每天在三餐后半小时、睡前各训练1次,如不觉疲劳可2小时训练1次,每次4~5个轮回	✦ 过于频繁进行呼吸训练,易造成膈肌、呼吸肌疲劳而不利于呼吸 ✦ 呼吸训练过程中,部分患者可出现头晕、心率加快、心律失常等情况,护士应密切观察患者的病情变化

项目	操作项目	操作要求	要点说明及解释
四、训练后处理	整理记录	✦ 整理床单位 ✦ 呼吸训练仪的口含嘴部分，用温开水清洗、晾干，备用 ✦ 洗手 ✦ 记录患者吸气最大值、患者咳嗽、咳痰等情况	
	健康指导	✦ 与患者一起制订个体化的训练计划 ✦ 指导患者训练应循序渐进，持之以恒 ✦ 指导患者学会观察训练效果：呼吸频率改善情况、血氧饱和度等	✦ 患者有痰液时，应鼓励及时排出

【实训程序——缩唇呼吸/腹式呼吸功能训练】

项目	操作项目	操作要求	要点说明及解释
一、评估与准备	患者	✦ 评估患者病情、年龄、性别 ✦ 评估患者肺功能情况、咳嗽、咳痰情况 ✦ 评估患者对缩唇呼吸/腹式呼吸功能训练的认知及合作程度 ✦ 向患者解释呼吸功能训练的目的、方法、注意事项和配合要点 ✦ 嘱患者如厕 ✦ 指导或协助患者取合适体位	✦ 适用于慢性阻塞性肺疾病患者 ✦ 缩唇呼吸训练时，患者可取立位、坐位 ✦ 腹式呼吸训练时，患者可取立位、平卧位或半卧位
	环境	✦ 安静整洁、光线适中、安全，适宜操作	
二、呼吸功能训练操作过程	核对解释	✦ 核对患者床号、姓名 ✦ 解释操作目的并取得合作 ✦ 协助患者取合适体位 ✦ 保持气道通畅	✦ 至少采用两种方法核对患者

	呼吸功能训练	✦ 缩唇呼吸训练（图 2-5-5）
		  ✦ 吸气：嘱患者闭嘴经鼻吸气
		  ✦ 呼气：缩唇（吹口哨样）缓慢呼气
		  ✦ 深吸缓呼：吸气与呼气时间比为：1:2 或 1:3
		  ✦ 呼吸频率：7~8 次/分
		✦ 腹式呼吸功能训练（图 2-5-6）
		  ✦ 嘱患者两手分别放于前胸部和上腹部
		  ✦ 全身肌肉放松，静息呼吸
		  ✦ 吸气时，嘱患者闭嘴，经鼻缓慢吸气时，尽量挺腹，腹部凸出，手感到腹部向上抬起，胸部不动；吸气末自然且短暂地屏气，造成一个平顺的呼吸形态，使进入肺的空气均匀分布
		  ✦ 呼气时，口呼气，同时收缩腹肌，膈肌松弛，胸廓保持最小活动幅度，手感到腹部下降
		  ✦ 缓呼深吸，增进肺泡通气量，理想的呼气时间应是吸气时间的 2~3 倍
		  ✦ 呼吸频率为 7~8 次/分
		✦ 训练频次：每天训练 2~3 次，每次重复 8~10 次
			✦ 缩唇大小程度与呼气流量，以能使距口唇 15~20cm 处，与口唇等高处的纸巾轻微浮动为宜
			✦ 缩唇呼气使呼出的气体流速减慢，延缓呼气气流下降，防止小气道因塌陷而过早闭合，改善通气和换气
			✦ 腹式呼吸功能训练：吸气时膈肌最大程度下降，腹肌松弛，腹部凸出，手感到腹部向上抬起；呼气时，腹肌收缩，膈肌松弛，膈肌随腹腔内压增加而上抬，推动肺部气体排出，手感到腹部下降

三、训练后处理	整理记录	✦ 整理床单位 ✦ 洗手 ✦ 记录患者训练效果，以及呼吸频率改善情况、血氧饱和度等	
	健康指导	✦ 与患者一起制订个体化的训练计划 ✦ 指导患者训练应循序渐进，持之以恒，熟练后增加训练次数和时间，使之成为自觉的呼吸习惯	✦ 患者有痰液时，应鼓励及时排出

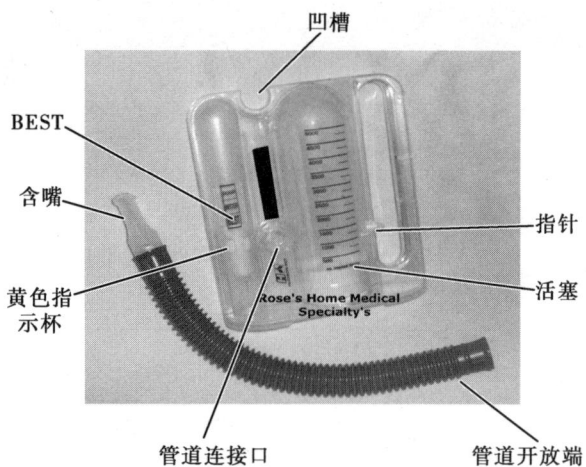

凹槽

BEST

含嘴

黄色指示杯

管道连接口

管道开放端

指针

活塞

Rose's Home Medical Specialty's

图 2-5-1 气阀式呼吸功能训练仪结构图

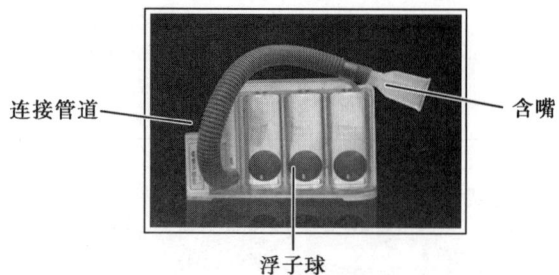

连接管道

含嘴

浮子球

图 2-5-2 三球式呼吸功能训练仪结构图

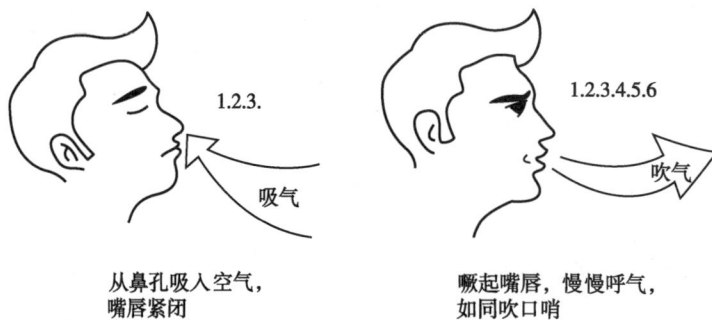

1.2.3.

吸气

从鼻孔吸入空气，嘴唇紧闭

1.2.3.4.5.6

吹气

噘起嘴唇，慢慢呼气，如同吹口哨

图 2-5-3 深呼吸示意图

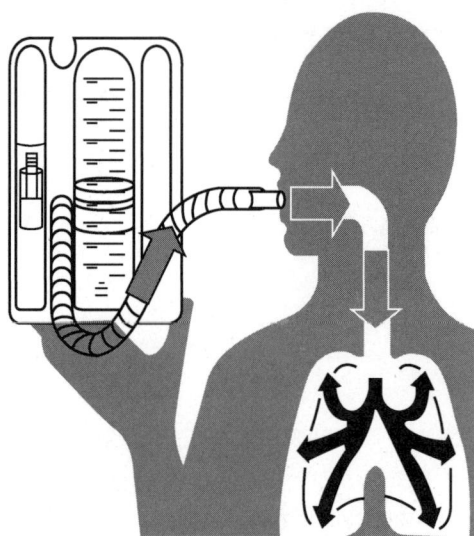

图 2-5-4 呼吸功能训练示意图

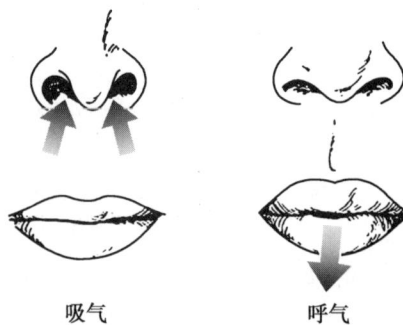

吸气

呼气

图 2-5-5 缩唇呼吸功能训练示意图

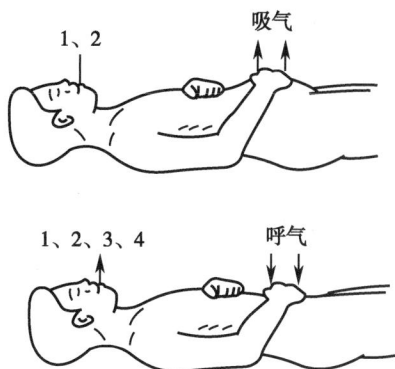

图 2-5-6　腹式呼吸功能训练示意图

问题与思考

1. 使用呼吸功能训练仪前,应指导患者做哪些准备?
2. 使用呼吸功能训练仪吸气吸到尽时,为什么要指导患者屏气再缓慢呼气?

知识拓展

呼吸功能训练仪

使用呼吸功能训练仪的意义是改善肺功能、提高血氧饱和度;促进术后患者肺复张、预防肺部感染;帮助患者打开支气管有利于痰液咳出。

三球式呼吸功能训练仪计分标准:吸气容量=吸气测量值×球体维持时间

浮子球数量	一个	二个	三个
吸气测量值	600ml	900ml	1200ml

例如:患者使用三球式呼吸功能训练仪训练时,一次可吸起两颗浮子球,球体维持时间为 2 秒,则该患者吸气容量=900×2=1800ml

相关链接

呼吸频率与肺泡通气量

慢性阻塞性肺疾病患者一般通过增加呼吸频率来代偿呼吸困难,代偿的呼吸形态表现为浅快呼吸,多数情况是依赖辅助呼吸肌群参与呼吸,即胸式呼吸,而非腹式呼吸,但其有效性低,且容易导致呼吸肌疲劳。

护士指导患者通过呼吸功能训练,加强胸、膈呼吸肌的肌力和耐力,增加通气量,降低呼吸频率,而改善呼吸功能。

相同肺通气时,不同呼吸频率和潮气量的肺泡通气量改变

呼吸特点	呼吸频率 RR(次/分)	潮气量 V_T(ml)	每分通气量 MV(ml/min)	肺泡通气量 V_A(ml/min)
深大呼吸	8	1000	8000	6800
浅快呼吸	24	250	8000	3200

学习小结

本章的内容为五项常用的内科护理学实训项目，包括心电图检查、使用心电监护仪和血糖仪、胰岛素注射法及呼吸功能训练。在每项操作过程中，学生学习了该项操作的目的、注意事项，以及禁忌证和适应证等，按照操作步骤，正确且连贯地完成操作过程，从中能够体现出人文关怀，学会与患者进行良好沟通及健康指导的方法，使学生树立以患者为中心的整体护理理念；培养了学生及时发现问题、分析问题和解决问题的能力，以及临床评判性思维能力，为临床实践能力的提高奠定了坚实基础。

（阮 亮）

第三章　外科护理基本操作项目

3

实训一 外科洗手、穿脱手术衣及无菌手套

【实训学时】

2 学时

【实训目标】

1. 能够说出外科洗手的目的及注意事项

2. 在操作过程中,能够遵守无菌技术操作原则,能连贯地完成操作过程

3. 在操作中出现突发事件,能够遵循无菌原则,及时发现和解决问题

【实训程序】

项目	操作项目	操作要求	要点说明及解释
一、准备	环境	✦ 清洁、宽敞、定期消毒 ✦ 洗手池设在手术间附近,水池大小、高矮适宜,池面光滑无死角,易于清洗 ✦ 在拟建立的无菌区内	✦ 操作者穿衣时尽量远离无菌区域,避免触及无菌物品
	用物	✦ 洗手池、清洁剂、手刷(或海绵)、无菌干手巾、计时装置、洗手流程及说明图等 ✦ 无菌手术衣包、无菌持物钳 ✦ 无菌手术衣分为两种: 　◆ 传统对开式手术衣 　◆ 包背式手术衣 ✦ 无菌手套、弯盘	✦ 洗手池应每日清洁与消毒 ✦ 手刷刷毛应柔软,并定期检查,及时剔除不合格手刷 ✦ 包背式手术衣是在对开式手术衣的背部增加了一块三角巾,穿好后可包裹术者背部
二、洗手操作过程	洗手	✦ 摘除手部饰物,修剪指甲 ✦ 换洗手衣裤,洗手衣下摆塞于洗手裤内 ✦ 戴好手术室专用帽子、口罩,将洗手衣袖挽至肘上 10cm 以上 ✦ 调节水流,双手充分淋湿,取适量的清洁剂揉搓双手、前臂和上臂下 1/3	✦ 手部饰物包括手镯、戒指、假指甲 ✦ 指甲长度不能超过指尖,甲缘平整 ✦ 帽子应遮住头发、口罩需遮住口鼻
	刷手	✦ 用肘关节开盒盖,取第一把洗手刷 ✦ 取洗手液 5ml 于洗手刷毛面 ✦ 刷手分三节段,双手交替进行,顺序:指尖→指间→指蹼→手掌→手背→腕部(环形)→前臂→肘部(环形加强)→肘上 10cm ✦ 将手刷轻弃于水池内 ✦ 同法取第二把洗手刷刷洗第二遍 ✦ 再取第三把洗手刷,同法刷洗第三遍 ✦ 每次刷手约 3 分钟,三次刷共约 10 分钟	✦ 注意使用毛刷清洁指甲下的污垢和手部皮肤的皱褶处 ✦ 刷洗时要均匀,不得漏刷,动作要快,并适当用力
	冲净	✦ 将双手抬高,手指朝上肘朝下 ✦ 打开水龙头,用流动水从指尖开始依次冲洗双手、前臂和上臂下 1/3,肘部处于最低位(由指尖→肘部,由肘上→肘部),直至冲净肥皂泡沫	✦ 水龙头开关应为非手触式 ✦ 始终保持双手位于胸前并高于肘部,冲洗时,水由指尖流向手臂,不让水逆流到手部
	干手	✦ 一次拿取两块无菌干手巾,擦干手心手背 ✦ 将一块无菌干手巾完全握于左手 ✦ 将另一块擦手毛巾对折成三角形,搭于左手背面,使三角形的底边朝近端,尖端朝下	✦ 干手巾擦干等都应从手部开始,然后再向手腕、前臂、上臂下 1/3进行

项目	操作项目	操作要求	要点说明及解释
二、洗手操作过程	干手	◆ 右手紧握干手巾两角由手至肘旋转向上擦干手腕部→前臂→肘部→上臂下 1/3 ◆ 右手松开干手巾下面一端，悬于左上臂外侧将干手巾弃于容器内 ◆ 同法用另一块干手巾擦干另一手臂	
三、穿手术衣、戴无菌手套操作过程	检查	◆ 检查并核对无菌手术衣包灭菌日期，包装是否完整、干燥 ◆ 检查并核对无菌手套袋外的号码、灭菌日期，包装是否完整、干燥	◆ 确认在有效期内 ◆ 根据操作者手掌大小选择适合的号码
	穿手术衣	◆ 操作者更换洗手衣裤，完成外科洗手，保持双手交握，置于胸前，进入手术室 ◆ 巡回护士将无菌手术衣包平放于清洁、干燥的操作台上打开 ◆ 操作者一手抓住叠好的手术衣中部，拿起 ◆ 操作者双手分别提起手术衣衣领两角，手术衣的内侧面面向自己轻轻抖开，再次检查手术衣无破损、无潮湿、大小适合 ◆ 将手术衣轻轻抛起，两手同时插入袖内，两臂前伸平举 ◆ 巡回护士在穿衣者背后抓住衣领内面向后轻拉，使操作者双手伸出袖口，并系住衣领后带及背部内侧系带 ◆ 穿对开式手术衣（图 3-1-1）： 　◆ 操作者身体略向前倾，使腰带悬垂离开手术衣，双手交叉将左右腰带略向后递 　◆ 巡回护士在身后将腰带系紧 　◆ 穿对开式手术衣程序：先穿手术衣→再系腰带（别人系）→最后戴手套 ◆ 穿包背式手术衣（图 3-1-2）： 　◆ 操作者戴好无菌手套自行解开腰部系带，并将系带一端递给巡回护士 　◆ 巡回护士用无菌持物钳夹住腰带末端 　◆ 操作者转身一周接住系带，自行在腰间系紧 　◆ 穿包背式手术衣：先穿手术衣→再戴手套→最后系腰带（自己系）	◆ 拿取手术衣时，应一次整件拿起手术衣，不能只抓衣服的一部分将其脱出无菌包，同时避免污染下面的手术衣 ◆ 穿衣时，未戴无菌手套的手不得触及手术衣的外侧面，也不能将手插入胸前的衣兜里 ◆ 穿衣时双手不可高举过肩或伸向两侧，手不能超出视野范围，否则容易触及消毒物品 ◆ 操作者在传递腰带时不能和巡回护士的手接触 ◆ 无菌区域为肩部以下、腰部以上、腋前线前、双上肢
	戴无菌手套	◆ 巡回护士取无菌手套（大小合适，在有效期内）打开外包装，将手套袋平放于无菌操作台上打开 ◆ 操作者一手掀开手套袋一侧开口处，另一手捏住一只手套的返折部分（手套内面）取出手套，对准五指戴上（图 3-1-3A） ◆ 未戴手套的手掀起另一侧袋口，再用戴好手套的手指（除拇指外）插入另一只手套的返折内面（手套外面），取出手套，同法戴好（图 3-1-3B） ◆ 同时，将后一只戴好的手套的翻边扣套在手术衣衣袖外面（图 3-1-3C），同法扣套好另一只手套（图 3-1-3D） ◆ 双手对合交叉检查是否漏气，并调整手套位置	◆ 未戴手套的手不可触及手套外面（无菌面） ◆ 手套取出时外面（无菌面）不可触及任何非无菌物品 ◆ 已戴手套的手不可触及未戴手套的手及另一手套的内面（非无菌面） ◆ 戴好手套的手始终保持在腰部以上水平、视线范围内 ◆ 手上有伤口时应戴双层手套
四、脱手术衣、无菌手套操作过程	脱手术衣	◆ 巡回护士从背部解开领带和腰带（包背式手术衣操作者自行解开腰带） ◆ 操作者双手置于胸前，巡回护士面对操作者，将手术衣肩部向肘部翻转，然后向手的方向扯脱手术衣，将手套的腕部顺势翻转到操作者手上 ◆ 脱下手术衣，按要求扔于污衣袋	◆ 应先脱手术衣，后脱手套 ◆ 脱手术衣时避免手臂、手、衣裤被手术衣外面污染
	脱无菌手套	◆ 用戴着手套的手捏住另一手套腕部外面，翻转脱下 ◆ 戴手套的手握住脱下的手套，再将脱下手套的手伸入另一手套内 ◆ 捏住内面边缘将手套向下翻转脱下 ◆ 用手捏住手套的里面，将手套弃置于黄色医疗垃圾袋内 ◆ 洗手，摘口罩	◆ 勿使手套外面（污染面）接触到皮肤 ◆ 不可强拉手套

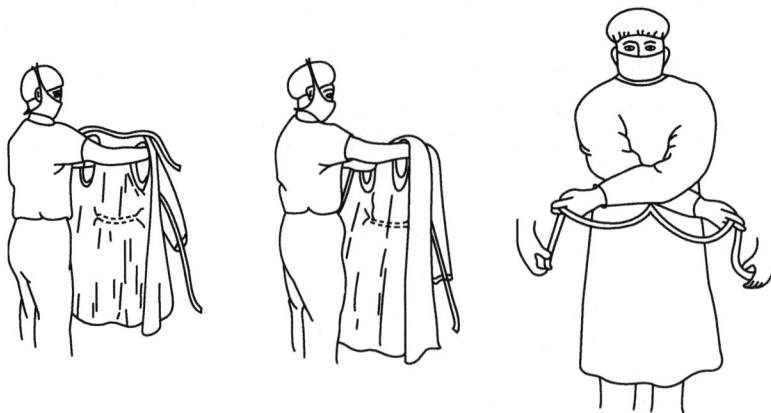

图 3-1-1　对开式手术衣穿法

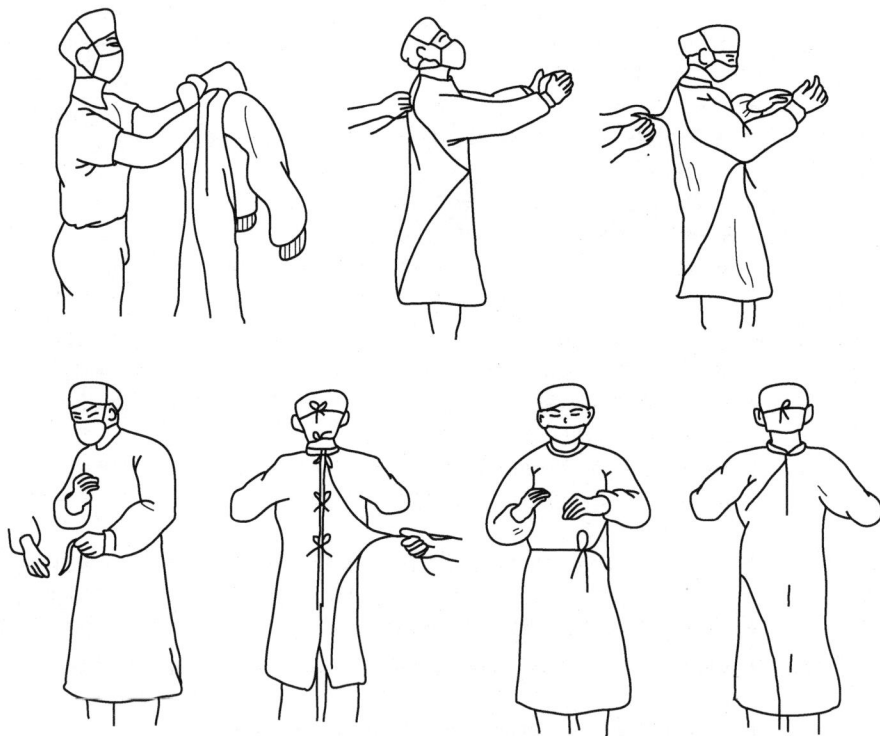

图 3-1-2　包背式手术衣穿法

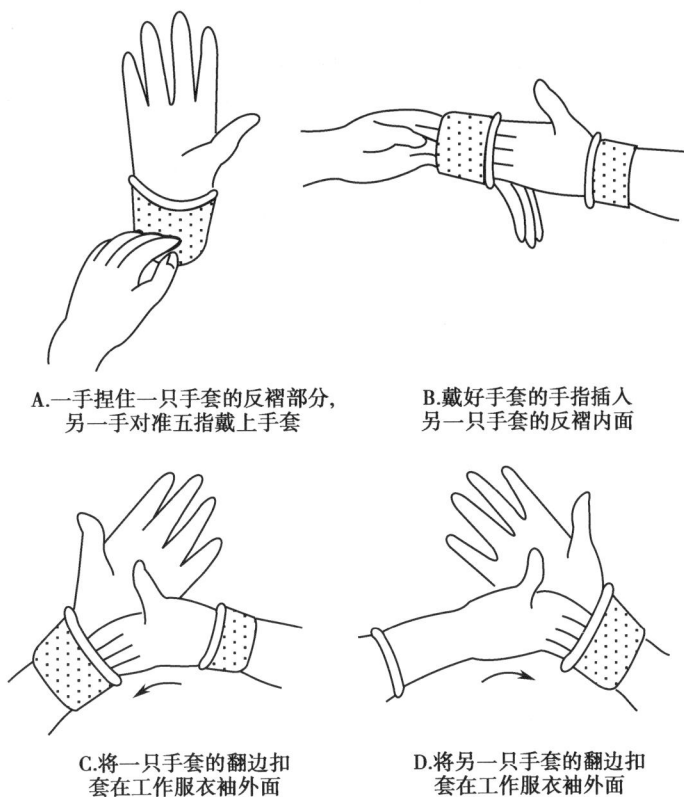

A.一手捏住一只手套的反褶部分，
另一手对准五指戴上手套

B.戴好手套的手指插入
另一只手套的反褶内面

C.将一只手套的翻边扣
套在工作服衣袖外面

D.将另一只手套的翻边扣
套在工作服衣袖外面

图 3-1-3　分次取戴无菌手套法

问题与思考

1. 穿上手术衣后,肘部外侧碰到协助穿衣者,你应如何处理?

2. 如果外科洗手过程中衣裤大面积被溅湿,怎么办?

3. 穿无菌手术衣时,突然发现衣袖处有一个小破洞,你应如何处理?

（宋英茜）

实训二　肠造口护理技术

【实训学时】

2 学时

【实训目标】

1. 能够说出肠造口护理的目的及注意事项

2. 能够连贯地完成肠造口护理操作过程

3. 操作中能够注重人文关怀,与患者进行良好的沟通,能够正确指导患者完成造口的自我护理

【实训程序】

项目	操作项目	操作要求	要点说明及解释
一、评估与准备	患者	✦ 评估患者年龄、病情、过敏史等 ✦ 评估患者对造口接受程度及造口护理知识的了解程度 ✦ 向患者解释造口护理的目的、方法、注意事项和配合要点 ✦ 评估患者造口的功能状况及心理接受程度 ✦ 评估患者生活自理能力 ✦ 评估患者造口的类型及颜色、高度、形状和大小 ✦ 嘱患者如厕，做好造口护理准备 ✦ 协助患者取舒适卧位	✦ 患者自理程度决定给予护理的方式 ✦ 造口护理的目的是保持造口周围皮肤的清洁；帮助患者掌握造口护理的方法
	环境	✦ 安静整洁、光线适中，安全、适宜操作 ✦ 定期消毒	
	用物	✦ 换药车上层：治疗盘内放治疗碗（里面放置生理盐水纱布块，柔软纸巾）、造口底盘、造口袋、剪刀、造口度量尺、纱布或棉球、弯盘、镊子、治疗巾、无菌手套 ✦ 换药车下层：锐器盒、生活垃圾桶、医用垃圾桶、剪刀 ✦ 用物准备齐全，摆放合理美观 ✦ 无菌物品均在有效期内，且在无菌状态	
二、肠造口护理操作过程	除去旧造口袋	✦ 备齐用物携至床旁 ✦ 核对患者床号、姓名、腕带 ✦ 再次解释造口护理的目的并取得合作 ✦ 必要时屏风遮挡 ✦ 洗手、戴口罩 ✦ 暴露造口部位 ✦ 放治疗巾于患者身下 ✦ 戴无菌手套 ✦ 用一只手按住皮肤，另一只手小心仔细由上向下撕离已用的造口袋，并观察内容物 ✦ 将已用造口袋弃于医用垃圾桶	✦ 更换造口袋应当防止袋内容物排出污染伤口 ✦ 撕离造口袋时注意保护皮肤，防止皮肤损伤 ✦ 注意造口与伤口距离，保护伤口，防止污染伤口
	清洁造口	✦ 无菌生理盐水清洁造口及周围皮肤 ✦ 保持周围皮肤的清洁和干燥 ✦ 观察周围皮肤及造口的情况	
	修剪造口袋	✦ 用造口度量尺测量造口的大小、形状（图3-2-1） ✦ 在造口底盘上绘线，做记号 ✦ 沿记号修剪造口袋底盘（图3-2-2） ✦ 用手指涂抹边缘使之光滑 ✦ 必要时可涂防漏膏、保护膜	✦ 造口袋裁剪时与实际造口方向相反 ✦ 不规则造口要注意裁剪方向
	更换造口袋	✦ 在造口袋开口处粘贴封口条 ✦ 封闭造口袋开口（图3-2-3） ✦ 撕去底盘粘贴面上的保护纸 ✦ 按照造口位置由下而上将造口底盘贴在皮肤上 ✦ 用双手从下往上按紧黏胶，使黏胶与皮肤黏贴牢固（图3-2-4） ✦ 拿起造口袋将连接环的底部与底盘扣紧 ✦ 一只手向上轻拉造口袋手柄，并压向腹部 ✦ 沿着造口袋将连接环压向腹部，连接牢固后扣紧卡扣（图3-2-5） ✦ 向上折叠并隐藏造口袋 ✦ 撤去治疗巾 ✦ 脱下手套 ✦ 协助患者整理衣服并恢复舒适卧位	✦ 贴造口袋前一定要保证造口周围皮肤干燥 ✦ 造口袋底盘与造口黏膜之间保持适当空隙（1~2mm） ✦ 缝隙过大，粪便刺激皮肤易引起皮炎；过小，底盘边缘与黏膜摩擦将会导致不适甚至出血

项目	操作项目	操作要求	要点说明及解释
三、更换后处理	整理记录	✦ 整理用物 ✦ 洗手 ✦ 记录造口及周围皮肤状况	
	健康指导	✦ 向患者解释利用造口袋进行造口管理的重要性,强调患者学会该项操作的必要性 ✦ 引导患者尽快接受造口的现实,主动参与造口自我护理 ✦ 教会患者观察造口周围皮肤的血运情况,并定期手扩造口,防止造口狭窄	✦ 向患者介绍造口特点,减轻恐惧感

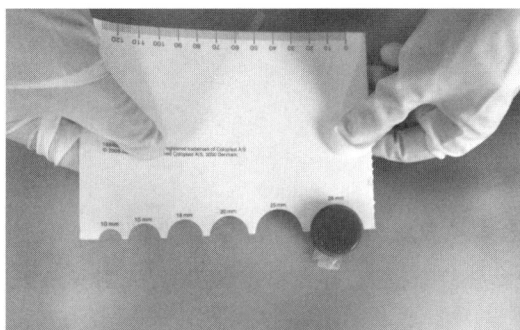

图 3-2-1　用造口度量尺测量造口

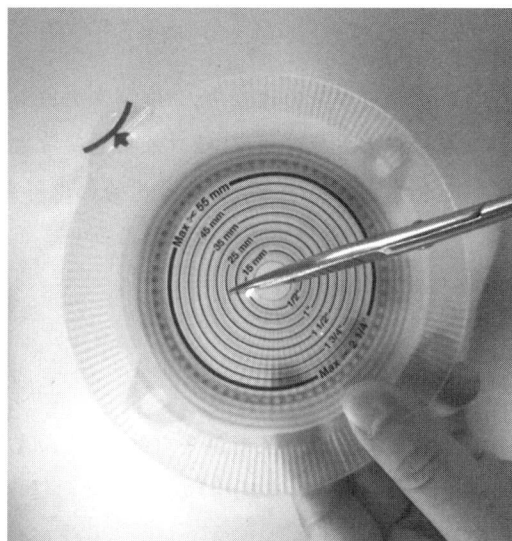

图 3-2-2　修剪造口袋底盘

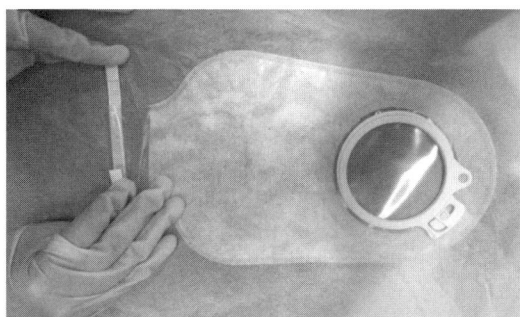

图 3-2-3　封闭造口袋开口

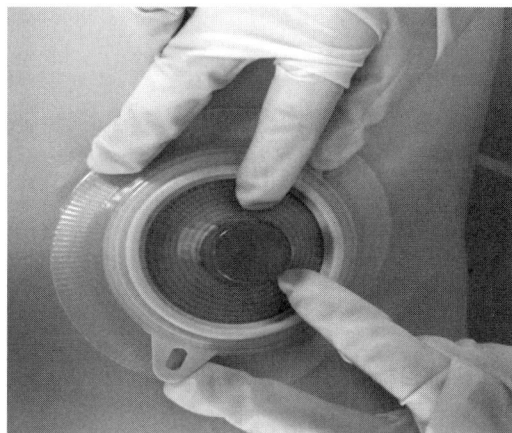

图 3-2-4　粘贴造口底盘

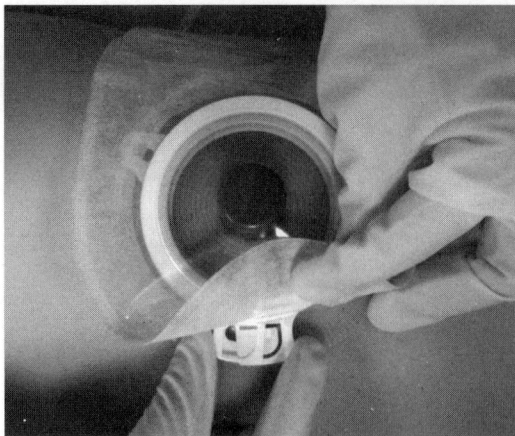

图 3-2-5　扣紧造口袋卡扣

问题与思考

1. 在更换造口袋的过程中,如造口发生出血,你应如何处理?

2. 在造口袋更换过程中,造口袋被粪便污染,作为护士你应该怎么办?

3. 王先生,肠造口术后,护士每次为他讲解更换造口袋的相关知识时,他总是不予理睬,只是告诉护士"跟我家属讲吧",作为护士你应该怎么办?

相关链接

肠造口的观察

1. 活力　正常造口呈新鲜牛肉红色,表面光滑湿润。术后早期肠黏膜轻度水肿属正常现象,1周左右水肿消退。如果肠造口出现暗红色或淡紫色提示胃肠造口黏膜缺血;若局部或全部肠管变黑,则提示肠管缺血坏死。

2. 高度　肠造口高度一般突出皮肤表面1~2cm,利于排泄物排入造口袋内。

3. 形状与大小　肠造口一般呈圆形或椭圆形,结肠造口比回肠造口直径大。

(宋英茜)

实训三　伤口清创术

【实训学时】

2学时

【实训目标】

1. 能够说出伤口清创术的目的及注意事项

2. 在伤口清创过程中,能够遵守无菌技术操作原则,能连贯地完成操作过程

3. 操作中能够注重人文关怀,与患者进行良好的沟通,并正确地指导患者

4. 在伤口清创过程中出现突发事件,能够遵循无菌原则及时发现和解决问题

【实训程序】

项目	操作项目	操作要求	要点说明及解释
一、评估与准备	患者	✦ 评估患者年龄、病情、过敏史等 ✦ 评估患者生命体征是否平稳，有无其他部位的损伤 ✦ 评估患者心理状态及配合程度，伤口局部及患肢感觉、运动和动脉搏动 ✦ 向患者解释伤口清创的目的、方法、注意事项和配合要点 ✦ 评估患者对伤口清创及局部浸润麻醉等的了解程度 ✦ 嘱患者如厕，做好伤口清创准备 ✦ 协助取舒适卧位	✦ 完善术前检查，注射破伤风抗毒素，必要时签署知情同意书 ✦ 清创术的目的是使污染伤口转变成或接近于清洁伤口，争取达到一期愈合
	环境	✦ 安静整洁、光线适中，安全，适宜操作 ✦ 定期消毒	
	用物	✦ 换药车上层：无菌手术包、无菌纱布、无菌敷料、无菌钳桶、肥皂水、无菌生理盐水、3%双氧水、碘伏、1:5000 新洁尔灭溶液、10ml 无菌注射器、2%利多卡因、缝合线、剪刀、引流条、绷带、宽胶布、止血带 ✦ 换药车下层：锐器盒、生活垃圾桶、医用垃圾桶、剪刀 ✦ 用物准备齐全，摆放合理美观 ✦ 无菌物品均在有效期内，且在无菌状态	

二、初步处理伤口操作过程	清洗伤口周围皮肤	✦ 备齐用物携至床旁
		✦ 核对患者床号、姓名及腕带
		✦ 再次解释伤口清创的目的并取得合作
		✦ 洗手、戴口罩
		✦ 戴无菌手套
		✦ 头部清创：
		  ✦ 拿取无菌纱布覆盖伤口
		  ✦ 剔除伤口周围 5cm 的毛发
		  ✦ 用肥皂水或松节油除去伤口周围的污垢油腻
		  ✦ 用外用生理盐水棉球清洗创口周围皮肤
		✦ 上臂清创：
		  ✦ 将患肢置于污物桶上方
		  ✦ 无菌纱布覆盖伤口（图 3-3-1）
		  ✦ 用肥皂水和无菌毛刷刷洗伤口周围的皮肤
		  ✦ 无菌用生理盐水冲洗周围皮肤
		  ✦ 更换无菌纱布覆盖伤口
		  ✦ 更换另一只毛刷再刷洗一遍
		  ✦ 用生理盐水再次冲洗周围皮肤
		  ✦ 用消毒纱布擦干皮肤
			✦ 勿使冲洗液流入伤口内

	清洗伤口	✦ 移去覆盖伤口的无菌纱布，以生理盐水冲洗伤口（至少 2 遍）（图 3-3-2） ✦ 用消毒镊子或无菌纱布轻轻拭去伤口内的污物和异物 ✦ 用 3%双氧水冲洗伤口，直至出现泡沫 ✦ 再用生理盐水冲洗伤口 ✦ 擦干伤口 ✦ 初步检查伤口内有无活动性出血、异物，有无合并神经、血管、肌腱损伤等 ✦ 脱手套、洗手	✦ 清洗伤口是清创术的重要步骤，必须反复冲洗，伤口清洁后再做清创术
三、清创伤口操作过程	消毒铺巾	✦ 术者洗手，消毒手臂 ✦ 用 0.5%碘伏棉球消毒伤口周围皮肤 2~3 遍 ✦ 铺无菌巾	✦ 勿使消毒液流入伤口
	清理伤口	✦ 术者穿手术衣、戴无菌手套 ✦ 局部麻醉： ✦ 用 2%利多卡因沿伤口外周，距伤口边缘约 1~2cm，做局部浸润麻醉	✦ 清创时，应尽可能保留重要的血管、神经和肌腱

项目	操作项目	操作要求	要点说明及解释
三、清创伤口操作过程	清理伤口	✦ 清理伤口（图 3-3-3）： 　✦ 修剪创缘皮肤 　✦ 结扎活动性出血点 　✦ 去除异物和凝血块 　✦ 切除失活组织 ✦ 3%双氧水再次冲洗伤口 ✦ 生理盐水再次冲洗伤口	
	清创后处理	✦ 根据伤口情况决定是否放置引流物 ✦ 若无一期缝合的指征，则消毒皮肤，覆盖敷料，胶布固定，手术完毕 ✦ 若有一期缝合的指征，则继续行一期缝合，消毒皮肤，覆盖敷料，胶布固定，手术完毕（图 3-3-4） ✦ 术后注射抗破伤风血清	✦ 伤后 6~8 小时内，皮肤无破损，可一期缝合 ✦ 咬伤的伤口需敞开，彻底引流 ✦ 如伤口较大、污染严重，应预防性应用抗生素
四、操作后处理	整理记录	✦ 整理用物 ✦ 洗手 ✦ 记录伤口状况及处理方法	
	健康指导	✦ 指导患者休息，患肢抬高 ✦ 告知患者保护好伤口，避免污染敷料 ✦ 指导患者遵医嘱预防或治疗使用抗生素 ✦ 指导患者遵医嘱酌情服用止痛药	✦ 局部敷料潮湿、松动、脱落时及时换药

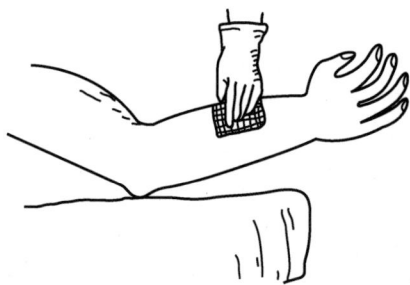

图 3-3-1　无菌纱布覆盖伤口

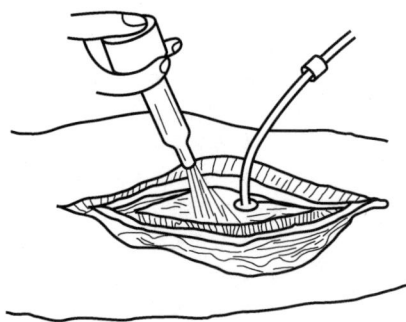

图 3-3-2　冲洗伤口

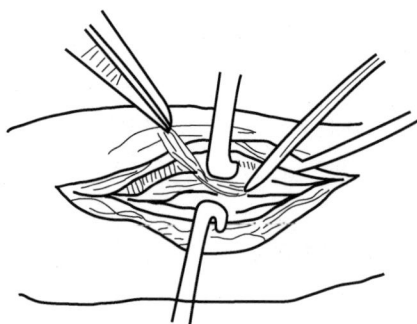

图 3-3-3　清理伤口

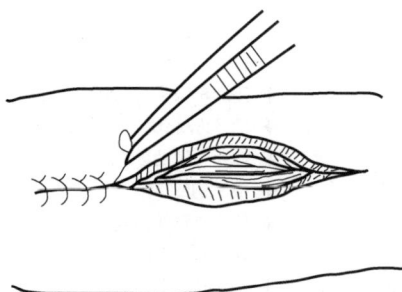

图 3-3-4　缝合伤口

问题与思考

1. 患者男性，29 岁，车祸后 9 小时入院，检查发现腿部有 6cm 长的裂口，有鲜血流出。查体：神志清楚，血压 90/60mmHg，脉搏 100 次/分。你如何进行初步伤口清洗？

2. 女性患者,在回家路上不慎摔倒,左前臂外侧挫伤,需要立即行清创术,但患者怕疼不配合,只让进行简单的包扎,作为护士你应该如何处理?

知识拓展

伤口湿性愈合基本原理

1. 湿润环境可加快表皮细胞迁移速度,无结痂形成,避免表皮细胞经痂皮下迁移而延长愈合时间,从而促进伤口愈合

2. 湿润和低氧环境能维持创缘到创面中央正常的电压梯度,刺激毛细血管的生成,促进成纤维细胞和内皮细胞的生长,促进角质细胞的增殖,还促使更多的生长因子受体与生长因子结合,从而促进创面愈合

3. 密闭环境能有效预防伤口渗液粘连创面,避免新生肉芽组织再次受到机械性损伤,从而减轻疼痛、促进创面愈合

4. 保留在创面中的渗液释放并激活多种酶和酶活化因子,促进坏死组织与纤维蛋白的溶解;渗液能有效地维持细胞的存活,促进多种生长因子的释放,刺激细胞增殖,并且可能参与生长因子的传递和旁分泌过程

5. 密闭状态下的微酸环境,能直接抑制细菌生长,并有利于白细胞繁殖及发挥功能,同时防止细菌透过,预防和控制感染

(宋英茜)

实训四　外科包扎法

【实训学时】

2 学时

【实训目标】

1. 能够说出外科包扎的目的及注意事项

2. 能够连贯地完成外科包扎的操作过程

3. 操作中能够注重人文关怀,与患者进行良好的沟通,并能正确地指导患者

4. 在包扎过程中出现突发事件,能够遵循处理原则及时发现和解决问题

【实训程序】

项目	操作项目	操作要求	要点说明及解释
一、评估与准备	患者	◆ 评估患者生命体征,遵循"抢救生命第一"的原则 ◆ 评估患者伤口类型、大小、深度、污染程度及出血情况(渗血、静脉出血、动脉出血) ◆ 若伤口出血应先进行止血 ◆ 评估患者年龄、病情、过敏史等 ◆ 评估患者的感觉、运动和动脉搏动状况 ◆ 评估患者对外科包扎的了解程度 ◆ 向患者解释外科包扎的目的、方法、注意事项和配合要点 ◆ 嘱患者如厕,做好外科包扎准备 ◆ 协助取舒适卧位	◆ 常用伤口止血法有:加压包扎法、填塞止血法、指压止血法、止血带止血法 ◆ 尽量使伤员处于比较舒适的体位,包扎的肢体必须保持功能位置

项目	操作项目	操作要求	要点说明及解释
一、评估与准备	环境	✦ 安静整洁、光线适中，安全，适宜操作 ✦ 定期消毒	
	用物	✦ 换药车上层：无菌纱布、卷轴绷带、三角巾等；或就地取材如洁净的毛巾、衣服、被单、丝巾等；必要时备剪刀、安全别针、胶布、无菌手套等 ✦ 换药车下层：锐器盒、生活垃圾桶、医用垃圾桶、剪刀 ✦ 用物准备齐全，摆放合理美观 ✦ 无菌物品均在有效期内，且在无菌状态	
二、外科包扎操作过程	核对处理伤口	✦ 备齐用物携至床旁 ✦ 核对患者床号、姓名及腕带 ✦ 再次向患者解释包扎目的并取得合作 ✦ 洗手，戴口罩 ✦ 清创伤口后 ✦ 叠加无菌纱布，覆盖在开放性伤口上	✦ 外科包扎的目的是保护伤口，减少污染；压迫止血；固定敷料、药品和伤肢骨折位置，减轻痛苦；矫正畸形
	卷轴绷带包扎法	✦ 左手持绷带头，右手持绷带卷，以绷带外面贴近包扎部位，由左到右，由远心端向近心端的顺序缠绕 　✦ 环形包扎法：将绷带斜放伤肢上，用手压住，将绷带绕肢体包扎一周后，再将带头和一小角返折过来，然后继续绕圈包扎，下一圈将上一圈绷带完全遮盖 　✦ 螺旋形包扎法：先将绷带环形缠绕数周，然后稍微倾斜螺旋向上缠绕，每一圈遮盖上一圈的 1/3~1/2 　✦ "8"字形包扎法：在伤处上下，将绷带由下而上，重复做"8"字形旋转缠绕，每一圈遮盖上一圈的 1/3~1/2（图 3-4-1） 　✦ 螺旋返折包扎法（折转法）：用一拇指压住绷带上方，将其返折向下，遮盖其上一圈的 1/3~1/2（图 3-4-2） ✦ 包扎完毕，用胶布将带尾固定或将带尾中间剪开分成两头，打结固定 ✦ 包扎时应注意动作迅速敏捷，不要碰撞伤口，松紧适宜 ✦ 包扎敷料应超过伤口边缘 5~10cm	✦ 环形包扎法适用于绷带包扎开始和结束时，或包扎颈、腕、胸、腹等部位的小伤口 ✦ 螺旋形包扎法适用于包扎直径大小一致的部位，如上臂、躯干、大腿等 ✦ "8"字形包扎法适用于屈曲的关节，如肩、髋、膝等部位 ✦ 螺旋返折包扎法适用于直径大小不等的部位，如前臂、小腿等。 ✦ 皮肤皱褶处，如腋下、乳下、腹股沟等，应用棉垫或纱布衬隔，骨隆突处，用棉垫保护，防止局部皮肤受压，甚至发生压疮
	三角巾包扎法	✦ 头顶包扎法（图 3-4-3） 　✦ 把三角巾底边向上返折约 3cm 　✦ 其正中部位放于伤员的前额，与眉平齐 　✦ 顶角拉向头后，三角巾的两底角经两耳上方，拉向枕后交叉，交叉时将顶角压在下面 　✦ 然后经耳上绕至前额，打结固定 　✦ 顶角向上返折至底边内或用别针固定 ✦ 下颌部包扎法（图 3-4-4） 　✦ 将三角巾底边折至顶角呈三四横指宽带状，放于下颌伤口敷料处 　✦ 两手将带巾两底角分别经耳部向上提 　✦ 长头绕头顶与短头在颞部交叉成十字 　✦ 两端水平环绕头部，经额、颞、耳上、枕部，与另一端打结固定	✦ 绷带或三角巾固定时的结，应放于肢体的外侧面 ✦ 不要在伤口上或发炎处、肢体内侧、容易摩擦及骨隆突处或易于受压的部位打结
三、包扎后处理	整理 记录	✦ 整理用物 ✦ 洗手 ✦ 记录伤口状况、包扎情况及末梢血液循环	
	健康指导	✦ 指导患者休息，患肢处于功能位 ✦ 告知保护患部，避免伤口敷料污染 ✦ 教会患者观察患肢血液循环状况	✦ 局部敷料潮湿、松动、脱落时，及时更换

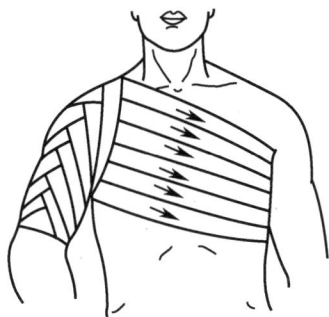

图 3-4-1 "8"字形绷带包扎

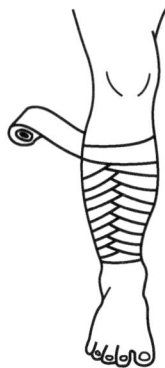

图 3-4-2 螺旋反折式绷带包扎

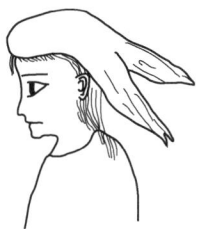

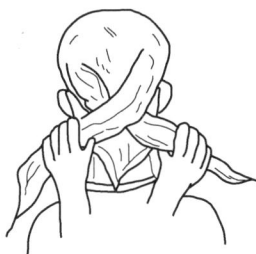

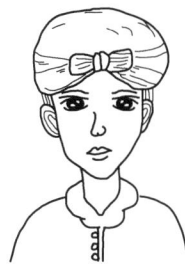

图 3-4-3 头顶包扎

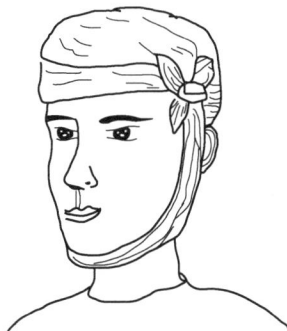

图 3-4-4 下颌部包扎

问题与思考

1. 在包扎伤口时为了减轻患者的疼痛,你应怎么做?
2. 为了避免包扎局部出现皮肤压疮,包扎时应该注意些什么?

知识拓展

新式脑外科头套的设计与应用

头部创口或头部手术切口处的包扎主要采用帽状绷带或纱布,其缺点是包扎后帽状绷带或纱布往往易于松脱,如果绷带或纱包扎过紧会引起患者不舒适或耳郭下颌部受勒,导致受压皮肤出现压疮,使受压皮肤不易愈合,增加患者痛苦和经济负担。

目前,临床上根据实际情况,在原有脑外科头套的基础上设计了新式脑外科头套,在头套周围增加了松紧带,下颌部设计成软钮扣的结构,并在耳郭处留出"Y"形开口。临床实践证明,新式脑外科头套固定更稳定,压力稍大、不易移位、方便止血,耳郭处的设计使两耳郭暴露在外不受压,不影响进食、说话和听力,甚至不影响戴眼镜,增加了患者舒适感,减少患者发生局部压疮的危险(图3-4-5)。

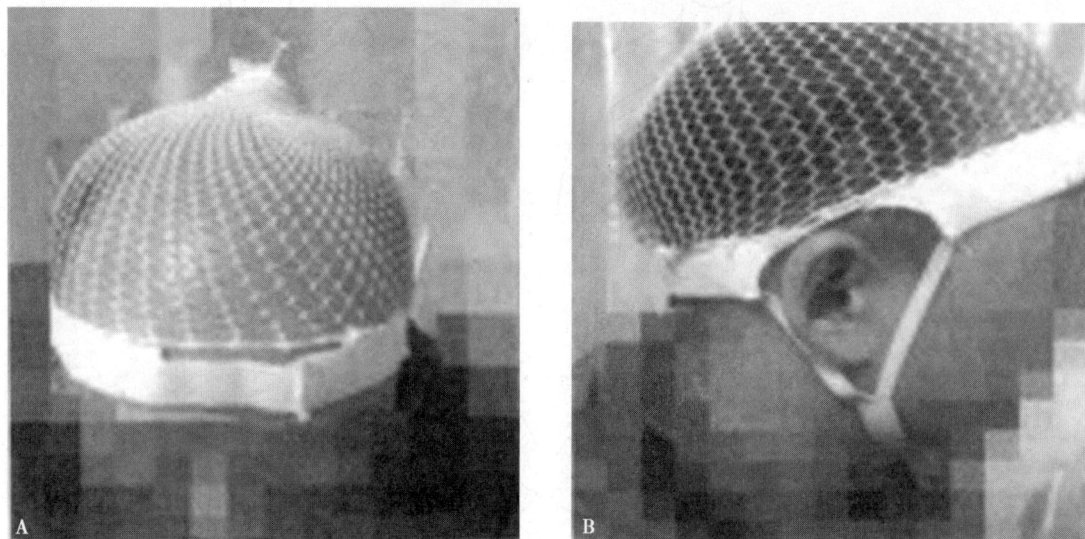

图 3-4-5　新式脑外科头套

A. 宽松紧带与头套缝制示意图　B. 耳部宽窄松紧带连接示意图

(宋英茜)

实训五　　乳房自我检查

【实训学时】

2 学时

【实训目标】

1. 能够说出乳房自我检查的目的及注意事项

2. 能连贯地完成乳房自我检查的过程

3. 操作中能够注重保护患者的隐私,体现人文关怀,正确指导患者完成乳腺自检

【实训程序】

项目	操作项目	操作要求	要点说明及解释
一、评估与 准备	患者	✦ 评估患者年龄、病情、月经周期、过敏史等 ✦ 评估患者对乳腺自检的了解程度 ✦ 向患者解释乳腺自检的目的、方法、注意事项和配合要点	✦ 乳房自检有助于及早发现乳房的病变,因此 20 岁以上的妇女,特别是高危人群应每月自查 1 次
	环境	✦ 安静整洁、宽敞明亮,适宜操作	✦ 注重人文关怀,保护患者的隐私
	物品	✦ 镜子、乳腺自检宣传材料	
二、乳房自 检操作过程	视诊	✦ 备齐用物携至患者床旁 ✦ 核对患者床号、姓名及腕带 ✦ 解释乳腺自检的目的并取得合作 ✦ 必要时关闭门窗,屏风遮挡 ✦ 洗手 ✦ 协助患者脱去上衣,暴露胸部	✦ 乳房肿瘤生长可引起乳房外形改变:肿瘤累及 Cooper 韧带乳房可出现酒窝征;肿瘤侵入乳管可使乳头回缩;癌细胞堵塞皮下淋巴管乳房皮肤呈"橘皮样"改变

项目	操作项目	操作要求	要点说明及解释

二、乳房自检操作过程	视诊	✦ 患者在镜子前自然站立
		✦ 首先嘱患者两臂放松、垂于身体两侧
		✦ 然后双手叉腰
		✦ 最后双手上举，置于头后（图3-5-1）
		✦ 通过三种姿势，观察双侧乳房
		  ✦ 大小和外形是否对称
		  ✦ 有无局限性隆起、凹陷或皮肤"橘皮样"改变
		  ✦ 有无乳头回缩或抬高
		  ✦ 乳头、乳晕有无糜烂等	

	触诊	✦ 协助乳房较小的患者取平卧，乳房较大者取侧卧位 ✦ 将软薄枕垫于患者肩下或将患者手臂置于头下（图3-5-2） ✦ 嘱患者左手的示指、中指和无名指并拢，用指腹在右侧乳房上进行环形触摸，要有一定压力 ✦ 以乳头为中心划十字，将乳腺分为4个象限（图3-5-3） ✦ 触检顺序为：乳房外上象限→外下象限→内下象限→内上象限→乳头、乳晕，不要遗漏，检查有无肿块（图3-5-4） ✦ 触检右侧腋窝，检查腋窝有无肿块 ✦ 嘱患者用左手大拇指、示指轻捏乳头观察有无溢液 ✦ 同法检查左侧乳房、腋窝有无肿块，乳头有无溢液 ✦ 检查完毕，协助患者穿好衣物	✦ 选择体位能使腺体平铺到胸壁上 ✦ 乳腺癌早期患侧乳房出现无痛性、单发小肿块，肿块多位于外上象限，质硬、表面不光滑，不易被推动 ✦ 乳腺癌淋巴结转移多见于患侧腋窝，少数散在、肿大的淋巴结，质硬、无痛、可被推动，逐渐增多并融合成团，与皮肤或深部组织粘连
三、操作后处理	整理记录	✦ 整理用物 ✦ 洗手 ✦ 记录检查的结果	
	健康指导	✦ 向患者解释乳房自检的重要性和必要性 ✦ 讲解乳房自检的最佳时机 ✦ 指导患者定期主动进行乳房自检 ✦ 教会患者自检乳房的方法 ✦ 自检过程中发现异常及时就医	✦ 自检时间宜选在月经周期的第7~10日，或月经结束后2~3日，已绝经女性应选择每个月固定的1日检查

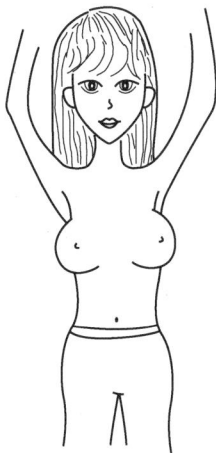

图 3-5-1　双手上举

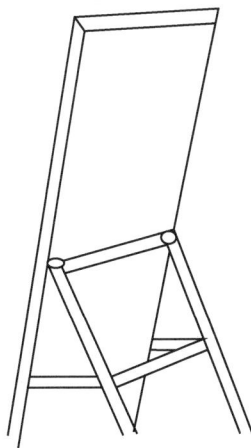

图 3-5-2　平卧肩下垫薄垫

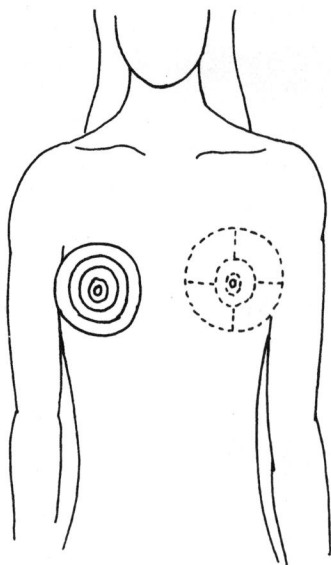

图 3-5-3　乳腺分为 4 个象限　　　　图 3-5-4　乳房摸检顺序

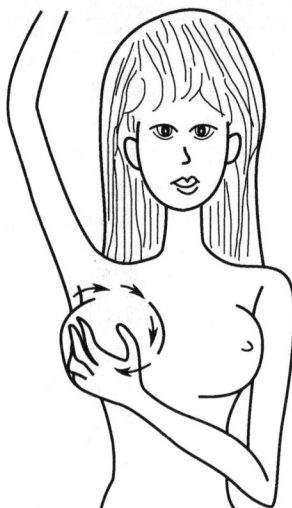

问题与思考

1. 作为护士,如何指导患者进行乳房自我检查?
2. 患者在乳房自检时发现什么情况,需要到医院就诊?

历史回顾

乳房的自我检查

乳房自我检查是早期发现乳房病变、从而降低乳腺癌病死率的一种方法。在北美,乳房自我检查曾被许多重要的癌症组织推荐,例如在 1999 年,美国癌症协会推荐 20 岁以上所有女性应把每月做乳腺自我检查作为日常乳房护理的一部分。在过去的 30 年中,许多妇女已经意识到乳房自我检查的重要性,并逐渐接受乳房自我检查作为筛查乳腺癌、自我控制健康的一种工具。有资料显示,约有 1/3 北美妇女常规做乳房自我检查。

随着我国对妇幼保健工作重视程度的不断提高,乳房自我检查在我国的普及程度呈逐渐上升的趋势。但是近年来,随着乳房自我检查在人群中的推广,以及对乳房自我检查研究的不断深入,其弊端也逐渐暴露在人们的面前,许多国家甚至已不再对乳房自我检查持肯定态度。例如,加拿大提出不再主张在妇女中推行乳房自我检查;法国提出不把乳房自我检查作为一项在女性中强制实施的筛查方法;英国提出应以乳房意识代替乳房自我检查。由于没有足够的证据支持或反对乳房自我检查,许多国家仍在继续推行乳房自我检查,如美国仍然建议成年女性每月做乳房自我检查。

(宋英茜)

实训六　乳腺术后功能训练

【实训学时】

2 学时

【实训目标】

1. 能够说出乳腺术后功能训练的目的及注意事项

2. 能连贯地完成乳腺术后功能训练的过程

3. 操作中能够注重人文关怀,与患者进行良好的沟通,根据患者情况能够正确制订乳腺术后功能训练方案

【实训程序】

项目	操作项目	操作要求	要点说明及解释
一、评估与准备	患者	✦ 评估患者年龄、病情、月经周期、过敏史等 ✦ 评估患者术后疼痛、局部敷料、引流、患肢血液循环情况等 ✦ 评估患者对乳腺术后功能训练的了解程度 ✦ 向患者解释乳腺术后功能训练的目的、方法、注意事项和配合要点	✦ 由于乳腺癌手术切除胸部肌肉、筋膜和皮肤,使患侧肩关节活动明显受限
	环境	✦ 安静整洁、宽敞明亮,适宜操作	✦ 环境准备时应注意保护患者的隐私
	物品	✦ 弹力球、乳腺术后功能训练宣传手册	
二、乳腺术后功能训练过程	核对	✦ 备齐用物携至患者床旁 ✦ 核对患者床号、姓名及腕带 ✦ 解释乳腺术后功能训练的目的并取得合作	✦ 术后肢体功能训练可减少和避免术后残疾
	术后24小时内	✦ 洗手 ✦ 协助患者活动患侧手指和腕部 ✦ 患者可做伸指、握拳、屈伸腕等训练(图3-6-1、图3-6-2) ✦ 一般以每日3~4次、每次20~30分钟为宜	✦ 指导患者做患肢功能训练应根据实际情况
	术后1~3日	✦ 进行上肢肌肉等长收缩,做屈肘、伸臂等训练 ✦ 逐渐过渡到肩关节的小范围前屈、后伸运动(前屈小于30°,后伸小于15°)(图3-6-3)	✦ 利用肌肉泵作用促进血液和淋巴回流 ✦ 可用健侧上肢或他人协助患侧上肢进行训练
	术后4~7日	✦ 鼓励患者用患侧手洗脸、刷牙、进食等(图3-6-4) ✦ 以患侧手触摸对侧肩部及同侧耳朵的训练	✦ 循序渐进,逐渐增加功能训练内容
	术后1~2周	✦ 术后1周皮瓣基本愈合后,开始肩关节活动,以肩部为中心,前后摆臂(图3-6-5) ✦ 术后10日左右皮瓣与胸壁黏附已较牢固,循序渐进地做抬高患侧上肢的训练(图3-6-6、图3-6-7、图3-6-8) 　✦ 抬高患侧上肢:将患侧肘关节伸屈、手掌置于对侧肩部,甚至患侧肘关节与肩平 　✦ 手指爬墙:每日标记高度,逐渐递增幅度,甚至患侧手指能高举过头 　✦ 梳头:以患侧手越过头顶梳对侧头发、扪对侧耳朵	✦ 术后7日内不上举,10日内不外展肩关节 ✦ 不要以患侧肢体支撑身体,以防皮瓣移动而影响愈合 ✦ 避免患侧上肢搬动或提拉过重物品
三、训练后处理	整理 记录	✦ 整理用物 ✦ 洗手 ✦ 记录每天训练的时间、次数及程度	
	健康指导	✦ 向患者解释乳腺癌术后功能训练的重要性 ✦ 介绍乳腺功能训练过程中可能出现的不适,减轻患者的焦虑 ✦ 教会患者功能训练的方法 ✦ 引导患者尽快、主动地参与术后功能训练	

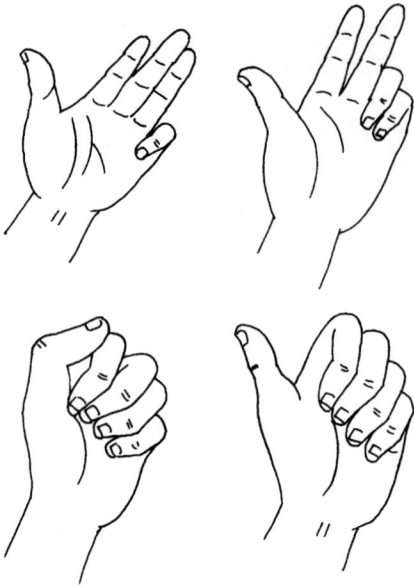

图 3-6-1　五指伸屈运动

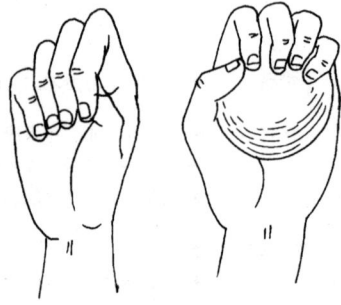

图 3-6-2　握拳、握球运动

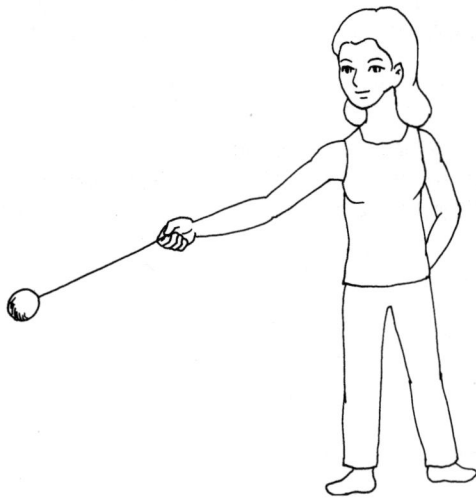

图 3-6-3　肩关节小范围屈伸运动

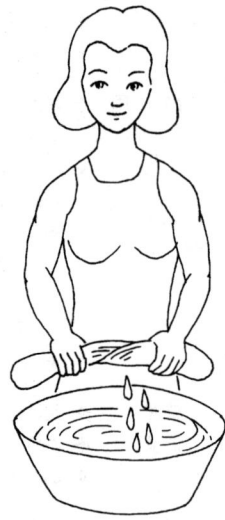

图 3-6-4　双手洗脸、拧毛巾

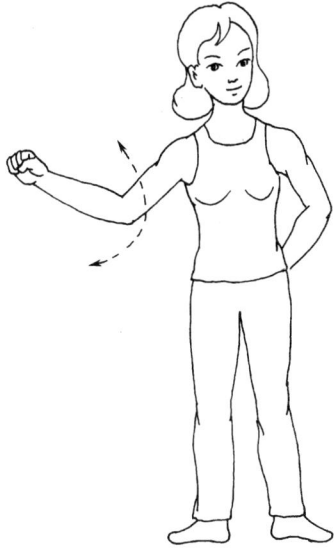

图 3-6-5　上臂旋前、旋后

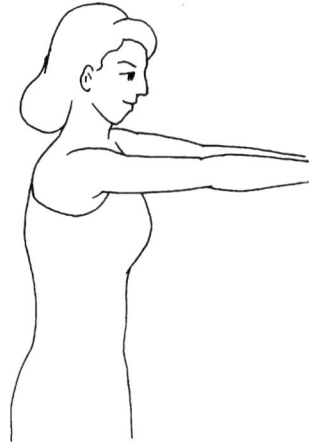

图 3-6-6　双臂向前抬高

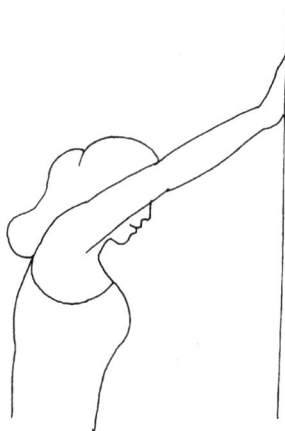

图 3-6-7　上臂向上抬高

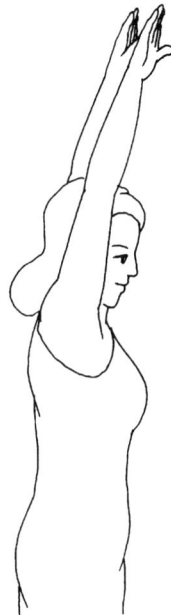

图 3-6-8　双臂抬高过头

问题与思考

1. 乳腺癌术后 2 日,护士指导其进行功能训练,患者担心伤口不能愈合而不配合,作为护士你应该怎么做?

2. 如何指导乳腺癌术后患者进行功能训练?

本章的内容为六项常用的外科护理学实训项目，包括外科洗手、穿脱手术衣及戴脱无菌手套，以及肠造口护理技术、伤口清创术、外科包扎法、乳房自我检查和乳腺术后功能训练。在每项操作过程中，学生学习了该项操作的目的、注意事项，以及禁忌证和适应证等，按照操作步骤，正确且连贯地完成操作过程，从中能够体现出人文关怀，学会与患者进行良好沟通及健康指导的方法，使学生树立以患者为中心的整体护理理念；培养了学生及时发现问题、分析问题和解决问题的能力，以及临床评判性思维能力，为临床实践能力的提高奠定了坚实基础。

（宋英茜）

第四章　妇产科护理基本操作项目

4

操作项目

实训一　骨盆外测量法

【实训学时】

2 学时

【实训目标】

1. 能够说出骨盆外测量法的目的及方法

2. 能够阐述骨盆外测量各径线的正常值及临床意义

3. 能够学会正确使用骨盆测量器进行骨盆外测量

4. 能够指导孕妇配合检查,操作中能够注重人文关怀,动作轻柔,注重患者隐私

【实训程序】

项目	操作项目	操作要求	要点说明及解释
一、评估与准备	孕妇	✦ 评估孕妇孕产史、孕周、本次妊娠体重增长情况,有无妊娠合并症与并发症 ✦ 评估孕妇心理状态及配合程度 ✦ 向孕妇解释骨盆外测量的重要性、目的、注意事项和配合要点 ✦ 嘱孕妇排空膀胱	✦ 妊娠合并症:如高血压、心脏病、糖尿病、肾病等 ✦ 了解孕妇及胎儿发育、营养情况,初步估计孕妇能否正常分娩 ✦ 有效沟通可缓解孕妇焦虑和紧张情绪
	环境	✦ 安静整洁、温度适宜(调节室内温度 22~24℃)、遮挡屏风	
	用物	✦ 治疗车上层:骨盆测量器、坐骨结节间径测量器、手消毒液 ✦ 治疗车下层:生活垃圾桶、医用垃圾桶 ✦ 用物准备齐全,摆放合理美观	✦ 可备教具:女性骨盆模型、孕妇模型
二、骨盆外测量操作过程	核对解释	✦ 备齐用物携至患者床旁 ✦ 核对孕妇床号、姓名及腕带 ✦ 再次解释操作的目的并取得配合	✦ 严格执行查对制度确认孕妇 ✦ 保护孕妇隐私,注意保暖
	髂棘间径	✦ 孕妇取仰卧位,双腿伸直,适当暴露腹部及会阴部 ✦ 触清两侧髂前上棘,测量两侧髂前上棘外缘间的距离,髂棘间径(图 4-1-1)正常值为 23~26cm ✦ 正确记录测量数据	✦ 寻找骨性标志点应准确无误 ✦ 临床意义:推测骨盆入口平面横径的大小
	髂嵴间径	✦ 孕妇取伸腿仰卧位 ✦ 触清两侧髂嵴最宽外缘,测量两侧髂嵴外缘之间最宽的距离,髂嵴间径(图 4-1-2)正常值为 25~28cm ✦ 正确记录测量数据	✦ 皮下脂肪较厚的孕妇,测量时轻轻向皮下施压,减少皮下脂肪厚度对测量结果的影响 ✦ 临床意义:推测骨盆入口平面横径的大小
	骶耻外径	✦ 孕妇取左侧卧位,左腿屈曲,右腿伸直 ✦ 触清第五腰椎棘突下,测量耻骨联合上缘中点至第五腰椎棘突下的距离,骶耻外径(图 4-1-3)正常值 18~20cm ✦ 正确记录测量数据 ✦ 骶耻外径是骨盆外测量中最重要的径线	✦ 第五腰椎棘突下相当于两侧髂嵴后连线中点下 1.5cm 处或相当于腰骶部米氏菱形窝上角 ✦ 临床意义:间接推测骨盆入口前后径的长短
	出口横径	✦ 孕妇取仰卧位,双腿屈曲外展,双手分别抱双膝 ✦ 触清双侧坐骨结节内缘,测量两坐骨结节内缘间的距离,出口横径(图 4-1-4)正常值为 8.5~9.5cm ✦ 正确记录测量数据	✦ 必要时协助孕妇取体位,动作要轻柔 ✦ 临床意义:直接了解骨盆出口横径的大小

项目	操作项目	操作要求	要点说明及解释
二、骨盆外测量操作过程	耻骨弓角度	◆ 孕妇取仰卧位，双腿屈曲外展，双手分别抱双膝 ◆ 触清耻骨联合下缘中点，用左右两拇指尖斜着对拢，放置于耻骨联合下缘，左右两拇指平放于耻骨降支上面，测量两拇指间的角度，耻骨弓角度（图4-1-5）正常值为90°，小于80°为异常 ◆ 正确记录测量数据	◆ 注意观察孕妇的反应及面色 ◆ 及时与孕妇交流，询问孕妇的感受 ◆ 临床意义：此角度可反映骨盆出口横径的宽度
三、测量后处理	孕妇	◆ 协助孕妇坐起，整理衣物 ◆ 告知孕妇测量结果，交代注意事项	◆ 询问孕妇有无不适 ◆ 初步估计测量结果对分娩的影响
	整理记录	◆ 整理用物 ◆ 洗手 ◆ 将测量结果正确记录于孕妇保健卡上	
	健康指导	◆ 告知孕妇下次检查的时间和预先准备事项 ◆ 告知孕妇要保证适量的运动，散步是孕妇最适宜的运动 ◆ 指导孕妇学会数胎动次数，嘱孕妇每日早中晚各数1个小时胎动，每小时胎动数应不少于3次 ◆ 指导孕妇识别先兆临产，如出现阴道血性分泌物或规律宫缩，应尽快去医院就诊	

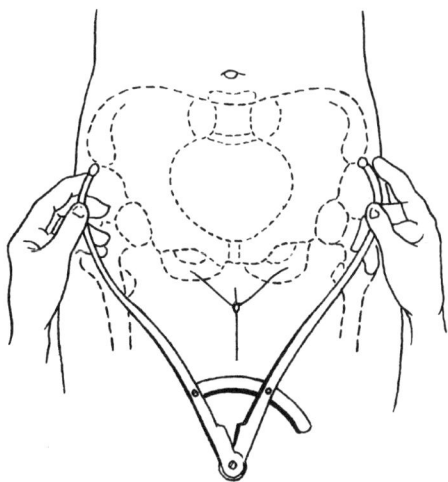

图 4-1-1　髂棘间径测量

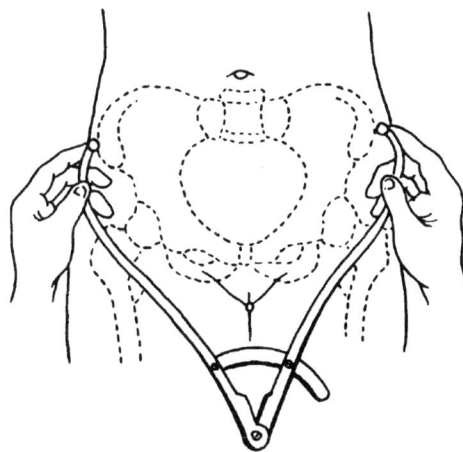

图 4-1-2　髂嵴间径测量

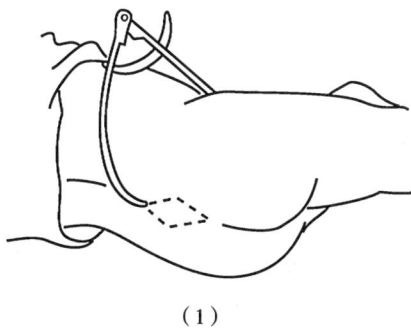

（1）

图 4-1-3　骶耻外径测量

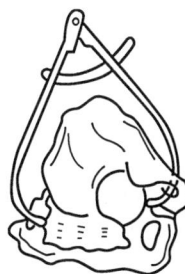

（2）

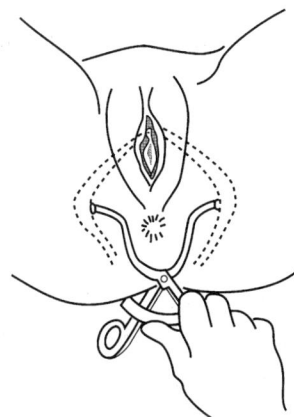

图 4-1-4　出口横径测量

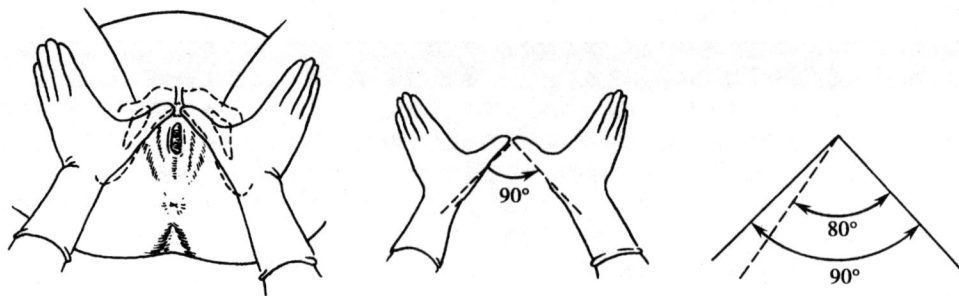

图 4-1-5 耻骨弓角度测量

病例分析

　　王女士,29 岁,孕 1 产 0,因"停经 39+1 周,不规律宫缩 2h"入院。一般情况良好。身高 156cm,体重 65kg,血压 125/85mmHg,宫高 31cm,腹围 98cm,胎位 LOA,胎心音 146 次/分,宫缩不规律,无水肿,胎膜未破,宫口未开,B 超显示单胎,双顶径 93mm,孕妇担心难产,要求剖宫产,医生为减轻孕妇担心,并确定能否经阴道分娩。

　　1. 医生对孕妇做何检查?

　　2. 如果检查结果异常,医生应进一步作何检查?

相关链接

　　中华医学会妇产科分会产科学组制定的《孕前和孕期保健指南(第 1 版)》认为,已有充分的证据表明骨盆外测量并不能预测产时头盆不称,因此,孕期不需要常规进行骨盆外测量。对于阴道分娩者,妊娠晚期可测定骨盆出口径线。

（毕春华）

实训二　腹部四步触诊法

【实训学时】

2 学时

【实训目标】

1. 能够说出腹部四步触诊法的目的及方法

2. 能够熟练地进行腹部四步触诊的操作

3. 能够通过四步触诊法判断胎产式、胎方位、胎先露及胎先露是否衔接

4. 能够指导孕妇配合检查,操作中能够注重人文关怀,动作轻柔,注重患者隐私

【实训程序】

项目	操作项目	操作要求	要点说明及解释
一、评估与准备	孕妇	✦ 评估孕妇孕产史、孕周、有无妊娠合并症与并发症以及胎动情况 ✦ 评估孕妇心理状态及配合程度 ✦ 向孕妇解释腹部四步触诊的重要性、目的、注意事项和配合要点 ✦ 嘱孕妇排空膀胱	✦ 了解孕妇及胎儿发育、营养情况，初步估计孕妇能否正常分娩 ✦ 有效沟通可缓解孕妇焦虑和紧张情绪
	环境	✦ 安静整洁、温度适宜（调节室内温度22~24℃）、遮挡屏风	
	用物	✦ 治疗车上层：手消毒液等 ✦ 治疗车下层：生活垃圾桶、医用垃圾桶 ✦ 用物准备齐全，摆放合理美观	✦ 备教具：孕妇腹部触诊模型
二、四步触诊操作过程	核对 解释 体位	✦ 备齐用物携至孕妇床旁 ✦ 核对孕妇床号、姓名及腕带 ✦ 再次解释操作的目的并取得配合 ✦ 孕妇取仰卧位，头部稍垫高 ✦ 双腿屈曲略外展，适当暴露腹部	✦ 严格执行查对制度确认患者 ✦ 注意保暖，保护孕妇隐私，嘱其放松腹肌
	第一步 手法	✦ 检查者站在孕妇右侧，面对孕妇（前三步相同），双手置于子宫底部，了解子宫外形并摸清子宫底高度，估计胎儿大小与孕周是否相符；然后以双手指腹相对轻推，判断子宫底部胎儿部分（图4-2-1）	✦ 如为胎头，则硬而圆且有浮球感，如为胎臀，则软而宽且形状略不规则
	第二步 手法	✦ 检查者两手分别置于孕妇腹部左右两侧，一手固定，另一手轻轻深按检查，两手交替，分辨占据子宫两侧的胎儿部分（图4-2-2）	✦ 如天气寒冷，检查者可双手搓至温热以减轻孕妇不适 ✦ 触及平坦饱满者为胎背，可变形的高低不平部分是胎儿的肢体
	第三步手法	✦ 检查者右手置于耻骨联合上方，拇指与其余4指分开，握住胎先露部，进一步查清是胎头或胎臀，并左右推动以确定是否衔接（图4-2-3）	✦ 注意观察孕妇的反应 ✦ 若胎先露可以左右移动，表示尚未衔接；若胎先露部不能被推动，则表示已衔接
	第四步 手法	✦ 检查者两手分别置于胎先露部的两侧，向骨盆入口方向向下深压，再次判断胎先露部的诊断是否正确，并确定胎先露部入盆的程度（图4-2-4）	✦ 检查者站在孕妇右侧，面向孕妇足端 ✦ 检查时如有宫缩应暂停检查
三、测量后处理	孕妇	✦ 协助孕妇坐起，整理衣物 ✦ 告知孕妇检查结果，交代注意事项	✦ 询问孕妇有无不适 ✦ 根据检查结果初步判断胎产式、胎先露、胎方位及胎先露是否衔接
	整理 记录	✦ 整理用物 ✦ 洗手 ✦ 将检查结果正确记录于孕妇保健卡上	
	健康 指导	✦ 告知孕妇下次检查的时间和预先准备事项 ✦ 指导孕妇合理的运动和休息 ✦ 指导孕妇自我监护：教会孕妇听胎心音及数胎动 ✦ 指导孕妇识别先兆临产	

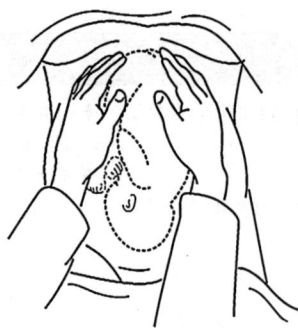

图 4-2-1　第一步手法

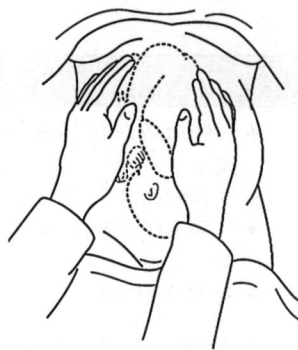

图 4-2-2　第二步手法

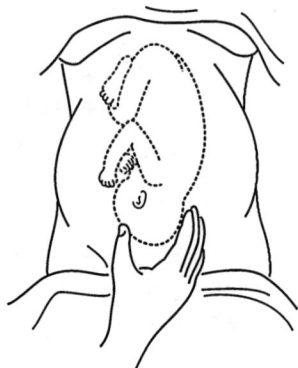

图 4-2-3　第三步手法

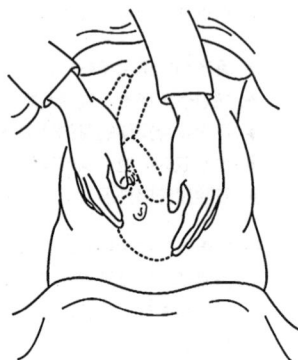

图 4-2-4　第四步手法

病例分析

　　李女士,28 岁,孕 1 产 0,平时月经规则,妊娠 36 周,遵医嘱产科检查:生命体征正常,双下肢无水肿,胎心率 146 次/分,宫底剑突下 2 横指,四步触诊,宫底部感宽、软且形状不规则的胎儿部分。右侧腹部感觉高低不平,左侧腹部感平坦、宽,耻骨联合上方感圆、硬、浮球感。

　　1. 该孕妇目前的胎方位是什么?

　　2. 如何对该孕妇进行健康指导?

(毕春华)

实训三　会阴擦洗法

【实训学时】

2 学时

【实训目标】

1. 能够说出会阴擦洗的目的和方法

2. 能够熟练的为产妇进行会阴擦洗

3. 操作中能够注重人文关怀,动作轻柔,注重产妇隐私

【实训程序】

项目	操作项目	操作要求	要点说明及解释
一、评估与准备	产妇	✦ 评估产妇情况、产妇会阴情况（会阴清洁度及会阴皮肤情况） ✦ 评估产妇心理状态（紧张、羞涩）及配合程度 ✦ 向产妇解释会阴擦洗的目的、注意事项和配合要点 ✦ 嘱产妇排空膀胱	✦ 会阴有无红肿、伤口、有无血迹等 ✦ 有效沟通可缓解产妇羞涩和紧张情绪
	环境	✦ 安静整洁、温度适宜（调节室内温度 22~24℃）、遮挡屏风	
	用物	✦ 治疗车上层：无菌缸内放 0.5%碘伏棉球或 1:5000 高锰酸钾溶液棉球、无菌治疗碗、无菌镊子 2 把、无菌持物钳 1 把、无菌纱布 1 块、弯盘、无菌手套、一次性会阴垫单 ✦ 治疗车下层：生活垃圾桶、医用垃圾桶 ✦ 用物准备齐全，摆放合理美观 ✦ 无菌物品均在有效期内，且在无菌状态	✦ 如患者会阴部水肿或伤口水肿需准备 50%的硫酸镁湿热敷
二、会阴擦洗操作过程	核对解释体位	✦ 备齐用物携至患者床旁 ✦ 核对产妇床号、姓名，手腕带信息 ✦ 再次解释操作的目的并取得配合 ✦ 协助产妇脱下一条裤腿，取双腿屈膝仰卧位，略外展，暴露外阴 ✦ 操作者戴无菌手套在产妇臀下垫一次性会阴垫，放弯盘于臀部	✦ 严格执行查对制度确认患者 ✦ 注意保暖，保护产妇隐私
	第一遍擦洗	✦ 操作者左手持无菌镊子从治疗碗内夹取碘伏棉球，右手持另一把镊子擦洗会阴部 ✦ 第一遍擦洗原则为自上而下，由外到内 ✦ 其顺序为阴阜→大腿内侧上 1/3（先对侧再近侧，由外向内）→大阴唇（先对侧再近侧，自上而下）→小阴唇（先对侧再近侧，自上而下）→尿道口、阴道口（图 4-3-1）	✦ 操作过程符合无菌原则 ✦ 擦洗时动作应轻柔避免损伤会阴部皮肤 ✦ 按照擦洗顺序操作
	第二遍擦洗	✦ 第二遍擦洗以伤口、阴道口为中心，由内向外，自上而下 ✦ 其顺序为尿道口、阴道口（自上而下）→小阴唇（先对侧再近侧，自上而下）→大阴唇（先对侧再近侧，自上而下）→阴阜→大腿内上 1/3（先对侧再近侧，由内向外）→肛门及肛周（图 4-3-2） ✦ 根据产妇情况可增加擦洗次数，最后用无菌纱布擦干会阴	✦ 擦洗顺序不可颠倒或反复以免逆行感染 ✦ 擦洗时观察会阴及伤口周围情况，有无红肿，分泌物及伤口愈合情况
三、擦洗后处理	产妇	✦ 告知产妇操作结果 ✦ 询问产妇感受并交代注意事项	
	整理记录	✦ 更换清洁会阴垫 ✦ 整理床单位，协助产妇取舒适体位 ✦ 洗手 ✦ 记录会阴部情况及擦洗结果	
	健康指导	✦ 指导产妇保持外阴清洁、干燥，以利伤口愈合 ✦ 如产妇有会阴伤口，指导产妇取健侧卧位 ✦ 鼓励产妇尽早下床活动及自行排尿，以利产后恢复	

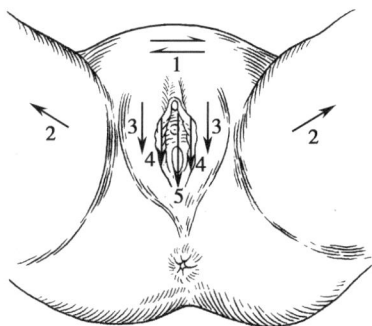

图 4-3-1　第一遍擦洗顺序　　　　　　图 4-3-2　第二遍擦洗顺序

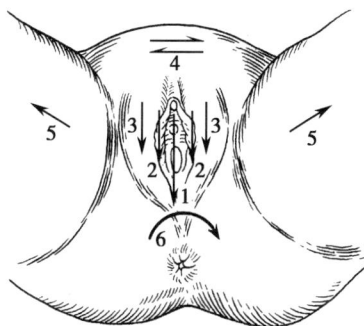

1. 会阴擦洗的原则和顺序是什么？第一遍和第二遍为什么不同？
2. 会阴擦洗常用的药液有哪些？

（毕春华）

实训四　阴道灌洗术

【实训学时】

2 学时

【实训目标】

1. 能够说出阴道灌洗的目的和方法
2. 能够根据患者的情况正确选择阴道灌洗液
3. 能够熟练的为患者进行阴道灌洗
4. 能够说出阴道灌洗的适应证和禁忌证
5. 操作中能够注重人文关怀，动作轻柔，注重患者隐私

【实训程序】

项目	操作项目	操作要求	要点说明及解释
一、评估与准备	患者	✦ 评估患者有无急性生殖器炎症、阴道异常出血、是否在月经期及会阴清洁度 ✦ 评估患者心理状态（紧张、羞涩）及配合程度 ✦ 向患者解释阴道灌洗的目的、注意事项和配合要点 ✦ 嘱患者排空膀胱	✦ 宫颈癌有活动性出血者、月经期、产后或人工流产术后宫口未闭者不宜冲洗，以防上行感染
	环境	✦ 安静整洁、温度适宜（调节室内温度 22~24℃）、遮挡屏风	
	用物	✦ 治疗车上层：无菌冲洗桶（含调节夹的橡皮管）、无菌冲洗头、一次性垫巾、橡皮垫、弯盘、一次性阴道窥器、冲洗液（根据患者情况准备相应的冲洗液，温度 41~43℃）、温度计 ✦ 治疗车下层：生活垃圾桶、医用垃圾桶 ✦ 用物准备齐全，摆放合理美观 ✦ 无菌物品均在有效期内，且在无菌状态	✦ 常用灌洗溶液有 0.02% 碘伏溶液、2%~4% 碳酸氢钠溶液、0.1%~0.5% 醋酸溶液、1% 乳酸溶液、1∶5000 高锰酸钾溶液等
二、阴道灌洗操作过程	核对 解释 体位	✦ 备齐用物携至患者床旁 ✦ 核对患者床号、姓名，手腕带信息 ✦ 再次解释操作的目的并取得配合 ✦ 协助患者仰卧于检查床上，取膀胱截石位 ✦ 臀下垫一次性垫巾	✦ 严格执行查对制度确认患者 ✦ 注意保暖，保护患者隐私
	灌洗	✦ 戴无菌手套，窥阴器湿润后轻轻放入阴道，暴露子宫颈，观察阴道情况 ✦ 挂冲洗液于床沿 60~70cm，装上冲洗头准备灌洗 ✦ 排去冲洗管道内空气，先冲洗外阴部（冲洗头不接触外阴），再将冲洗头送进阴道深部 ✦ 用冲洗头围绕宫颈上下左右移动，洗净穹窿和阴道皱襞 ✦ 冲洗液快流尽时，夹闭橡皮管，将阴道窥器轻轻下压，使阴道内残留液体流出 ✦ 取出阴道窥器和冲洗头，擦干外阴	✦ 冲洗头插入不宜过深，一般为 6~8cm ✦ 动作轻柔，以免损伤阴道和宫颈 ✦ 注意观察患者的反应

项目	操作项目	操作要求	要点说明及解释
三、灌洗后处理	患者	✦ 灌洗完毕，协助患者坐起 ✦ 询问患者感受并交代注意事项	
	整理 记录	✦ 整理床单位 ✦ 清理用物 ✦ 洗手 ✦ 记录灌洗液的名称、用量及患者的反应	
	健康 指导	✦ 指导患者注意个人卫生，勤换内裤，保持外阴清洁、干燥 ✦ 有阴道炎患者，指导患者在治疗期间要坚持用药和正规治疗，治疗期间禁止性交	

问题与思考

1. 王女士，54 岁，子宫癌，需做腹腔镜子宫切除手术，为预防术后感染，护士遵医嘱术前 3 天，每天一次阴道灌洗，王女士由于对手术的担心存在紧张心理，拒做阴道灌洗，作为护士你应如何处理?

2. 王女士在护士的劝导下同意做阴道灌洗，在灌洗的过程中护士需要注意哪些事项?

相关链接

常用阴道灌洗溶液

1. 滴虫阴道炎　1∶5000 高锰酸钾溶液、1%乳酸溶液、0.1%～0.5%醋酸溶液
2. 外阴阴道假丝酵母菌病　2%～4%碳酸氢钠溶液
3. 老年阴道炎　1%乳酸溶液、0.1%～0.5%醋酸溶液
4. 非特异性阴道炎　一般消毒液或生理盐水
5. 术前准备　0.02%碘伏溶液

（毕春华）

实训五　新生儿沐浴和脐部护理

【实训学时】

2 学时

【实训目标】

1. 能够说出新生儿沐浴和脐带护理的目的
2. 能够说出新生儿沐浴的方法和注意事项
3. 能够判断新生儿全身皮肤是否正常
4. 能够正确护理新生儿脐部

【实训程序】

项目	操作项目	操作要求	要点说明及解释
一、评估与准备	新生儿	✦ 评估新生儿的出生情况、生命体征、进食、大小便等一般情况 ✦ 评估新生儿肢体活动、皮肤是否正常、脐部等情况 ✦ 向家属说明新生儿沐浴的目的和方法，取得理解和配合 ✦ 新生儿准备：喂奶后1小时，或两次喂奶之间	✦ 新生儿体温未稳定前不宜沐浴 ✦ 皮肤如有发红、破溃、裂伤；脐带如有红肿、渗血、渗液等情况不宜沐浴 ✦ 以预防新生儿呕吐
	环境	✦ 室内温度26~28℃，水温38~42℃，避免对流风	
	用物	✦ 治疗车上层：沐浴露、大浴巾、小方巾、纸尿裤、爽身粉、护臀霜、干净衣物、包被；治疗盘内放安尔碘、棉签、脐带贴 ✦ 治疗车下层：生活垃圾桶、医用垃圾桶 ✦ 用物准备齐全，摆放合理美观	✦ 根据需要备新生儿电子秤
二、新生儿沐浴和脐带护理的操作过程	核对解释	✦ 按使用顺序摆放好用物，测试水温 ✦ 核对母儿床号、姓名、新生儿腕带信息 ✦ 再次向母亲解释操作的目的并取得配合 ✦ 脱去新生儿衣服，检查全身皮肤及脐部情况 ✦ 先用大浴巾包裹新生儿，以免着凉	✦ 观察皮肤尤其注意腋下、腹股沟、颈下皱褶处情况 ✦ 新生儿脐带未脱者贴上护脐贴
	擦洗面部	✦ 将小毛巾浸湿后挤干，先擦洗一侧眼睛，更换小毛巾部位同法擦洗另一侧眼睛，顺序由内眦→外眦；接着擦洗额头→鼻翼→面部→下颌；最后擦洗双耳（图4-5-1）	✦ 洗面部时禁用肥皂水或沐浴液
	洗头	✦ 左前臂环抱起新生儿，将新生儿双下肢固定在操作者左腋下 ✦ 左手托着新生儿头颈部，拇指和中指分别将新生儿双耳廓向前返折，并轻轻按住，堵住外耳道口 ✦ 右手先用水弄湿头发，涂洗发液并清洗新生儿头部、颈部及耳后 ✦ 然后用水洗掉泡沫、擦干头发（图4-5-2）	✦ 动作稳重、轻快、勿滑脱，勿使水进入新生儿的眼、耳、口、鼻内 ✦ 头顶部有皮脂结痂时不宜强行洗去，可涂植物油后次日再洗
	洗全身	✦ 解开大浴巾，将新生儿颈部枕于操作者左侧肘部 ✦ 操作者左手握住新生儿左上臂，右手握住其双脚，抱起新生儿放于沐浴垫上 ✦ 淋湿全身皮肤，涂少许沐浴露后，依次洗颈部→腋下→上肢→手→胸腹→下肢→腹股沟→臀部包括会阴（图4-5-3） ✦ 左右手交接使新生儿俯卧在操作者的右前臂 ✦ 右手握住新生儿的左上臂，左手同法洗新生儿后颈→背部→臀部（图4-5-4）	✦ 沐浴时注意观察新生儿的精神、面色、呼吸，如有异常停止操作
	脐部护理	✦ 洗毕，用大毛巾包裹全身，吸干水分 ✦ 皮肤皱褶处均匀涂少许爽身粉 ✦ 协助新生儿取仰卧位，充分暴露脐部 ✦ 左手拇指和示指呈"C"字手法，绷紧脐带周围皮肤，暴露出脐带根部 ✦ 右手持蘸爱尔碘的棉签从脐窝根部由内向外环形消毒，擦拭时可以将脐带轻轻拨开，同样方法消毒两遍（图4-5-5） ✦ 脐部消毒后，自然晾干	✦ 颈下涂爽身粉时要用手掌遮盖婴儿口鼻，防止粉末吸入呼吸道 ✦ 每根棉签限用一次，动作轻柔 ✦ 脐带结扎线脱落应重新结扎
三、沐浴后处理	新生儿	✦ 根据新生儿情况进行臀部和皮肤护理 ✦ 根据需要为新生儿称体重 ✦ 为新生儿穿好衣服，垫上纸尿裤，包好包被 ✦ 注意核对新生儿腕带信息，送新生儿回病房 ✦ 再次核对无误后，将新生儿交于母亲，并交代注意事项	✦ 告知家属脐部要保持干燥，勿使尿布覆盖脐部，防止尿液污染
	整理记录	✦ 整理沐浴用物 ✦ 洗手 ✦ 记录新生儿沐浴状况及体重	
	健康指导	✦ 指导家属学会观察新生儿脐部的异常情况 ✦ 指导家属学会新生儿脐部护理 ✦ 指导家属学会保持新生儿脐部干燥的方法	

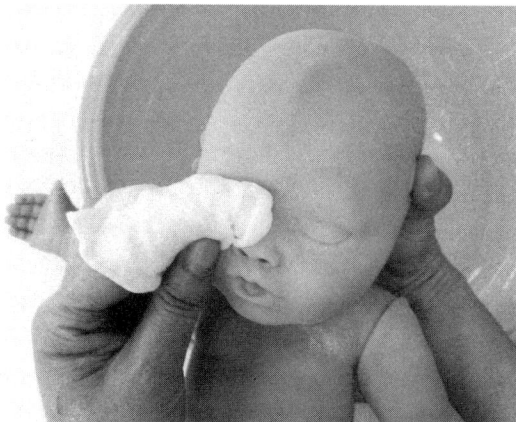

图 4-5-1 面部擦洗

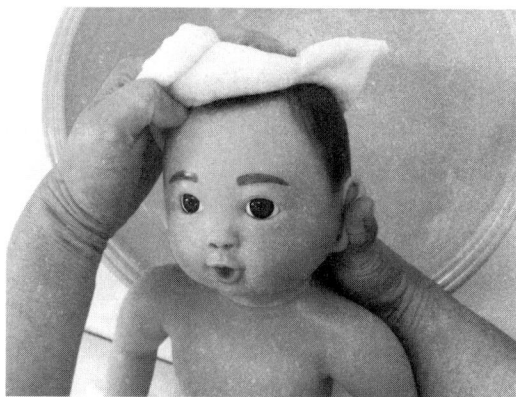

图 4-5-2 头部沐浴

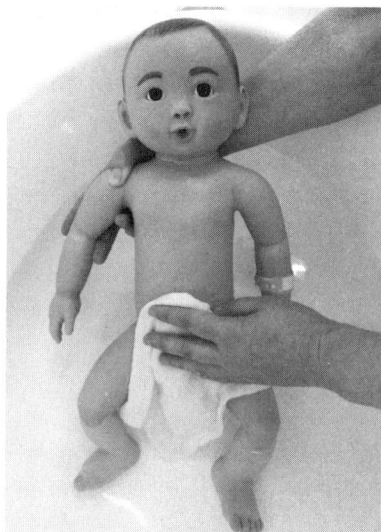

图 4-5-3 胸腹部、四肢沐浴

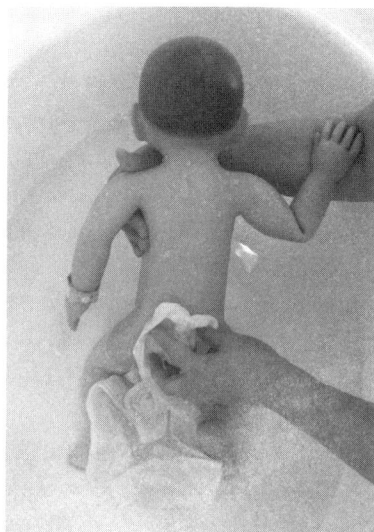

图 4-5-4 背部沐浴

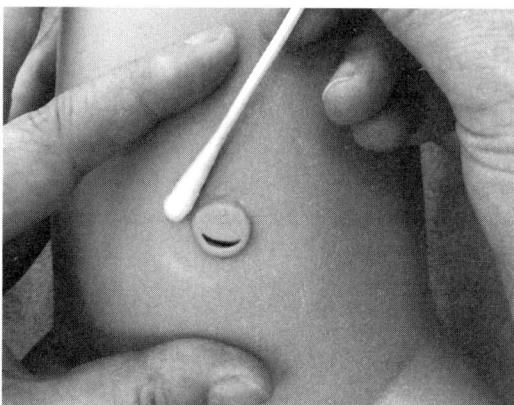

图 4-5-5 脐部护理

问题与思考

1. 患儿女,足月顺产,生后 7 天,母乳喂养。近 2 天食奶量明显减少,皮肤出现黄染而就诊。护理体检:体温 36.7℃,呼吸 44 次/分,心率 140 次/分,血白细胞 $11.8×10^9$/L。脐部红肿伴有脓性分泌物。该患儿可能的诊断是什么？

    2. 应如何进行护理？

    3. 为新生儿沐浴时的注意事项有哪些？

    4. 新生儿喂奶后 1 小时进行沐浴的原因是什么？

相关链接

新生儿沐浴的好处

    1. 保持皮肤清洁　　新生儿的皮肤比较娇嫩、抵抗力较差，很容易受到大小便、汗液以及呕吐物等的刺激而引发感染。经常沐浴可以去除宝宝身上的污垢，使宝宝皮肤保持清洁，预防皮肤感染。

    2. 促进生长发育　　新生儿沐浴可以对宝宝皮肤产生良性刺激，一方面能促进全身血液循环，另一方面可使皮肤对温度、压力的感知能力增强，提高宝宝的环境适应能力。同时，洗澡能增强宝宝的食欲，对宝宝睡眠以及生长发育都有好处。

    3. 及时发现皮损情况　　在给新生儿沐浴的过程中，可以及时观察新生儿皮肤情况。如果有皮肤损害的表现，做到早发现早治疗，这对宝宝的健康来说非常重要。

    4. 增强母子感情　　家长在给新生儿沐浴时，可以通过眼神、语言、抚触与宝宝交流，增加母子感情。

（毕春华）

实训六　新生儿抚触

【实训学时】

2 学时

【实训目标】

1. 能够说出新生儿抚触的目的

2. 能够说出新生儿抚触的方法和注意事项

3. 能够熟练运用抚触手法为新生儿实施抚触

【实训程序】

项目	操作项目	操作要求	要点说明及解释
一、评估与准备	新生儿	✦ 评估新生儿的出生情况、生命体征、进食、大小便等一般情况 ✦ 评估新生儿肢体活动、皮肤是否正常、脐部等情况 ✦ 向家属说明新生儿抚触的目的和方法，取得理解和配合 ✦ 新生儿准备：喂奶后 1 小时，或两次喂奶之间	✦ 皮肤如有发红、破溃、裂伤；脐带如有红肿、渗血、渗液等情况不宜抚触 ✦ 一般抚触时间为 5~15 分钟
	环境	✦ 室内温度 26~28℃，可播放一些舒缓的音乐	
	用物	✦ 治疗车上层：婴儿润肤油、大浴巾、小方巾、纸尿裤、爽身粉、护臀霜、干净衣物、包被；必要时备安尔碘、棉签、脐带贴 ✦ 治疗车下层：生活垃圾桶、医用垃圾桶 ✦ 用物准备齐全，摆放合理美观	✦ 根据需要备新生儿电子秤

项目	操作项目	操作要求	要点说明及解释
二、新生儿抚触操作过程	核对解释	✦ 核对母儿床号，姓名及新生儿腕带信息 ✦ 再次向新生儿母亲解释抚触的目的取得配合 ✦ 在家属陪同下将新生儿带至抚触室 ✦ 解开新生儿包被及衣服，观察全身皮肤情况	✦ 进行抚触按摩时，应避开新生儿疲劳、饥饿或烦躁时，宜在沐浴后进行
	头面部抚触	✦ 将润肤油倒在手中，揉搓双手温暖后进行抚触 ✦ 额部：操作者两手拇指指腹从新生儿前额眉心沿眉骨向两侧推压到发际（图4-6-1） ✦ 下颌部：两拇指指腹从下颌部中点向两侧耳垂滑动，使上下唇形成微笑状（图4-6-2） ✦ 头部：两手四指并拢，指腹从前额中央发际抚向脑后，示指、中指分别在耳后乳突部轻压一下	✦ 防止润肤油进入新生儿的眼睛 ✦ 注意用力适当，避免过轻或过重，以新生儿舒适为宜 ✦ 头部抚触时要避开囟门
	胸部抚触	✦ 双手放在新生儿的两侧外下肋缘 ✦ 右手由新生儿左侧肋缘向对侧上方滑向右肩部 ✦ 左手同法由右侧肋缘滑向新生儿的左肩部 ✦ 在胸部划一个大的交叉（图4-6-3）	✦ 胸部抚触时要避开新生儿双侧乳头
	腹部抚触	✦ 两手依次从新生儿的右下腹→右上腹→左上腹→左下腹移动 ✦ 呈顺时针方向画半圆（图4-6-4）	✦ 新生儿脐痂未脱落，腹部不能抚触 ✦ 腹部抚触时应避开脐部和膀胱
	四肢抚触	✦ 双手先捏住新生儿的一只手臂，从上臂至手腕轻轻滑行，滑行的过程中轻轻挤捏（图4-6-5） ✦ 对侧手臂及双下肢做法相同 ✦ 按摩手掌和脚，用拇指指腹从新生儿的掌心（脚心）向手指（脚趾）方向推进 ✦ 用拇指和中指从手指（脚趾）根部轻轻挤压每个手指（脚趾）至指端并轻拉（图4-6-6）	✦ 四肢抚触时，如果新生儿四肢弯曲，不要强迫其伸直，以免关节脱位
	背部抚触	✦ 新生儿俯卧位 ✦ 以脊柱为中线，两手大拇指分别于脊柱两侧由中央向两侧滑行按摩 ✦ 由背部上端开始逐渐下移到臀部 ✦ 最后双手轮流从婴儿头部开始沿颈部顺着脊柱向下按摩至骶部、臀部（图4-6-7）	✦ 注意将新生儿头部偏向一侧，保持呼吸通畅 ✦ 抚触过程中注意观察新生儿的反应，如出现哭闹、寒战、面色苍白时应暂停抚触
三、抚触后处理	新生儿	✦ 为新生儿穿好衣服，垫好纸尿裤，包好包被 ✦ 核对母儿床号、姓名、新生儿腕带信息，无误后交于母亲，并交代注意事项	✦ 注意与家属做好交接
	整理用物	✦ 整理用物 ✦ 洗手 ✦ 记录新生儿抚触的时间及皮肤情况	
	健康指导	✦ 指导家属学会观察新生儿皮肤及脐部异常情况 ✦ 指导家属学会新生儿抚触的手法	

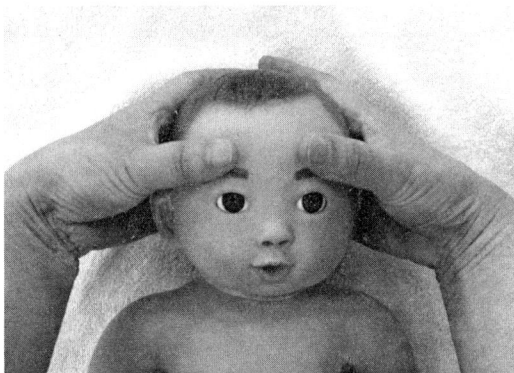

图4-6-1 额部抚触

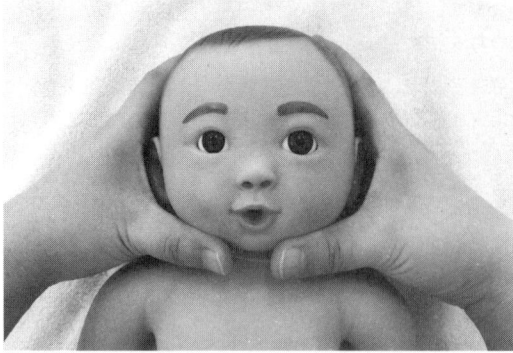

图 4-6-2　下颌部抚触

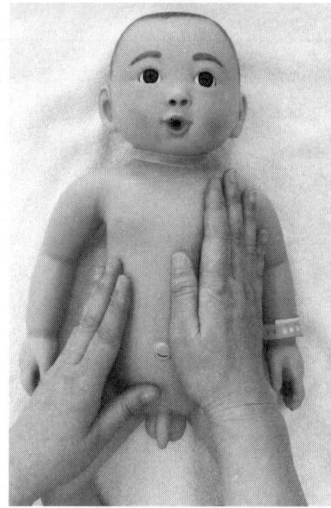

图 4-6-3　胸部抚触

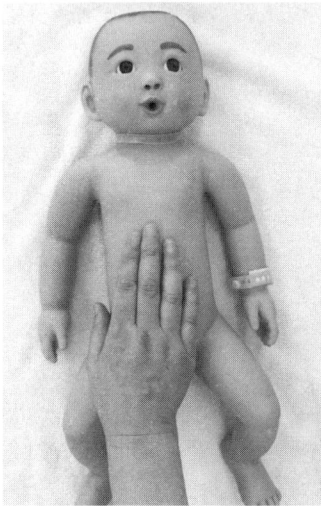

图 4-6-4　腹部抚触

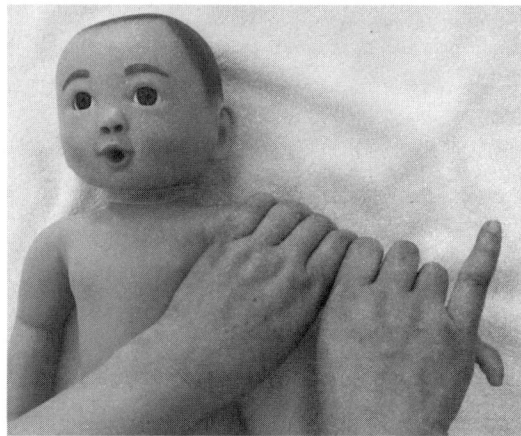

图 4-6-5　四肢抚触

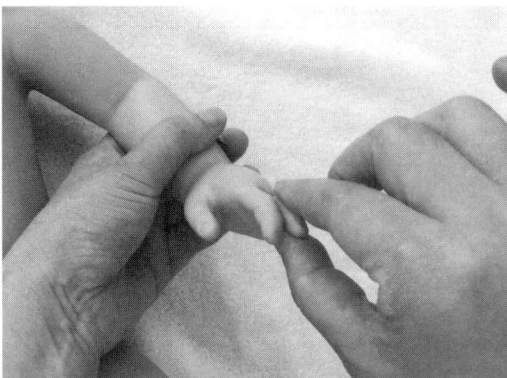

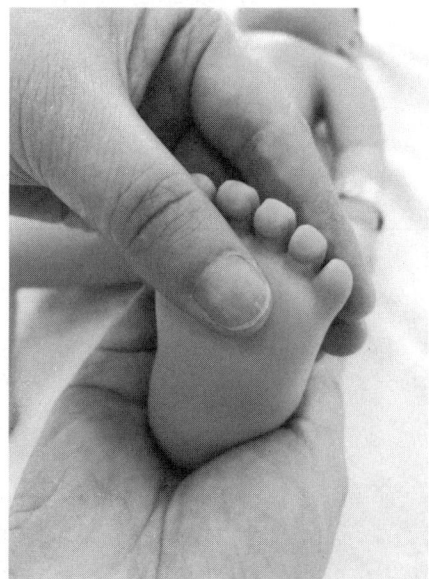

图 4-6-6　手脚抚触

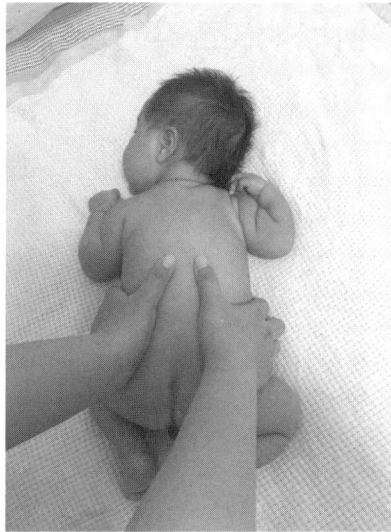

图 4-6-7　背部抚触

问题与思考

1. 新生儿抚触的好处有哪些?
2. 新生儿抚触应选择什么时机?
3. 新生儿抚触的注意事项有哪些?

相关链接

抚触的概念及起源

抚触来源于英文 Touch,直译为轻轻地来回移动。近代在 1881 就出现了最早的按摩研究,柏林大学 Dr. Zabluelozasli 研究发现接受按摩能使运动后的肌肉较快从疲劳中恢复。但直至 1986 年,美国迈阿密大学才开始新生儿的按摩研究。1991 年在美国强生公司的帮助下建立了世界首个抚触科研中心,1996 年 Dr. Klans 将新生儿抚触的应用带入我国,在 2001 年得到了中华医学会儿科分会、围产医学会分会及中华护理学会的认可和推荐。近年来,新生儿抚触在我国范围内得到了积极推广和发展。

学习小结

本章的内容为六项常用的妇产科护理学实训项目,包括骨盆外测量法、腹部四步触诊、会阴擦洗法、阴道灌洗术、新生儿沐浴和脐部护理,以及新生儿抚触。 在每项操作过程中,学生学习了该项操作的目的、注意事项,以及禁忌证和适应证等,按照操作步骤,正确且连贯地完成操作过程,从中能够体现出人文关怀,学会与患者进行良好沟通及健康指导的方法,使学生树立以患者为中心的整体护理理念;培养了学生及时发现问题、分析问题和解决问题的能力,以及临床评判性思维能力,为临床实践能力的提高奠定了坚实基础。

(毕春华)

第五章　儿科护理基本操作项目

5

实训一　小儿体格测量

【实训学时】

4 学时

【实训目标】

1. 能够说出小儿体格测量的目的及注意事项
2. 在为小儿进行体格测量过程中，能够根据测量对象的特点应用正确的测量方法
3. 操作中能够注重人文关怀，与小儿及其家长进行良好的沟通，并给予正确的指导
4. 在进行体格测量的过程中，能够及时发现和解决问题，迅速处理突发事件

【实训程序】

项目	操作项目	操作要求	要点说明及解释
一、评估与准备	小儿	✦ 评估小儿的姓名、年龄等 ✦ 评估小儿的心理状态及配合程度 ✦ 向小儿家长解释体格测量的目的、方法、注意事项和配合要点 ✦ 评估小儿家长对小儿体格测量的了解程度 ✦ 评估小儿是否空腹，嘱家长协助小儿如厕，排空大小便 ✦ 协助小儿取舒适体位	✦ 体格测量应在小儿晨起空腹时或进食后 2 小时进行
	环境	✦ 安静整洁、光线适中，安全，温湿度适宜	
	用物	✦ 婴儿磅秤（或坐式磅秤、站立式磅秤）、治疗巾、小儿量板（床）或身高计、坐高计、软尺、记录单、笔	✦ 校正磅秤
二、体格测量操作过程	核对解释	✦ 备齐用物携至小儿床旁 ✦ 核对小儿床号、姓名、年龄和腕带 ✦ 再次向小儿家长解释体格测量的目的，取得家长的合作 ✦ 洗手、戴口罩	✦ 通过体格测量，了解小儿的生长发育状况
	体重测量	✦ 在磅秤上铺上清洁的治疗巾 ✦ 校正磅秤指针至"0"点位置，固定好磅秤 ✦ 协助小儿脱去外衣、鞋、帽、袜子、尿布等 ✦ 使小儿裸体位于磅秤中央 　✦ 婴儿：将婴儿轻放于磅秤中央，护士双手护于婴儿身旁，保证婴儿的安全（图 5-1-1），读数 　✦ 1~3 岁幼儿：协助幼儿坐在坐式磅秤椅上（图 5-1-2），读数 　✦ 3 岁以上的小儿：协助小儿站于磅秤的中央，两手保持自然下垂（图 5-1-3），读数 ✦ 记录结果精确至 0.01kg	✦ 天气寒冷时、患儿体温低或病重时，可先将其衣服、尿布、毛毯一同放在秤盘上称量，再为其穿上衣服垫上尿布，包好毛毯后再次测量，两次结果相减即得出婴儿体重 ✦ 动作应轻柔
	身长（高）测量	✦ 协助小儿脱去鞋、帽、袜子 ✦ 测量者立于小儿的右侧 ✦ 测量小儿身高 　✦ 3 岁以下婴、幼儿：协助婴、幼儿仰卧在量板（床）的中线上，一名护士扶正小儿的头部并固定，使其轻轻地贴于头板上，测量护士一手将小儿的膝部按直，使小儿的双腿伸直，双足并拢紧贴住底板，另一手移动足板并使其贴紧小儿的双脚根部。量板（床）两侧的读数相同时，即可读数（图 5-1-4） 　✦ 3 岁以上小儿：协助小儿取立正姿势站立于身高计上，头部保持正直，胸部挺起，两眼直视正前方，两手自然下垂，脚跟并拢，脚尖分开约 60°，脚跟、臀部、两肩胛、枕骨粗隆同时靠紧立柱，将量板轻轻地推至小儿的头顶，使量板与头顶接触（图 5-1-5），读数 ✦ 记录结果精确至 0.1cm	✦ 为角弓反张患儿测量身长时，应用软尺分别测量头顶、乳突、大转子、膝关节外侧中点、外踝、足底，以上依次相邻两点的长度，再将所得数值相加获得相对准确的身长数

项目	操作项目	操作要求	要点说明及解释

二、体格测量操作过程	坐高测量	✦ 协助小儿脱去外衣、鞋、帽
		✦ 测量小儿坐高
		   ✦ 3岁以下小儿：协助小儿取仰卧于量板中线上，一名护士扶正小儿的头部并固定，使其轻轻的贴于头板上，测量护士一手握住小儿的小腿，使小儿的膝关节屈曲，大腿垂直于底板，骶骨紧贴底板；另一手移动足板紧压臀部，量板的两侧刻度相同时即可读数（图5-1-6）
		   ✦ 3岁以上小儿：协助小儿坐在坐高计上，骶部紧靠量板后挺身坐直，大腿靠拢紧贴凳面与躯干成直角，膝关节屈曲成直角，两脚放平，测量者轻轻地将头板移下与头顶接触（图5-1-7），读数
		✦ 记录结果精确至0.1cm
			✦ 动作轻柔

	头围测量	✦ 协助小儿取坐位立位或仰卧位 ✦ 测量者用左手拇指将软尺"0"点固定于小儿头部右侧眉弓上缘处，将软尺从头的右侧向后紧贴头皮（头发过多或有小辫者应将其拨开）绕经枕后结节最高点，经左侧眉弓上缘回到"0"点（图5-1-8），读数 ✦ 记录结果精确至0.1cm	✦ 动作轻柔 ✦ 测量者位于小儿右侧或前方
	胸围测量	✦ 协助小儿取卧位或站立位 ✦ 小儿两手自然平放或下垂，测量者一手将软尺"0"点固定于小儿一侧乳头下缘，一手将软尺紧贴皮肤，经背部两侧肩胛下缘回至"0"点（图5-1-9） ✦ 取平静呼吸时的中间读数，或呼、吸气时的平均数 ✦ 记录结果精确至0.1cm	✦ 3岁以上不可取坐位 ✦ 乳房已发育的女孩，固定于胸骨中线第4肋间

	腹围测量	✦ 协助小儿取卧位或站立位，将上衣掀起，暴露腹部
		✦ 测量小儿腹围
		   ✦ 婴儿：测量者一手将软尺"0"点固定于小儿剑突与脐连线的中点，另一手将软尺紧贴皮肤，水平绕腹一周回至"0"点，读数
		   ✦ 幼儿与3岁以上小儿：测量者一手将软尺"0"点固定于小儿脐部，另一手将软尺紧贴皮肤，水平绕脐一周回至"0"点（图5-1-10），读数
		✦ 记录结果精确至0.1cm
			✦ 注意保暖
			✦ 测量时，软尺左右应对称

	上臂围测量	✦ 协助小儿取坐位、仰卧位或站立位，脱去一只衣袖，暴露上臂 ✦ 测量者一手将软尺"0"点固定于小儿的肩峰至尺骨鹰嘴的连线的中点，另一手将软尺紧贴皮肤，水平绕上臂一周回至"0"点（图5-1-11），读数 ✦ 记录结果精确至0.1cm	✦ 动作轻柔
三、测量后处理	整理记录	✦ 协助小儿将衣服穿好，取舒适卧位，询问需要 ✦ 整理床单元 ✦ 整理用物 ✦ 洗手 ✦ 记录小儿体格测量的各项结果	
	健康指导	✦ 向小儿家长讲解体格测量的重要性，并叮嘱小儿家长定期带小儿进行健康检查，做好生长发育监测 ✦ 指导小儿家长在体格测量的过程中，协助护士的操作	

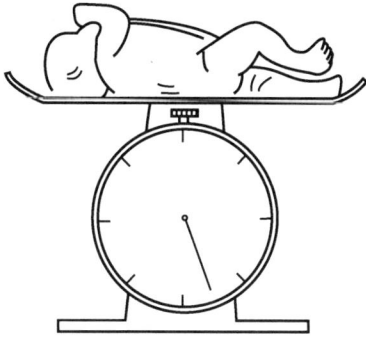

图 5-1-1　婴儿体重测量方法

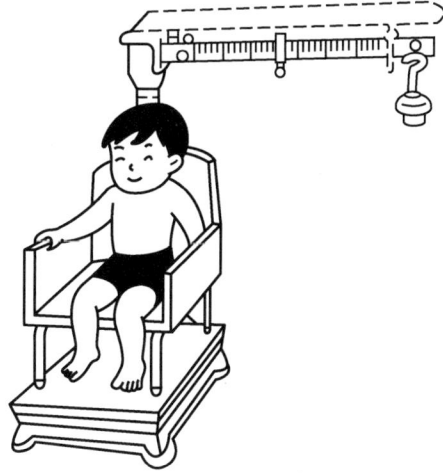

图 5-1-2　1~3 岁幼儿体重测量方法

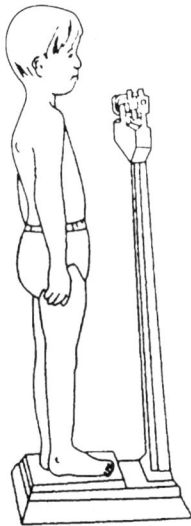

图 5-1-3　3 岁以上小儿体重测量方法

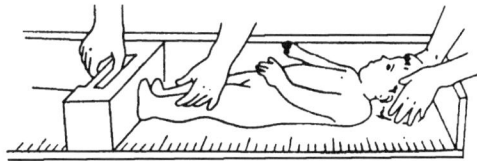

图 5-1-4　3 岁以下婴、幼儿测量身高

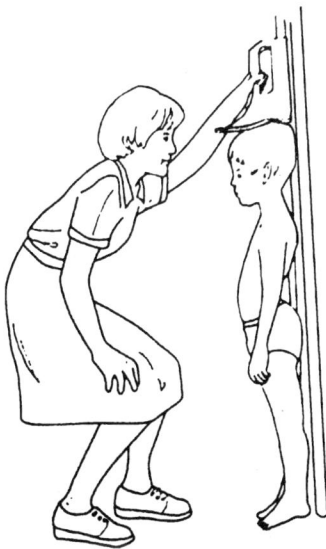

图 5-1-5　3 岁以上小儿测量身高

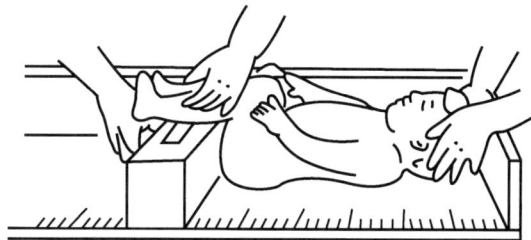

图 5-1-6　3 岁以下小儿测量坐高

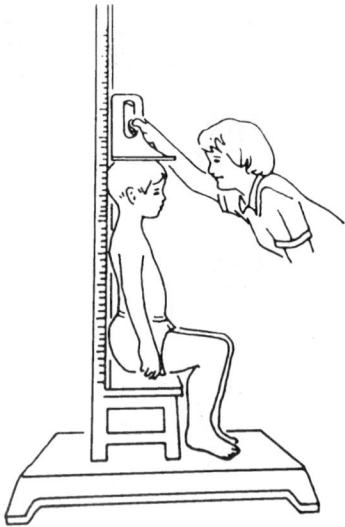

图 5-1-7　3 岁以上小儿测量坐高

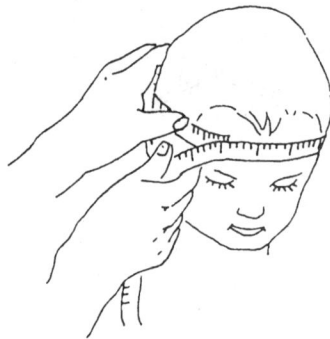

图 5-1-8　小儿头围的测量

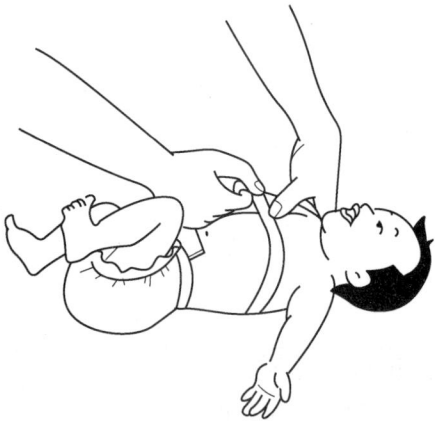

图 5-1-9　小儿胸围的测量

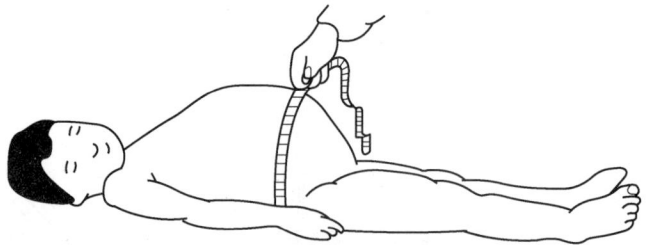

图 5-1-10　幼儿与 3 岁以上小儿腹围的测量

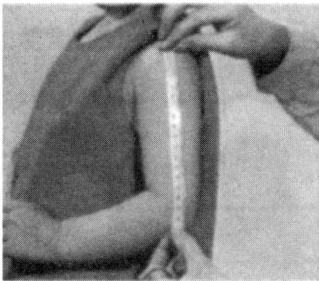

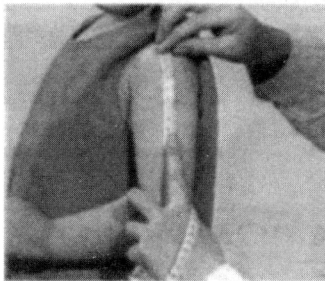

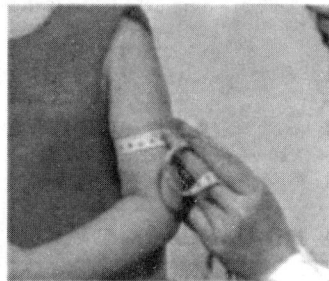

图 5-1-11　小儿上臂围的测量

问题与思考

1. 为小儿进行体格的测量时,如果小儿哭闹不配合,应如何处理?

2. 为小儿测量体重时,如果患儿体温低时应如何测量?

相关链接

生长发育的规律

生长发育在整个儿童时期不断进行,但各年龄阶段生长发育有一定的特点,不同年龄阶段生长速度不同。例如,体重和身长在出生后第一年,尤其前三个月增加很快,第一年为生后的第一个生长高峰,婴儿3~4个月抬头,6~7个月独坐,7~8个月翻身,8~9个月会爬,10~11个月独站,12~18个月独走,24个月双足跳。

第二年以后生长速度逐渐减慢,至青春期生长速度又加快,出现第二个生长高峰。青春期年龄范围一般从10~20岁,女孩的青春期开始年龄和结束年龄都比男孩早2年左右。青春期的进入和结束年龄存在较大个体差异,约可相差2~4岁。这个时期的儿童体格生长发育再次加速,出现第二次高峰,同时生殖系统的发育也加速并渐趋成熟。

(穆晓云)

实训二　保温箱使用及护理

【实训学时】

4学时

【实训目标】

1. 能够说出保温箱使用的目的及注意事项

2. 在使用保温箱的过程中,动作轻柔、准确,能连贯地完成操作过程

3. 操作中能够注重人文关怀,与患儿家属进行良好的交流与沟通,并正确指导患儿家属

4. 在使用保温箱的过程中,能够及时发现和解决问题,并能迅速处理突发事件

【实训程序】

项目	操作项目	操作要求	要点说明及解释
一、评估与准备	小儿	✦ 评估患儿的胎龄、日龄、出生体重、病情等 ✦ 向患儿家属解释使用保温箱的目的及配合要点等,取得患儿家长的支持 ✦ 协助患儿取得舒适卧位	✦ 入箱条件: 　✦ 新生儿的出生体重<2kg 　✦ 异常新生儿,如体温不升者、新生儿硬肿症等
	环境	✦ 安静整洁、光线适中,安全,适宜操作	
	用物	✦ 保温箱(已消毒)(图5-2-1)、床垫、床单、干湿温度计、灭菌蒸馏水、体温计、婴儿体重秤 ✦ 用物准备齐全,摆放合理美观	✦ 必要时备氧气、心电监护仪等
二、保温箱操作过程	核对解释	✦ 备齐用物携至患儿床旁 ✦ 核对患儿的床头卡、姓名、腕带 ✦ 再次向患儿家长解释保温箱使用目的,并取得合作	✦ 为患儿提供温湿度适宜的环境,保持患儿体温恒定;提高早产儿成活率
	检查及调节温湿	✦ 再次查对 ✦ 检查保温箱各部件完好,电源、电压相符 ✦ 接通电源,各项仪表显示正常,可以使用 ✦ 调节室温至22~26℃ ✦ 关闭所有的玻璃门,向水箱中加入适量蒸馏水 ✦ 根据患儿的出生体重、胎龄及日龄(表5-2-1),调节保温箱至所需温度 ✦ 预热保温箱,预热时间约30~60分钟 ✦ 调节保温箱内的湿度为60%~80%	✦ 避免将保温箱放置于阳光直射的地方,避开热源和冷空气对流处 ✦ 室内温度不可过低,减少辐射散热 ✦ 检测保温箱内的湿度,避免导致患儿皮肤干燥

项目	操作项目	操作要求	要点说明及解释

二、保温箱操作过程	入箱	✦ 洗手、戴口罩
		✦ 脱去患儿衣裤，为患儿包好尿布，将其裸体放入保温箱内（图5-2-2）
		✦ 使用肤控模式时，应用胶布将温度探头固定在患儿上腹部较为平坦的部位，探头的肤温设置范围为36～36.5℃
		✦ 协助患儿取舒适卧位，平卧或上身抬高15°～30°，将保温箱的门锁好
		✦ 严密观察患儿的生命体征，保持患儿腋窝温度在36.5～37.5℃，患儿体温未恢复正常，需每小时测量体温一次，体温恢复正常后，则每4h测量体温一次
		✦ 密切观察保温箱内的温、湿度，以及仪表各项显示是否正常，发生报警时应及时查找原因并妥善处理
		  ✦ 喂奶、换尿布等护理操作尽量集中进行，避免反复开箱，保持保温箱温度恒定
		  ✦ 必须出保温箱进行治疗和检查时，应做好保暖措施，避免患儿着凉
		✦ 水箱内的蒸馏水应每天更换一次
			✦ 在使用保温箱过程中，不可骤然提高保温箱温度，以免患儿体温上升过快，导致不良后果
			✦ 使用肤控模式时，检查探头是否脱落，避免患儿出现体温不升的假象，以及箱温调节失控
			✦ 每次接触患儿前后，护士应消毒双手，预防交叉感染，注意保护患儿隐私，确保安全

	整理记录	✦ 整理用物 ✦ 记录患儿入箱的时间、体温及病情变化等	

三、保温箱使用后处理	出箱	✦ 核对患儿的床头卡、姓名、腕带
		✦ 调节室温至22～26℃
		✦ 评估患儿状况，根据患儿的病情和医嘱，符合条件的患儿出箱
		✦ 将患儿的衣服进行预热后，在箱内为患儿穿好衣服
		✦ 关闭保温箱电源
		✦ 将患儿抱出保温箱，抱回婴儿床，
		✦ 整理患儿衣物，协助患儿取舒适卧位
		✦ 患儿出箱后，继续严密观察患儿体温，每4h测量一次
			✦ 出箱条件：
			  ✦ 患儿体温正常，体重2kg左右
			  ✦ 室温24～28℃时，患儿在不加热的保温箱中可以维持正常体温
			  ✦ 患儿进入保温箱时间超过一个月，虽体重少于2kg，但一般情况良好

	整理记录	✦ 整理用物
		✦ 取下保温箱电源插头，将水箱内蒸馏水倒掉
		✦ 彻底清洁与消毒保温箱：
		  ✦ 使用1:1000的新洁尔灭擦拭、消毒保温箱，每日一次
		  ✦ 定期进行细菌培养
		✦ 洗手
		✦ 记录
			✦ 保温箱应每周更换并彻底消毒

	健康指导	✦ 向患儿家长解释保暖对患儿的重要性 ✦ 告知患儿家长若发现患儿出现异常，应马上就医	

表 5-2-1　不同出生体重及日龄的早产儿温箱温度

出生体重	日龄			
1000g	初生10天	10天～	3周～	5周
1500g	——	初生10天	10天～	4周
2000g	——	初生10天	2天～	3周
温箱内温度	35℃	34℃	33℃	32℃

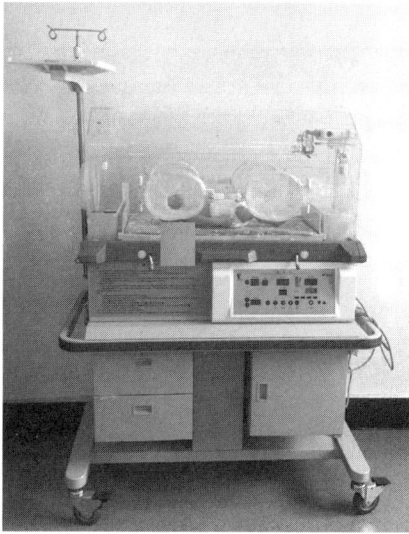

图 5-2-1　婴儿保温箱

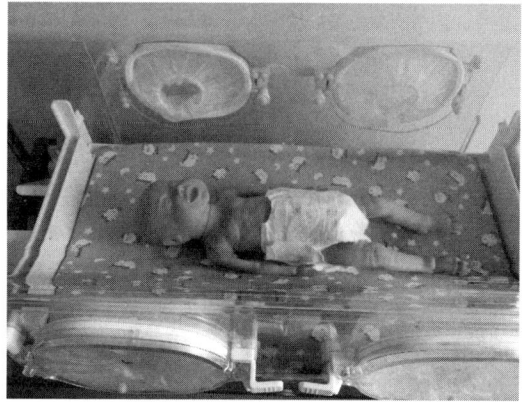

图 5-2-2　婴儿在保温箱内

问题与思考

1. 为保温箱内的患儿进行护理操作时应注意什么？
2. 保温箱内的患儿满足什么条件即可出箱？

历史长廊

保温箱（Incubator）

人们根据埃及象形文字的造型发明了小鸡孵化器，法国产科医师艾蒂安·史蒂法纳·塔纳尔由此受到启发，在家禽饲养者奥戴勒·马丁的帮助下，制作了适合婴儿的保温箱。保温箱自 1880 年发明以来挽救了无数婴儿的生命。

保温箱的设计非常简单，两个箱子垒在一起，婴儿放在上面的箱子中，而在下面箱子中用油灯对水进行加热，使箱子慢慢变热，并将热量传递给上面的箱子，而箱子最上面还有供婴儿呼吸的小孔。从 1880 年诞生以来，保温箱的设计有了很大改变，在现代的保温箱中，又增加了许多复杂的设备。

（穆晓云）

实训三　蓝光箱使用及护理

【实训学时】

4 学时

【实训目标】

1. 能够说出蓝光箱使用的目的及注意事项
2. 在使用蓝光箱的过程中，动作轻柔、准确，能连贯地完成操作过程
3. 操作中能够注重人文关怀，与患儿家属进行良好的交流与沟通，并正确指导患儿家属
4. 在使用蓝光箱的过程中，能够及时发现和解决问题，并能迅速处理突发事件

【实训程序】

项目	操作项目	操作要求	要点说明及解释
一、评估与准备	患者	✦ 评估患儿的日龄、体重、生命体征、黄疸的部位与范围、胆红素的检查结果等 ✦ 向患儿家属解释使用蓝光箱的目的及必要性等，取得患儿家长的支持 ✦ 协助患儿取舒适卧位	
	环境	✦ 安静整洁，光线适中，温湿度适宜 ✦ 安全，适宜操作	
	用物	✦ 蓝光箱、遮光眼罩、胶布、清洁尿布、指甲刀、温湿度计、蒸馏水 ✦ 擦净光疗灯管和反射板上的灰尘，确保清洁	✦ 接通电源并检查灯管的亮度，确保可安全使用
二、蓝光箱操作过程	核对解释	✦ 备齐用物携至患儿床旁 ✦ 核对患儿的床头卡、姓名、腕带 ✦ 再次向患儿家长解释蓝光箱使用的目的并取得合作	✦ 用于治疗新生儿高胆红素血症，降低血清胆红素浓度
	检查及调节温湿度	✦ 再次查对 ✦ 检查电源、电压是否相符 ✦ 接通电源，检查线路、灯管亮度、蓝光箱的仪表显示正常，可以使用 ✦ 向水槽中加入蒸馏水至规定水位线，约至水槽的 2/3 处 ✦ 调节并设定箱内的温度（28~32℃）与湿度（55%~65%），进行预热	✦ 避免将蓝光箱放置于阳光直射的地方，避免热源和冷空气对流处，以免影响对箱内温度的控制 ✦ 夏天为避免箱温过高，最好将其放于空调病房内
	入箱	✦ 洗手，戴口罩 ✦ 为患儿修剪指甲，防止抓破自己的皮肤 ✦ 清洁患儿皮肤，更换尿布，尿布需遮盖住患儿的会阴及肛门，男婴注意保护阴囊 ✦ 为患儿带眼罩并用胶布固定 ✦ 将患儿全身裸露抱入预热好的蓝光箱中（图 5-3-1） ✦ 协助患儿取舒适卧位 　✦ 仰卧、侧卧、俯卧位交替 　✦ 俯卧位照射时，有专人巡视，避免患儿口鼻受压，影响患儿呼吸 ✦ 打开光疗灯源（图 5-3-2） ✦ 光疗过程中密切观察患儿 　✦ 患儿眼罩、会阴遮盖物（尿布）是否脱落 　✦ 监测患儿体温，每 2~4 小时测量一次，并以此为依据进行箱温的调节，维持患儿体温的稳定，如果患儿体温 > 37.8℃或<35℃时应立刻停止光疗 　✦ 密切观察患儿的生命体征、精神反应、皮肤颜色及完整性、大小便，四肢肌张力有误发生变化及黄疸进展程度 　✦ 按医嘱进行静脉输液、按需喂奶，确保患儿水分及营养的供给，严格记录出入液量 　✦ 患儿出现烦躁、嗜睡、高热、皮疹、呕吐、拒奶、腹泻、脱水等症状时，及时通知医师，妥善处理 　✦ 注意观察蓝光箱各仪表的显示是否正常，发生报警时，立刻查找原因，给予处理，必要时关闭电源，将患儿转移至其他备好已预热的蓝光箱中后，找专业人员维修	✦ 患儿全身裸露，以增加照射皮肤面积 ✦ 禁止在患儿皮肤上涂爽身粉或油类护肤品，以免降低光疗的效果 ✦ 患儿的皮肤均匀受光，使用单面蓝光箱应每 2 小时为患儿更换一次体位 ✦ 因避免光线损伤患儿的视网膜，蓝光箱附近的其他患儿也应进行遮挡 ✦ 安抚哭闹患儿，及时清理患儿的口鼻分泌物 ✦ 注意保持灯管及反射板的清洁，应每天擦拭，以免灰尘影响照射的效果
	整理记录	✦ 整理物品 ✦ 洗手 ✦ 记录入箱时间、光疗开始的时间，以及患儿病情变化及黄疸程度	

项目	操作项目	操作要求	要点说明及解释
三、蓝光箱使用后处理	出箱	✦ 核对患儿的床头卡、姓名、腕带 ✦ 评估患儿的情况，根据患儿的病情和医嘱，符合出箱条件者 ✦ 关闭电源，将患儿抱出蓝光箱 ✦ 取下患儿眼罩，清洁患儿皮肤，并检查患儿皮肤有无破损 ✦ 更换尿布，将患儿衣服预热后为患儿穿好 ✦ 将患儿抱回婴儿床，整理患儿衣物 ✦ 协助患儿取舒适卧位 ✦ 观察患儿 　✦ 监护光疗后可能发生的不良反应，如发热、腹泻、皮疹、低血钙、贫血、青铜症、核黄素（维生素 B_2）的缺乏等	✦ 血清胆红素 ＜ 171 μmol/L（10mg/dl）时即可停止光疗 ✦ 黄疸较重的患儿照射时间较长，但光疗时间以不超过 4 天为宜 ✦ 光疗超过 24 小时会导致患儿体内核黄素缺乏，因此光疗时或之后应为患儿补充核黄素，防止继发红细胞谷胱甘肽还原酶活性降低，导致发生溶血
	整理 记录	✦ 整理用物 ✦ 取下蓝光箱电源插头 ✦ 将水箱内蒸馏水倒掉 ✦ 彻底消毒蓝光箱 ✦ 洗手 ✦ 记录光疗停止的时间、灯管使用时间及经皮胆红素值	✦ 荧光灯管使用 1000 小时必须更换
	健康 指导	✦ 向患儿家长讲解正确的喂养及护理方法 ✦ 教会其观察黄疸变化的方法 ✦ 指导患儿家长发现患儿异常变化时，应立即就医	

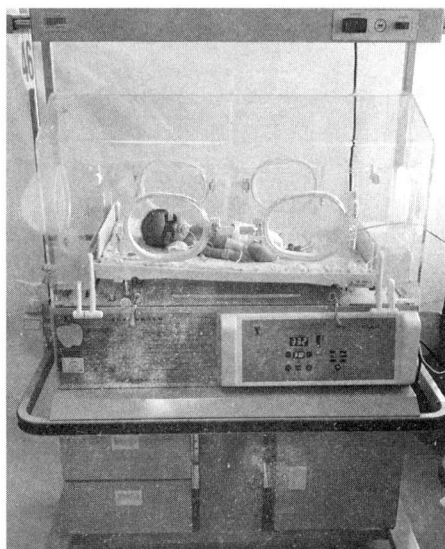

图 5-3-1　婴儿在蓝光箱内

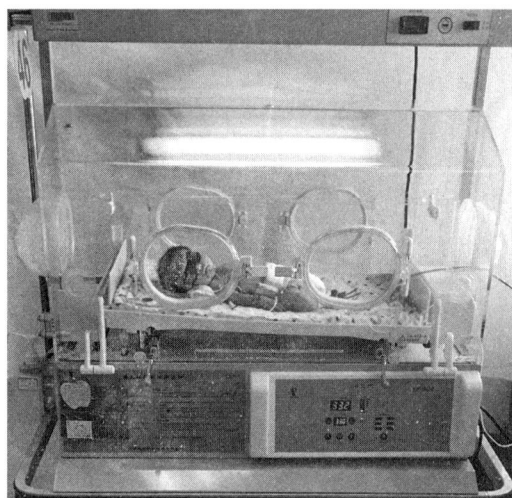

图 5-3-2　打开光疗灯源

问题与思考

1. 选用单面蓝光箱为患儿进行光疗时应注意哪些？

2. 患儿进行光疗后可能出现的不良反应有哪些？如何预防？

知识拓展

光疗原理

光照疗法简称光疗，是降低血清未结合胆红素简单而有效的方法。光照疗法原理为未结合胆红素在光的作用下，转变成水溶性的异构体，经胆汁和尿液排出。波长 425～475nm 的蓝光和波长 510～530nm 的绿光效果较好，日光灯或太阳光也有一定疗效。

学习小结

本章的内容为三项常用的儿科护理学实训项目，包括小儿体格测量、保温箱使用及护理和蓝光箱使用及护理。在每项操作过程中，学生学习了该项操作的目的、注意事项，以及禁忌证和适应证等，按照操作步骤，正确且连贯地完成操作过程，从中能够体现出人文关怀，学会与患者进行良好沟通及健康指导的方法，使学生树立以患者为中心的整体护理理念；培养学生及时发现问题、分析问题和解决问题的能力，以及临床评判性思维能力，为临床实践能力的提高奠定了坚实基础。

（穆晓云）

第六章　客观结构化临床考试（OSCE）

6

06章

学习目标

一	能够说出客观结构化临床考试和护理标准化病例的概念
二	能够列出 OSCE 的考站设计及考核内容
三	能够说明标准化病例的结构与内容
四	通过标准化病例实例训练，能够树立以患者为中心的整体护理理念
五	通过标准化病例实例训练，能够形成并提高临床思维能力

客观结构化临床考试(Objective Structured Clinical Examination, OSCE)是 1975 年英国 Dundee 大学的 M. R. Harden 首次提出评估即将毕业医学生的临床技能。OSCE 主要通过模拟临床场景来测试医学生的临床能力,同时也是一种知识、技能和态度并重的临床能力考核评估方法。OSCE 的基本思想精髓是"以操作为基础的测验"(Performance-Based Testing),在 OSCE 中根据教学目标设置一系列模拟临床情境的考站,受试者在规定的时间内依次通过各个考站,对站内的标准化患者(Standardized Patients, SP)进行检查和(或)接受站内主考教师的提问,提出诊断结果和处理方法,获得测试成绩。主要用于评估医学生、实习医生、临床医师及护士等临床操作技能以及循证医学、评判性思维、分析问题和解决问题等方面的能力。

OSCE 实际上并不是某一种具体的考核方法,而是提供一种客观的、有序的、有组织的考核框架,在这个框架中考试机构可以根据教学大纲、考试大纲加入相应的考核内容与考核方法。它是通过模拟临床场景来测试考生的临床能力,同时也是一种知识、技能和态度并重的临床能力评估方法。考生通过一系列事先设计的考站进行实践测试,测试内容包括利用标准化病人(SP)进行患者资料的采集、健康教育及实际操作等。由于该考试方法作为临床技能考试有其突出的优势,相继被世界许多国家和地区广为运用。OSCE 在国内护理教育界的应用起步较晚,但发展比较迅速。目前国内很多院校根据培养目标开发并应用自行设计的 OSCE 考核模式,对学生进行临床实践综合能力的培养与考核。本章以一种考试模式为例,介绍 OSCE 考站的设计及所使用的标准化病例。

第一节 OSCE 考站设计

为突出护理学科特点,考站设计以护理程序引导,以一个病例贯穿始终,共设置六大站。考核内容涉及认知、态度、技能三个方面,着重考核学生的临床思维、解决临床实际问题能力及人文关怀。各考站的考核内容如下:

第一考站:护理评估考站。考核问诊、查体、患者入院指导三项内容。主要考核学生病史采集、体格检查(专科查体)及入院指导的知识与技能,同时考核学生与患者交流时表现出的人文关怀、沟通交流能力等(图 6-1-1、图 6-1-2)。

第二考站:护理诊断/问题提出考站。主要考核学生根据问诊及查体的结果,进行病例分析并提出护理诊断/问题的能力(图 6-1-3)。

第三考站:护理计划制订考站。主要考核学生书写完整护理计划的能力,此考站既可以考核学生的临床思维,又可以评价学生解决问题的思路(图 6-1-4)。

第四考站:护理实施考站。主要考核护理技术操作、执行医嘱和患者突发事件应对三项内容,操作项目包括临床常用的护基和专科护理的技术操作(图 6-1-5)。①护理技术操作站:考核学生某项基础护理技术操作或专科护理技术操作的技能,以及学生在操作过程中所体现的人文关怀;②执行医嘱站:考核学生根据患者病情判断医嘱对错以及正确执行医嘱的能力,同时在执行医嘱过程中可以评价学生基础知识、基本技能掌握情况;③突发事件应对站:考核学生对患者突然出现的病情变化或某一护理问题采取相应的护理措施,即解决护理问题能力和应变能力,以及在处置过程中所体现的人文关怀。

第五考站:护理效果评价考站。主要考核学生对患者现有状况进行评价的能力,以及发现与评估患者新的护理问题的能力(图 6-1-6)。

第六考站:健康教育考站。主要考核学生运用理论知识与技能,对不同病情的患者进行健康教育的能力,同时考核学生的人文关怀和沟通交流技巧等(图 6-1-7)。

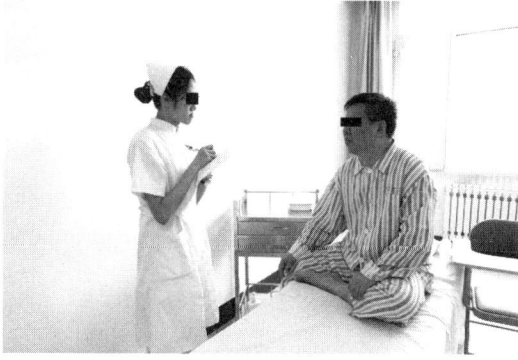

图 6-1-1　第一站　护理评估—问诊

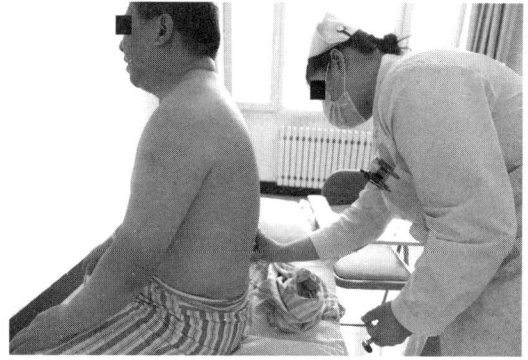

图 6-1-2　第一站　护理评估—查体

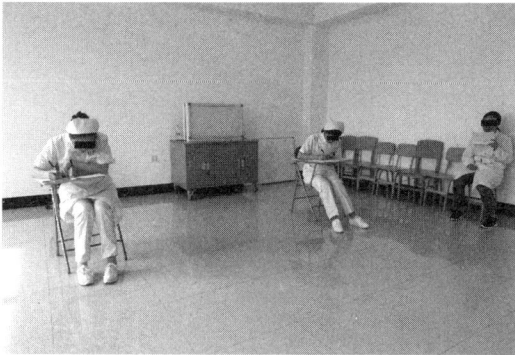

图 6-1-3　第二站　提出护理问题

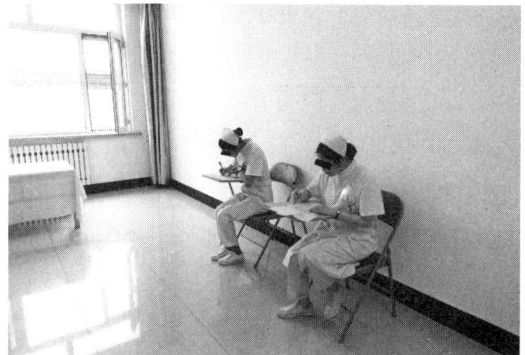

图 6-1-4　第三站　制订护理计划

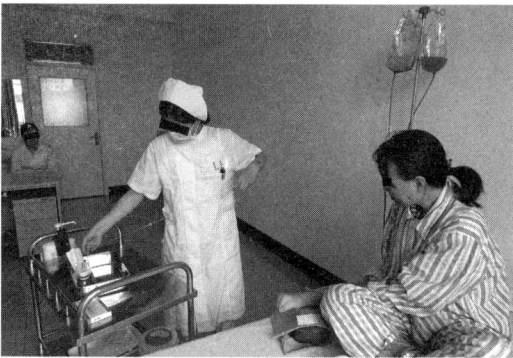

图 6-1-5　第四站　护理实施

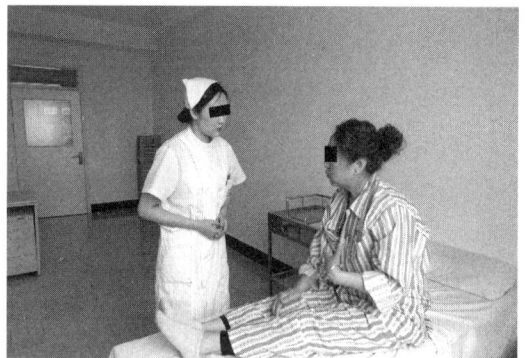

图 6-1-6　第五站　护理评价

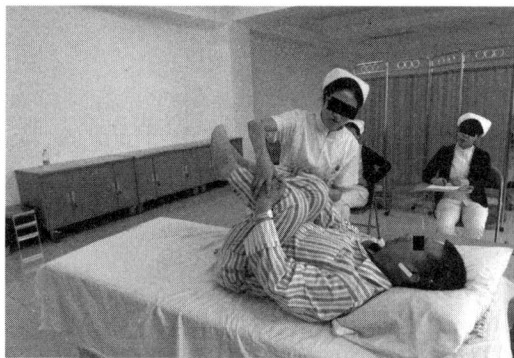

图 6-1-7　第六站　健康教育

第二节　OSCE 标准化病例

护理标准化病例(nursing standardized cases,NSC)是指根据临床实际情景,经过标准化、系统化设计的临床病例,其考核内容涵盖主要的常见临床护理问题,用于综合评价护生专业知识的临床应用能力。OSCE中所使用的病例即为 NSC,NSC 是 OSCE 考核内容的具体体现。

一、标准化病例的结构与内容

1. **考核目标**　主要描述本病例所考核的具体目标,主要包括学生对理论知识的运用情况、操作技能及护理过程中体现的人文关怀等。

2. **病例简况**　简要介绍患者的一般资料、入院时的病情及门诊的初步诊断等。

3. **SP 培训内容**　此内容仅用于 SP 考站。其主要内容为各考站 SP 的表演内容(语言、动作、表情等)与培训时的注意事项。另外,对于 SP 必须表演出来的语言、动作或表情等描述性文字,其下方均注有下划线,指导 SP 在配合考试过程中务必在每位学生面前表现出来,以确保考核内容的一致性、完整性及考试的公平性。

4. **考站背景与任务**　此内容需在学生进入考站时提供给学生,用以告知学生本考站内患者的情况,另外列出了学生进入本考站需要完成的任务等。有的病例在护理评估考站还给出了"查体异常结果补充内容"。这是由于在护理评估考核过程中,当 SP 配合学生查体时,对于一些体征 SP 是可以表现出来的,而有些异常体征是无法表演出来的,如肺部湿啰音、肝浊音界异常等,然而这些体征又是该病例应该具有的,而且这些体征又是下面考站(如下一考站的护理诊断提出)考核内容的基础资料。因此,为了给学生展现出准确且完整的病情,需要考官在适当的时间将该内容提供给学生。一般情况下,应该在学生查体结束,并将真实查体结果向考官报告完毕后提供给学生,以弥补 SP 表演的局限性。

考站背景与任务在文字表述上,需具有多样性、隐秘性。例如考核突发事件应对能力的考站,考站背景与任务可描述为"时间:患者术后第一日;你需完成的任务是:巡视病房"。在考试过程中,学生将按此提示进考站(模拟病房)巡视病房,在巡视病房时将遇到并自行发现和解决考站内设置的突发问题,以此考查学生的发现、分析和解决问题的能力。

5. **其他**　标准化病例除以上内容外,还需根据考核目标和要求,列出用物清单和评分表。

(1)用物清单:一般包括考站背景用物和学生考试操作用物两部分。考站背景用物是用于模拟学生考试时所感受到的环境、仪器设备等,如 SP、模拟人、床及吸引器等,这部分用物在考试前由工作人员备好。学生考试操作用物是学生用来完成技术操作的用物。通常情况下,两部分用物清单以考站为单位详细列出,必要时写明准备用物时的注意事项,以确保用物准备的准确性。

(2)评分表:一般包括"考官用"和"SP 用"两种。考官用评价表的条目设计主要是从专业角度对考生的表现进行评价。SP 用评分表则主要以患者的切身感受出发,评价考生的护理质量,更侧重于人文方面的评价。考核过程中,考官和 SP 使用评分表对学生进行评分,最后根据两项得分计算最终成绩。

知识链接

标准化病人

标准化病人(standardized patient,SP)是经过训练,旨在恒定、逼真地模拟临床情况的非医学专业人员,具有模拟患者、考核者和指导者的职能,其主要应用于 OSCE 中。SP 可以提供一个模拟逼真的临床情境,为医学生临床实践能力的培养和提高创造良好的条件。

SP 主要有模拟患者、评价者及指导者三项职能。根据在实际应用中所选择的人群不同,将 SP 分成三大类,即职业、简易及电子 SP,其中简易 SP 又分为教师 SP、学生 SP 两种。SP 的有效应用在较大程度上克服了重理论轻实践的倾向,使考核更加公平、公正,有利于人文素质、应变能力及临床思维能力等的培养。然而由于 SP 存在模仿的疾病种类和症状体征有限、扮演的逼真性和稳定性有差异、需要一定资金支持等局限性,因此需要在使用时加以考虑。

二、标准化病例的实例

病例 1 肺 炎

(一)考核目标

1. 能结合患者具体情况为肺炎患者进行护理评估(收集资料方法、肺与胸膜的体格检查方法)。

2. 能够依据评估结果列出护理诊断/问题、护理计划与措施。

3. 能结合患者的具体情况为其进行入院宣教。

4. 能够规范地完成青霉素过敏试验,并准确说出青霉素试敏结果判定。

5. 能够规范地为患者实施温水擦浴。

6. 在护理过程中,能够及时识别输液反应症状,并给予及时准确处理。

7. 能够正确指导患者进行缩唇式呼吸。

8. 能够结合患者各考站的具体情况对其进行护理评价。

9. 在护理过程中能够注重人文关怀,与患者进行良好的交流与沟通,注意保护患者隐私。

(二)病例简况

刘某,女,40 岁,高中英语教师,汉族,医保患者。已婚,丈夫 42 岁,大学教师,儿子 15 岁。咳嗽、胸痛,入院时体温 39.2℃,血压正常。患者颜面绯红,表情焦虑,间断咳嗽,主诉咳嗽时右季肋部疼痛,门诊以"肺炎"收住院。

(三)各考站病例资料

备 考 室

【考站背景与任务】

● 病例简介:刘某,女,40 岁。门诊以"肺炎"收住院,现入住至 1 病室 1 床。

● 时间:患者入院当日。

● 地点:呼吸内科护士站。

● 你需要做的是:作为刘某的责任护士,为护理该患者做准备。

第一考站:护理评估与入院宣教(SP 考站)

【SP 培训内容】

● 时间:患者入院当日。

● 地点:病房。

● 场景:患者蜷缩、侧卧位于床上,并盖着被。护士为患者进行护理评估。

1. **问诊** SP 在配合考生问诊中需掌握与表演的内容如下:

(1)患者一般资料:刘某,女,40 岁,高中英语教师,汉族,医保患者。本市居住,已婚,丈夫 42 岁,大学教师,夫妻感情和睦,儿子 15 岁,无宗教信仰。

(2)主诉:发热,这两三天体温一直是 39~39.7℃,还有咳嗽和胸痛。

(3)现病史

主要症状:发热。之前身体挺健康的,没有什么不舒服。前天白天降温还下雨了,回到家被淋了个透,当时就觉得冷,晚上开始发热,体温一下子就升上来了,这两三天体温最低是 39℃,最高是 39.7℃,一直就没降下来。发热的时候不出汗。

伴随症状:①胸痛:别的地方都不疼,就这疼(手捂右侧季肋部),大喘气或咳嗽的时候更疼,像很多小针扎似的疼,弄得我都不敢咳嗽了;②咳嗽、咳痰:发热的同时出现咳嗽,还有痰,痰量不太多,咳不出来,刚开始偶尔有点黄痰,今天痰有点发红了,护士我是不是咯血了?(表情很紧张)

诊断、治疗与护理经过:刚开始觉得没什么大事,就没去医院或诊所看过,昨晚自己吃了一次环丙沙星,没有什么效果。

(4)日常生活状况:身上一直觉得没劲儿,干啥都提不起精神来,不想吃东西,没胃口,晚上睡得也不好,大小便正常。丈夫抽烟,每天大概一包,我自己不抽烟,不喝酒。

(5)既往史:1 年之前做过扁桃体手术,恢复得挺好的。不知道对什么药过敏。除了这个小手术我过去身体一直很健康,没什么毛病,我们单位定期体检。最近没去过外地,我一直往返于单位和家里。

(6)家族史:父亲患冠心病 5 年了,母亲身体健康,没有兄弟姐妹。

(7)婚育史与月经史:23 岁结婚,25 岁生的儿子,当时正常分娩。月经一个月一次,每次 5 天左右。

(8)心理与社会状况:我以前感冒时发热都很快就退了,从来没有像这次这样发热这么长时间,我感觉这次挺严重的。哎!我最近工作特别忙,带毕业班,学生们就快高考了,每天都得忙到晚上十一二点。唉!(表情焦虑)。儿子上中学,很听话,成绩很好。丈夫是大学教师,身体健康,我们夫妻感情和睦,家里经济条件不错,我自己还有医保,治疗费用不担心。

2. **查体** SP 在配合考生查体时的表演内容如下:当考生要求 SP 深呼吸时,需表现出右侧胸痛,即手捂右侧季肋部,说:"大喘气时这儿地方疼。"并说:"不敢咳嗽,一咳嗽这就疼得厉害(更加皱眉头)。"其余正常配合。

3. **入院指导** 如考生在问诊、查体结束后,未进行入院指导,需 SP 问考生:住院期间需要注意什么?这病有什么需要注意的?

● 注意事项:本考站包括问诊、查体、入院指导三小站。由一位 SP 配合考生完成三小站的表演任务。标有下划线的文字为必须表演的内容(与护理诊断有关),如考生问诊中有所遗漏,则需 SP 选择适当时机,在每名考生面前表演出来。本考站 SP 应始终表现出颜面绯红(需化妆)、畏冷(主动盖被)、乏力(如说话声音小)、表情焦虑(如皱眉头),并保持间断咳嗽,咳嗽时手捂右侧季肋部。

【考站背景与任务】

● 时间:患者入院当日。

● 地点:病房。

● 你需要做的是:

1. 对患者进行入院评估——问诊。

2. 对患者进行入院评估——专科查体。

3. 对患者进行入院宣教。

● 附:以下检测结果供参考,不必重新检查。

1. 现该患者的四大生命体征分别是:T:39.3℃;P:100 次/分;R:24 次/分;BP:110/70mmHg。

2. 血常规示白细胞计数 $13×10^9$/L,中性粒细胞百分比 87%(详见血常规报告)。

3. 胸部 X 线示右下肺片状浸润阴影(详见胸部 X 线)。

【查体异常结果补充内容】

1. 肺部听诊　可闻及支气管呼吸音。

2. 肺部叩诊　浊音。

3. 胸部触诊　触觉语颤增强。

第二考站:提出护理诊断/问题

【考站背景与任务】

- 时间:患者入院当日。

- 地点:护士站。

- 你需要做的是:根据问诊查体结果写出至少 3 个护理诊断/问题(含相关因素)。

第三考站:制订护理计划

【考站背景与任务】

- 时间:患者入院当日。

- 地点:护士站。

- 你需要做的是:根据患者存在的护理诊断/问题,请制订(写出)护理目标及护理计划。

第四考站(1):护理实施(SP 考站)

【SP 培训内容】

- 时间:患者入院当日。

- 地点:病房。

- 场景:患者平卧于床,盖着被。护士遵医嘱给患者做青霉素过敏试验。护士问关于过敏史的问题,患者回答:"以前吃过阿莫西林不过敏,对其他的药也不过敏,家里人也没有过敏的。"

- 注意事项:本考站主要考核考生有关过敏试验方面的知识与技能。技术操作将在模型上做,但需要 SP 配合,如操作前后的查对等。

【考站背景与任务】

- 时间:患者入院当日。

- 地点:病房。

- 你需要做的是:执行医嘱。

第四考站(2):护理实施(SP 考站)

【SP 培训内容】

- 时间:患者入院当日。

- 地点:病房。

- 场景:患者平卧于床上,盖着被,正处于高热状态。护士执行医嘱为患者温水擦浴。当看到护士来到病房时说"发热烧得难受",同时保持间断咳嗽,咳嗽时手捂右侧季肋部。

- 注意事项:本考站主要考核考生有关高热患者温水擦浴方面的知识与技能。在考生做的过程中,适时说:"冷,真冷!"

- 时间:患者入院当日。
- 地点:病房。
- 你需要做的是:患者 T:39.3℃,执行医嘱为患者物理降温。

第四考站(3):护理实施(SP 考站)

【SP 培训内容】

- 时间:患者入院后第三日。
- 地点:病房。
- 场景:患者蜷缩体位卧于床上,盖着被,时有寒战。正在静脉输液。看到护士来巡视病房后说:"这两天都不发热了,怎么今天刚输液 10 分钟,就觉得这么冷?好像又发热了!"
- 注意事项:本考站主要考核考生发现、分析与解决问题的能力,应对突发事件的能力,以及有关输液反应护理方面的知识与技能。SP 需表现为在静脉输液操作后,感到很冷的样子。

【考站背景与任务】

- 时间:患者入院后第三日。
- 地点:病房。
- 你需要做的是:巡视病房。

第五考站:护理评价(SP 考站)

【SP 培训内容】

- 时间:患者入院后第五日。
- 地点:病房。
- 场景:患者坐在床上,可不盖被。护士对患者目前状况进行护理评价。当护士问关于发热、胸痛、咳嗽等问题时,患者回答:"不发热了,护士刚测完体温是 36.7℃;胸不疼了;不咳嗽了,但有时候觉得有痰;食欲睡眠都好,身上也有劲儿了;由于快出院了可以回去上班了,所以心里也不着急了。"
- 注意事项:本考站主要考核考生的护理评价能力。为了检验考生护理评价的全面性,以上几方面内容,考生问什么,SP 回答什么,不问的不说,也不予提示。

【考站背景与任务】

- 时间:患者入院后第五日。
- 地点:病房。
- 你需要做的是:对患者目前状况进行护理评价。

第六考站:健康教育(SP 考站)

【SP 培训内容】

- 时间:患者入院后第五日。
- 地点:病房。
- 场景:患者坐在床上,可不盖被。3 小时之前吃的饭。当看到护士来巡视病房时说:"觉得嗓子里有很多痰,但就是咳不出来,怎么办呢?"
- 注意事项:本考站主要考核考生有关肺炎患者保持呼吸道通畅方面的知识与技能。需 SP 实际跟随考生进行呼吸功能的训练。如果考生只是快速说,而不是现场教 SP 做,SP 需说:"护士慢点说,最好你边说边演示,我必须得学会呀!"在学的过程中 SP 需故意犯错误,如在学习深呼吸时,在呼气时未缩唇。如果考生未发现此错误,SP 则一直保持错误动作,不必提示。如果考生在指导中说医学术语或 SP 不明白的内容,SP 需追问是什么意思,直到完全明白为止。

【考站背景与任务】

- 时间:患者入院后第五日。
- 地点:病房。
- 你需要做的是:巡视病房。

病例2　心　绞　痛

（一）考核目标

1. 能结合患者具体情况为心绞痛患者进行护理评估(收集资料方法、心脏与血管体格检查方法)。

2. 能够依据评估结果列出护理诊断/问题、护理计划与措施。

3. 能结合患者的具体情况为其进行入院宣教。

4. 能够规范地完成氧气吸入法操作,并能正确说出使用氧气筒的注意事项。

5. 能够规范地为患者实施密闭式静脉输液。

6. 能够规范地为患者做心电监护。

7. 能够结合患者各考站的具体情况对其进行护理评价。

8. 在护理过程中能够注重人文关怀,与患者进行良好的交流与沟通,注意保护患者隐私。

（二）病例简况

王某,男,47 岁,无业,汉族,已婚 23 年,儿子 17 岁。无医疗保险。搬重物后突发胸骨后剧烈压榨样疼痛,并向左肩左臂内侧放射,伴出汗、心悸。含服"硝酸甘油"2 分钟后疼痛缓解。为进一步治疗来我院,门诊以"心绞痛"收住院。

（三）各考站病例资料

备　考　室

【考站背景与任务】

- 病例简介:王某,男,47 岁。门诊以"心绞痛"收住院,现入住至 1 病室 1 床。
- 时间:患者入院当日。
- 地点:心血管内科护士站。
- 你需要做的是:作为王某的责任护士,为护理该患者做准备。

第一考站:护理评估与入院宣教(SP 考站)

【SP 培训内容】

- 时间:患者入院当日。
- 地点:病房。
- 场景:患者侧卧于病床上,盖着被。护士为患者进行护理评估。

1. **问诊**　SP 在配合考生问诊中需掌握与表演的内容如下:

(1)患者一般资料:王某,男,47 岁,汉族,小学文化,失业,无医疗保险。已婚 23 年,儿子 17 岁。无宗教信仰。

(2)主诉:胸疼,像有东西压着、发闷样得疼,还出汗、心慌。

(3)现病史

主要症状:胸痛。1 周前在干活时突然感觉前胸疼(患者手捂胸骨中、上段),像有东西压着、发闷样得疼。后来这1周里又疼过两次,其中一次好像是累的,另一次是因为生气,但疼法跟第一次是一样的。

主要症状加重情况:这次是我搬箱子又疼了,疼法和以前一样,就是比以前疼的时间长,好像有10分钟,当时疼得不能动了,什么也干不了,上楼都费劲(表情焦虑)。我这胸疼的同时,连带着左肩膀及左手臂里侧,一直到小拇指都疼!我前几次只是胸疼,其他地方没觉得不舒服,但最近这次不光胸疼,还出汗、心慌,当时觉得自己心跳特别快。

诊断、治疗与护理经过:开始几次都以为是干活累的,歇5分钟之后就好了。最近这次是邻居给了我几粒速效救心丸,我当时含了一片,2分钟后好一点了,但还是有点疼。

(4)日常生活状况:平时挺能吃的,喜欢吃肉,得病这几天有点吃不下饭。大、小便正常,因为昨天开始胸疼,没睡好。我抽烟也喝酒,抽烟有25年了吧,最近抽的多点,大概每天20~30支。喝酒也得20来年了,一般啤的1瓶,白的2~3两。

(5)既往史:我以前身体好着呢,没得过什么病,从没住过院,顶多感冒吃点感冒药,从来不过敏。一直在家待着,没怎么去过外地。

(6)家族史:我24岁结婚,儿子17岁了,孩子和她妈都挺好的。我父亲是心梗去世了。母亲健在,身体挺好,有一个弟弟身体没毛病。

(7)婚育史:24岁结婚,30岁有的儿子。

(8)心理与社会状况:我前几次疼都是过一会儿就好了,没有像这次这样,我是不是病得很严重啊(表情焦虑)?我父亲是心梗去世的,心梗这病有没有遗传性,我是不是也得心脏病啦?我现在失业了,没有医保(表情焦虑),现在又干不了活了,还不能生气,这可怎么办呢(表现出很着急的样子)?

2. 查体 SP在配合考生查体时的表演内容如下:

此时心绞痛未发作,查体均正常配合。

3. 入院指导 如果考生在问诊、查体结束后,未进行入院指导,需SP问考生:"住院期间需要注意什么?这病有什么需要注意的?"

● 注意事项:本考站包括问诊、查体、入院指导三小站。由一位SP配合考生完成三小站的表演任务。标有下划线的文字为必须表演的内容(与护理诊断有关),如考生问诊中有所遗漏,则需SP选择适当时机,在每名考生面前表演出来。本考站SP应始终表现出紧张、焦虑(如皱眉头)的表情。

【考站背景与任务】

● 时间:患者入院当日。

● 地点:病房。

● 你需要做的是:

1. 对患者进行入院评估——问诊。

2. 对患者进行入院评估——专科查体。

3. 对患者进行入院宣教。

● 附:以下检测结果供参考,不必重新检查。

现该患者的四大生命体征分别是:T:36.2℃;P:78次/分;R:18次/分;BP:130/90mmHg。

第二考站:提出护理诊断/问题

【考站背景与任务】

● 时间:患者入院当日。

● 地点:护士站。

● 你需要做的是:根据问诊查体结果写出至少3个护理诊断/问题(含相关因素)。

第三考站:制订护理计划

【考站背景与任务】

- 时间:患者入院当日。
- 地点:护士站。
- 你需要做的是:根据患者存在的护理诊断/问题,请制订(写出)出护理目标及护理计划。

第四考站(1):护理实施(SP考站)

【SP培训内容】

- 时间:患者入院当日。
- 地点:病房。
- 场景:患者平卧于病床上,盖着被,表情痛苦,手捂前胸。护士遵医嘱为患者静脉输液。当看到护士后患者说:"胸口又开始疼了。"
- 注意事项:本考站主要考核考生有关硝酸甘油用药护理与静脉输液操作方面的知识与技能。考生在模型上技术操作,但需要SP配合,如操作前后的核对等。

【考站背景与任务】

- 时间:患者入院当日。
- 地点:病房。
- 你需要做的是:执行医嘱。

第四考站(2):护理实施(SP考站)

【SP培训内容】

- 时间:患者入院第二日。
- 地点:病房。
- 场景:患者平卧于病床上,盖着被,面部潮红、双目紧闭、眉头紧蹙,正在静滴硝酸甘油(每分钟5~10滴)。看到来巡视病房的护士后问:"护士,我现在胸疼稍好一点点儿,头又疼得受不了,这是又添新病了还是怎么回事(情绪较激动)?"
- 注意事项:本考站主要考核考生突发事件的应对能力,以及硝酸甘油用药护理与心电监护等方面的知识与技能。如果考生问SP是否自行调节点滴速度时,则回答:"开始滴得太慢了,我就自己调快了一点儿。"如果考生不问则不说。另外,SP需追问引起头痛的原因。

【考站背景与任务】

- 时间:患者入院第二日。
- 地点:病房。
- 你需要做的是:巡视病房。

第四考站(3):护理实施(SP考站)

【SP培训内容】

- 时间:患者入院后第三日。
- 地点:病房。
- 场景:患者坐在床边,手捂左前胸,面色痛苦地对巡视病房的护士说:"我刚才在床上活动一下腿,就是抬起—放下,胸口又开始有些疼了,怎么办呢?"

- 注意事项:本考站主要考核有关心绞痛发作时护理及吸氧法等方面的知识与技能。表现出胸痛,表情痛苦。当考生给 SP 吸氧操作结束后,痛苦表情逐渐消失,再过 1~2 分钟后就说:"护士,我觉得现在好多了,吸氧可以结束了吧?"

【考站背景与任务】

- 时间:患者入院后第三日。
- 地点:病房。
- 你需要做的是:执行医嘱。

第五考站:护理评价(SP 考站)

【SP 培训内容】

- 时间:患者入院后第五日。
- 地点:病房。
- 场景:患者坐在床上,可不盖被,精神状态较好。护士针对患者目前状况进行护理评价。当护士问到有关胸痛、头痛、活动等问题时,患者回答:"前胸不疼了,头不疼了,吃饭睡觉都挺好的,知道自己得的病和父亲的不太一样,没以前那么害怕了,就是活动量大了不行,活动量太大时有点胸闷。"
- 注意事项:本考站主要考核考生的护理评价的能力。为了检验考生护理评价的全面性,考生问什么,SP 回答什么,不问的不说,也不予提示。

【考站背景与任务】

- 时间:患者入院后第五日。
- 地点:病房。
- 你需要做的是:对患者目前状况进行护理评价。

第六考站:健康教育(SP 考站)

【SP 培训内容】

- 时间:患者入院后第五日,准备出院。
- 地点:病房。
- 场景:患者坐在病床上,病情明显好转,神清语明。护士为患者进行出院指导。
- 注意事项:本考站主要考核考生有关心绞痛患者出院指导方面的知识。如果考生在指导中说医学术语或 SP 不明白的语句,则追问是什么意思,直到完全明白为止。

【考站背景与任务】

- 时间:患者入院后第五日,准备出院。
- 地点:病房。
- 你需要做的是:给予患者出院指导。

病例 3 肠 梗 阻

(一)考核目标

1. 能结合患者具体情况为肠梗阻患者进行护理评估(收集资料方法、腹部体格检查方法)。
2. 能够依据评估结果列出护理诊断/问题、护理计划与措施。
3. 能结合患者的具体情况为其进行入院宣教。
4. 能够正确向患者解释胃肠减压的目的,规范地进行胃肠减压技术操作。
5. 能够规范地为患者实施肌内注射法。

6. 在护理过程中,能够及时识别无效胃肠减压,并给予及时准确处理。

7. 能够结合患者各考站的具体情况对其进行护理评价。

8. 在护理过程中能够注重人文关怀,与患者进行良好的交流与沟通,注意保护患者隐私。

(二)病例简况

张某,男,46 岁,农民,汉族,新农村合作医疗病人,已婚。妻子 44 岁,农民,育有一子一女。患者面色苍白,表情痛苦,口唇干裂,腹痛腹胀伴恶心呕吐,肛门已停止排气、排便,体温 37.8℃,血压正常。门诊以"肠梗阻"收住院。

(三)各考站病例资料

备 考 室

【考站背景与任务】

● 病例简介:张某,男,46 岁。门诊以"肠梗阻"收住院,现入住至 2 病室 4 床。

● 时间:患者刚刚入院。

● 地点:普外科护士站。

● 你需要做的是:作为张某的责任护士,为护理该患者做准备。

第一考站:护理评估与入院宣教(SP 考站)

【SP 培训内容】

● 时间:患者刚刚入院。

● 地点:病房。

● 场景:患者蜷缩着侧卧位于病床上,盖着被。护士为患者进行护理评估。

1. 问诊　SP 在配合考生问诊中需掌握与表演的内容如下:

(1)患者一般资料:张某,男,46 岁,农民,汉族,小学文化,新农村合作医疗患者,生于本地,住市郊。已婚 24 年,妻子 44 岁,农民,育有一子一女。无宗教信仰。

(2)主诉:两天前开始肚子疼,胀得难受,还恶心呕吐,大便也排不出来。

(3)现病史

主要症状:①疼痛:两天前,突然肚子痛,一阵一阵地像刀绞一样疼,强忍着 2、3 分钟就过劲了。特别右边疼得厉害(手势:手捂右腹部,表情痛苦),现在肚子疼,而且胀得受不了,(用手捂肚子,表情痛苦);②恶心呕吐:总觉得恶心、吐,前天吐了 3 次,昨天吐了 7~8 次,吐了之后,肚子胀、痛能好一小会儿。开始时吐的都是前天傍晚吃的东西,后来昨天早晨就开始吐黄水,还有臭味。吐的东西可多了,洗脸盆里有这么高(手势比划高 2cm 左右)。停止肛门排气(放屁)排便两天。

伴随症状:体温升高。现在渴得厉害,浑身一点劲儿都没有。感觉发热(发热)用手摸着挺烫的(用手摸额头)。

诊断、治疗与护理经过:肚子总疼,而且两三天都没排便了,用了开塞露也不管用,下午实在受不了了,在我们当地的卫生所点了点消炎药(表情苦痛,恳求护士帮助),用的好像是青霉素。

(4)日常生活状况:啥也干不了,这几天就在炕上躺着,啥也不敢吃,吃啥吐啥,觉也睡不了。平时吃饭总不应时,农忙时吃饭更没个点,饭菜经常是凉的,着急吃一口就赶紧干活了。喜欢吃辣的、黏的东西。抽旱烟叶,喝酒每天 2 两散装白酒。

(5)既往史:一年前做过阑尾炎手术,再就没得过啥病,身体一直挺好的,没感觉哪不舒服啊。

(6)家族史:父亲患心脏病 2 年前去世,母亲健在,两个姐姐及一个弟弟均身体健康。妻子患有静脉曲张,儿女均健康。

（7）婚育史:22岁结婚,育有一儿一女。

（8）心理与社会状况:<u>家庭条件不好,种地收入少。担心治疗费用大,治疗时间长。现在正是收地的时候,家里还有很多活要干呢。老伴患有严重的静脉曲张,干不了农活,全都靠我一个人呢,现在我又病了,这可咋办好啊</u>(表情焦虑)?

2. **查体** SP在配合考生查体时的表演内容如下:

当考生按压或叩击到SP的右下腹时,SP需用手捂右侧腹部喊:"疼(表情痛苦,如咬嘴唇)!"其余正常配合。

3. **入院指导** 如果考生在问诊、查体结束后,未进行入院指导,需SP问考生:"住院期间需要注意什么？这病有什么需要注意的?"

● 注意事项:本考站包括问诊、查体、入院指导三小站。由一位SP配合考生完成三小站的表演任务。标有下划线的文字为必须表演的内容(与护理诊断有关),如考生问诊中有所遗漏,则需SP选择适当时机,在每名考生面前表演出来。本考站SP应始终表现出腹痛、腹胀(手一直捂着肚子,"哎哟哎哟"地叫着)、口渴、乏力、表情焦虑(如皱眉头)。

【考站背景与任务】

● 时间:患者刚刚入院。

● 地点:病房。

● 你需要做的是:

1. 对患者进行入院评估——问诊。

2. 对患者进行入院评估——专科查体。

3. 对患者进行入院宣教。

● 附:以下检测结果供参考,不必重新检查。

1. 现该患者的四大生命体征分别是:T:38.8℃;P:90次/分;R:22次/分;BP:118/60mmHg。

2. 该患者的辅助检查结果:腹部立位平片示肠袢胀气,阶梯状气液平面。(详见腹部立位平片)

【查体异常结果补充】

腹部听诊:无肠鸣音。

第二考站:提出护理诊断/问题

【考站背景与任务】

● 时间:患者入院当日。

● 地点:护士站。

● 你需要做的是:根据问诊查体结果写出至少3个护理诊断/问题(含相关因素)。

第三考站:制订护理计划

【考站背景与任务】

● 时间:患者入院当日。

● 地点:护士站。

● 你需要做的是:根据患者存在的护理诊断/问题,请制订(写出)出护理目标及护理计划。

第四考站(1):护理实施(SP考站)

【SP培训内容】

● 时间:患者入院后30分钟。

- 地点:病房。
- 场景:患者蜷缩在病床上,手一直按在腹部,表情痛苦。护士遵医嘱为患者行胃肠减压术。
- 注意事项:本考站主要考核考生有关胃肠减压术护理方面的知识与技能。考生在模型上做技术操作,但需要 SP 配合。如操作前后的查对,当考生在做操作前的准备时,SP 表情紧张地问:"我下了这根管子,肚子就能不疼了吗?下这管子遭不遭罪呀?"当考生将胃管前端插入模型的口咽部时,SP 需表现出恶心、欲吐的样子。

【考站背景与任务】

- 时间:患者入院后 30 分钟。
- 地点:病房。
- 你需要做的是:执行医嘱。

第四考站(2):护理实施(SP 考站)

【SP 培训内容】

- 时间:患者胃肠减压后 1 小时。
- 地点:病房。
- 场景:患者蜷缩于病床上,留置胃管行胃肠减压中。护士遵医嘱为患者肌内注射。患者的手一直按在腹部,叫着:"哎哟哎哟,疼死我了!"
- 注意事项:本站主要考核考生有关执行医嘱、医嘱纠错及肌内注射等方面的知识与技能。考生的技术操作将在模型上做,但需要 SP 配合,如操作前后的核对等。如果考生未发现医嘱错误,不必提示,任其做完。

【考站背景与任务】

- 时间:患者胃肠减压后 1 小时。
- 地点:病房。
- 你需要做的是:执行医嘱。

第四考站(3):护理实施(SP 考站)

【SP 培训内容】

- 时间:患者留置胃肠减压后 2 小时。
- 地点:病房。
- 场景:患者蜷缩体位卧于病床上,留置胃管行胃肠减压中。当看到护士来巡视病房时,表情很痛苦地问:"护士,怎么下了胃管肚子还是胀得要命呢?"
- 注意事项:本考站主要考核考生发现、分析与解决问题的能力,应对突发事件的能力,以及有关留置胃肠减压护理方面的知识与技能。SP 需始终表现出痛苦面容,如果考生未发现问题及原因,不必提示。

【考站背景与任务】

- 时间:患者留置胃肠减压后 2 小时。
- 地点:病房。
- 你需要做的是:巡视病房。

第五考站:护理评价(SP 考站)

【SP 培训内容】

- 时间:患者入院第二日。

- 地点:病房。
- 场景:患者面容倦怠,半卧位于病床上,留置胃管行胃肠减压中。护士对患者目前状况进行护理评价。当护士了解关于腹痛腹胀、排气排便等情况时,患者回答:腹胀有所缓解,腹痛程度减轻;舒适度较以前有改善,仍未排气排便;口渴程度较以前减轻;依然为住院费用问题发愁。
- 注意事项:本考站主要考核考生的护理评价的能力。为了检验考生护理评价的全面性,考生问什么,SP回答什么,不问的不说,也不予提示。

【考站背景与任务】

- 时间:患者入院第二日。
- 地点:病房。
- 你需要做的是:对患者目前状况进行护理评价。

第六考站:健康教育(SP考站)

【SP培训内容】

- 时间:患者肠梗阻术后10小时。
- 地点:病房。
- 场景:患者半卧于病床上,留置胃管行胃肠减压中。患者仍有腹痛、腹胀,但较以前有所减轻。护士为患者进行术后健康教育。
- 注意事项:本考站主要考核考生有关肠梗阻术后患者健康教育方面的知识与技能。如果考生在健康教育结束后未提到何时可以下床活动的问题,SP需问:"我什么时候可以下床活动呀?"其他内容考生如果未提到,不予提示。如果考生在指导中说医学术语或SP不明白的,则追问是什么意思,直到完全明白为止。

【考站背景与任务】

- 时间:患者肠梗阻术后10小时。
- 地点:病房。
- 你需要做的是:为患者进行健康教育。

病例4 右股骨干下1/3骨折

(一)考核目标

1. 能结合患者具体情况为右股骨干下1/3骨折患者进行护理评估(收集资料方法、下肢骨折的体格检查方法)。

2. 能够依据评估结果列出护理诊断/问题、护理计划与措施。

3. 能够规范地为患者实施肌内注射。

4. 在护理过程中,能够及时发现患者排尿困难,并对其进行促进排尿指导。

5. 能够规范地为患者实施女性患者导尿术。

6. 在护理过程中,能够发现并识别无效的骨牵引,并给予及时处理。

7. 能够结合患者各考站的具体情况对其进行护理评价。

8. 能够结合患者实际情况对患者实施胫骨结节骨牵引术后健康教育。

9. 在护理过程中能够注重人文关怀,与患者进行良好的交流与沟通,注意保护患者隐私。

(二)病例简况

王某,女,45岁,汉族,大专文化,公司职员,已婚,父母、丈夫及儿子身体健康。患者于上班的路途中被一辆出租车撞伤,由路人送来医院。患者情绪低落,很少与家人及朋友交流。患者表情痛苦,主诉右下肢疼痛,门诊以"右股骨干下1/3骨折"收住院。

（三）各考站病例资料

备　考　室

【考站背景与任务】

● 病例简介：王某，女，45岁。门诊以"右股骨干下1/3骨折"收住院，现入住至1病室1床。

● 时间：患者入院当日。

● 地点：骨外科护士站。

● 你需要做的是：作为王某的责任护士，为护理该患者做准备。

第一考站：护理评估与入院宣教（SP考站）

【SP培训内容】

● 时间：患者入院当日，胫骨结节骨牵引术后3小时。

● 地点：病房。

● 场景：患者平卧于床上，表情极其痛苦，正处于右下肢骨牵引中，身体与牵引绳不在同一直线。护士为患者进行护理评估。

1. 问诊　SP在配合考生问诊中需掌握与表演的内容如下：

（1）患者一般资料：王某，女，45岁，公司职员，汉族，本市居住，已婚，无宗教信仰。

（2）主诉：4小时前，于上班途中，被一出租车撞伤。右大腿：腿部不敢活动，疼得要命。

（3）现病史

主要症状：右大腿疼痛（皱眉、咬嘴唇、手抓被褥），不敢活动。

伴随症状：①肿胀：右大腿肿得很厉害，感觉胀得很痛（手指着右侧大腿下部），刚开始我看没有小水疱，现在出现很多大小不一的水疱，感觉一碰就要破了；②皮下瘀斑：右大腿有大面积的瘀斑和青紫（需化妆）。

诊断、治疗与护理经过：发生车祸后，直接被路人送往医院。

（4）日常生活状况：无吸烟饮酒史，睡眠正常，饮食规律，大小便正常。

（5）既往史：以前一直身体很好，没做过手术，没用过什么药，没有高血压、糖尿病，一直在本地居住，从未去过疫区。

（6）家族史：父亲、母亲身体健康，没有兄弟姐妹，丈夫儿子身体健康。

（7）婚育史与月经史：23岁结婚，25岁生的儿子，当时正常分娩。月经正常。

（8）心理与社会状况：我以后生活工作该怎么办啊？我会不会瘫了？谁来照顾这个家啊？哎！口渴，表现出烦躁（皱眉）。家里经济条件还行。治疗费用不用担心。

2. 查体　SP在配合考生查体时的表演内容如下：

当考生触及SP骨折处、足背动脉时，表现出疼痛（央求动作轻点，同时咬嘴唇、皱眉）。当考生要求SP动动脚踝及足趾时，则表现出疼痛，且动作缓慢。其余正常配合。

3. 入院指导　如果考生在问诊、查体结束后，未进行入院指导，需SP问考生：住院期间需要注意什么？这病有什么需要注意的？

● 注意事项：本考站包括问诊、查体、入院指导三小站。由一位SP配合考生完成三小站的表演任务。标有下划线的文字为必须表演的内容（与护理诊断有关），如考生问诊中有所遗漏，则需SP选择适当时机，在每名考生面前表演出来。本考站SP应始终表现出痛苦、烦躁、焦虑（如皱眉，咬嘴唇，手抓被褥）的表情。

【考站背景与任务】

● 时间：患者入院当日。

- 地点:病房。
- 你需要做的是:

1. 对患者进行入院评估——问诊。

2. 对患者进行入院评估——专科查体。

3. 对患者进行入院宣教。

- 附:以下检测结果供参考,不必重新检查。

1. 现该患者的四大生命体征分别是:T:37.0℃;P:100次/分;R:24次/分;BP:90/60mmHg。

2. 该患者的辅助检查结果

(1)股骨正侧位片示股骨干右下1/3骨质连续性中断(详见股骨正侧位片)。

(2)右下肢血管彩超示股动脉血流通畅,股静脉无血栓形成(详见右下肢血管彩超报告)。

【查体结果补充】

触诊:骨折处有骨擦感。

第二考站:提出护理诊断/问题

【考站背景与任务】

- 时间:患者入院当日,胫骨结节骨牵引术后4小时。
- 地点:护士站。
- 你需要做的是:根据问诊查体结果写出至少4护理诊断/问题(含相关因素)。

第三考站:制订护理计划

【考站背景与任务】

- 时间:患者入院当日,胫骨结节骨牵引术后4小时。
- 地点:护士站。
- 你需要做的是:根据患者存在的护理诊断/问题,请制订(写出)出护理目标及护理计划。

第四考站(1):护理实施(SP考站)

【SP培训内容】

- 时间:胫骨结节骨牵引术后5小时。
- 地点:病房。
- 场景:患者平卧于病床上,表情极其痛苦,正处于右下肢骨牵引中。护士遵医嘱为患者注射止痛药。
- 注意事项:本考站主要考核考生有关执行医嘱与肌内注射法的知识与技能。考生在模型上技术操作,需SP配合。如操作前后的核对等。SP需表现出患肢做牵引的部位特别疼痛,难以忍受(如咬牙、咬嘴唇等)。

【考站背景与任务】

- 时间:胫骨结节骨牵引术后5小时。
- 地点:病房。
- 你需要做的是:执行医嘱。

第四考站(2):护理实施(SP考站)

【SP培训内容】

- 时间:胫骨结节骨牵引术后9小时。

- 地点:病房。

- 场景:患者平卧于病床上,正处于右下肢骨牵引中,此时牵引处的疼痛好多了。当看到护士来巡视病房时,皱着眉头很难受的样子对护士说:"护士,我小肚子涨得很难受,想尿却尿不出来。"当询问多久没排尿时,患者回答说:"牵引术后一直没尿。"

- 注意事项:本考站主要考核考生发现、分析与解决问题的能力,应对突发事件的能力,以及有关排尿护理方面的知识与技能。如果考生要观察 SP 下腹部,SP 需隆起腹部;如果考生按压下腹部,SP 需隆起腹部,并在按压的同时说:"有些疼!"如果考生无以上行为,则不予提示。SP 需表现出很焦急的样子问:"我怎么排不出尿呢? 这可怎么办呢?"考生可能会采取一些方法促进尿的排出,此时 SP 需配合完成。最后,需 SP 表现出这些排尿方法均未成功。

【考站背景与任务】

- 时间:胫骨结节骨牵引术后 9 小时。

- 地点:病房。

- 你需要做的是:巡视病房。

第四考站(3):护理实施(SP 考站)

【SP 培训内容】

- 时间:胫骨结节骨牵引术后 11 小时。

- 地点:病房。

- 场景:患者平卧于病床上,正处于右下肢骨牵引中。由于经反复诱导排尿后,患者无尿液排出,因此护士执行医嘱为患者导尿。当患者知道要进行导尿后,非常紧张和害怕,在操作前对护士说:"慢一点,是不是很疼啊?"

- 注意事项:本站主要考核考生有关导尿术方面的知识与技能。考生在模型上进行技术操作,但需要 SP 配合,如操作前的核对等。

【考站背景与任务】

- 时间:胫骨结节骨牵引术后 11 小时

- 地点:病房。

- 你需要做的是:执行医嘱。

第五考站:护理评价(SP 考站)

【SP 培训内容】

- 时间:胫骨结节骨牵引术后第二日。

- 地点:病房。

- 场景:患者平卧于病床上,正处于右下肢骨牵引中,精神状态较好。护士针对患者现有状况进行护理评价。当护士问到关于疼痛、口渴、排尿等问题时,患者回答:疼痛有所缓解,没有口渴,也不烦躁了,能自己尿出来尿了。

- 注意事项:本考站主要考核考生的护理评价的能力。为了检验考生护理评价的全面性,考生问什么,SP 回答什么,不问的不说,也不予提示。

【考站背景与任务】

- 时间:胫骨结节牵引术后第二日。

- 地点:病房。

- 你需要做的是:针对患者现有情况进行护理评价。

第六考站:健康教育(SP考站)

【SP培训内容】

- 时间:胫骨结节骨牵引术后第二日下午。
- 地点:病房。
- 场景:患者平卧于床上,正处于右下肢骨牵引中。护士针对患者现有情况进行健康教育。
- 注意事项:本考站主要考核考生有关胫骨结节骨牵引术后,患者健康教育方面的知识与技能。如果考生在出院指导中说医学术语或SP不明白的内容,SP需追问是什么意思,直到完全明白为止。

【考站背景与任务】

- 时间:胫骨结节骨牵引术后第二日下午。
- 地点:病房。
- 你需要做的是:针对患者现况进行健康宣教。

病例5 子宫肌瘤

(一)考核目标

1. 能结合患者具体情况为子宫肌瘤患者进行护理评估(收集资料方法、腹部体格检查方法)。
2. 能够依据评估结果列出护理诊断/问题、护理计划与措施。
3. 能结合患者的具体情况为其进行入院宣教。
4. 能够规范地进行头孢唑林钠过敏试验,并准确说出头孢唑林钠皮试结果判定。
5. 能够规范地为患者实施子宫肌瘤手术的术前备皮。
6. 在护理过程中,能够及时发现留置导尿管脱出,并给予及时正确处理。
7. 能够结合患者各考站的具体情况对其进行护理评价。
8. 能够结合患者情况为其进行出院指导。
9. 在护理过程中能够注重人文关怀,与患者进行良好的交流与沟通,注意保护患者隐私。

(二)病例简况

李某,女,37岁,汉族,银行职员,医保患者。已婚,丈夫38岁,公务员,女儿6岁。主诉月经量明显增多7个月。患者月经初潮15岁,5~6天/28~32天,量中,无痛经,近7个月来月经量明显增多,且经期延长至8~10天。月经周期正常。生育史:1-0-2-1,门诊以"子宫肌瘤"住院。

(三)各考站病例资料

备 考 室

【考站背景与任务】

- 病例简介:李某,女,37岁。门诊以"子宫肌瘤"收住院,现入住至603病室9床。
- 时间:患者入院当日。
- 地点:妇产科护士站。
- 你需要做的是:作为李某的责任护士,为护理该患者做准备。

第一考站:护理评估与入院宣教(SP考站)

【SP培训内容】

- 时间:患者入院当日。
- 地点:病房。

- 场景:患者半卧于床上,未与病室内其他患者与家属进行交流。护士为患者进行护理评估。

1. **问诊** SP 在配合考生问诊中需掌握与表演的内容如下:

(1)患者一般资料:李某,女,37 岁,汉族,职业,银行职员,医保患者。已婚,丈夫 38 岁,公务员,夫妻感情和睦,女儿 6 岁,无宗教信仰。

(2)主诉:近 7 个月月经量明显增多且经期延长至 8~10 天,月经周期正常。

(3)现病史

主要症状:月经量增多 7 个月。之前身体挺健康的,没有什么不舒服。单位每年进行体检,都没什么事,平时有坚持锻炼身体的习惯,自己也感觉身体挺好的,几个月前月经量增多,前两个月也没在意,以为是月经期疲劳过度或者是运动抻着了,但是一直没到医院检查,总是想再观察看看,也许下个月就好了,也就一直拖延到现在。

伴随症状:下腹有坠胀感,原以为是经期的正常反应,<u>没想到这跟肿瘤有关系</u>,别的都没什么了,大小便也都正常,就是近段时间睡眠比之前差了一些,经常半夜醒后再就睡不着了,护士,我应该没事吧?(表情焦虑紧张,如皱眉头)

诊断、治疗与护理经过:刚开始觉得没什么大事,就没去医院或诊所看过,在网上百度了一下,网上说和内分泌有关,以为心情不好,或是工作压力大影响的。另外,我前年体检后医生说有一个很小的子宫肌瘤,就没在意,<u>最近月经量越来越大,感觉体力有点跟不上了,上楼都没劲</u>(说话声音小,无力)。

(4)日常生活状况:饮食正常,二便正常,晚上的睡眠不如之前了,有时候心里也犯嘀咕,是不是自己得什么大病了,但害怕来医院看病。

(5)既往史:没有住过院,也没有什么大毛病,都是一些小感冒之类的,吃点感冒药就好了,不知道对什么药过敏,身体一直很健康,最近也没服用过什么药物。

(6)家族史:母亲高血压 5 年,父亲身体健康,有一个姐姐,身体健康。

(7)婚育史与月经史:30 岁结婚,31 岁生的女儿,当时正常分娩。月经一个月一次,原来每次 5、6 天左右,现在延长到 8~10 天。

(8)心理与社会状况:女儿刚上小学,最近接送她有点累,但是女儿很听话,不用过多操心。丈夫是公务员,身体健康,夫妻感情和睦,家里经济条件还好,我自己有医保,治疗费用不需要担心。

2. **入院指导** 如考生在问诊、查体结束后,未进行入院指导,需 SP 问考生:"住院期间需要注意什么?这病有什么需要注意的?"

- 注意事项:本考站包括问诊、查体、入院指导三小站。由一位 SP 配合考生完成三小站的表演任务。标有下划线的文字为必须表演的内容(与护理诊断有关),如考生问诊中有所遗漏,则需 SP 选择适当时机,在每名考生面前表演出来。本考站 SP 应始终表现乏力(如说话声音小)、表情焦虑(如皱眉头)。

【考站背景与任务】

- 时间:患者入院当日。

- 地点:病房。

- 你需要做的是:

1. 对患者进行入院评估——问诊。

2. 对患者进行入院评估——专科查体。

3. 对患者进行入院宣教。

- 附:以下检测结果供参考,不必重新检查。

1. 现该患者一般情况可,T:36.3℃;P:88 次/分;R:18 次/分;BP:118/79mmHg。轻度贫血貌,心肺未及异常。下腹部未触及包块,四肢活动自如。

2. 血常规分析结果:WBC 5.6×10⁹/L,Hb 91g/l(详见血常规分析报告)。

【查体异常结果补充内容】

妇科检查:外阴(-),阴道通畅,宫颈肥大,表面光滑,子宫前位,增大如孕10周大小,形态不规则,表面高低不平,子宫前壁凸起明显,子宫质地偏硬,活动度好,无压痛,双附件(-)。

第二考站:提出护理诊断/问题

【考站背景与任务】

- 时间:患者入院当日。

- 地点:护士站。

- 你需要做的是:根据问诊查体结果写出至少3个护理诊断/问题(含相关因素)。

第三考站:制订护理计划

【考站背景与任务】

- 时间:患者入院当日。

- 地点:护士站。

- 你需要做的是:根据患者存在的护理诊断/问题,请制订(写出)护理目标及护理计划。

第四考站(1):护理实施(SP 考站)

【SP 培训内容】

- 时间:患者入院第二日。

- 地点:病房。

- 场景:患者半卧于床上。护士遵医嘱为患者做头孢唑林钠过敏试验。护士问关于过敏史的问题及近期是否饮酒时,患者回答:"很小的时候用过,大了以后没点过滴,所以不知道什么药过敏,但是平时吃的东西、用的化妆品没发现有过敏的。近期没喝过酒。"

- 注意事项:本考站主要考核考生有关过敏试验方面的知识与技能。技术操作将在模型上做,但需要SP 配合,如操作前后的查对等。

【考站背景与任务】

- 时间:患者入院第二日。

- 地点:病房。

- 你需要做的是:执行医嘱。

第四考站(2):护理实施(SP 考站)

【SP 培训内容】

- 时间:患者入院第二日。

- 地点:妇科检查室。

- 场景:患者坐于床上,正在与家人通电话,告知家属明天就要手术了,主刀医生可能是主治医生,具体上手术台时间还不知道等信息。看见护士进来,马上停止通话,并表现出紧张、焦虑状态(紧握手机,语速快),问护士"护士,我明天什么时候能上台?大概得做多长时间啊?"护士给予解答,并告知为其术前备皮的目的及如何配合备皮操作等,SP 配合护士将模拟人放置于妇科检查专用台上,取截石位(护士利用模拟人进行备皮操作)。

- 注意事项:本考站主要考核考生妇科专科操作备皮,以及考生在操作过程中所体现的心理护理、隐私保护等人文关怀。

【考站背景与任务】

- 时间:患者入院二日。
- 地点:妇科检查室。
- 你需要做的是:执行医嘱为患者进行术前备皮准备。

第四考站(3):护理实施(SP考站)

【SP培训内容】

- 时间:患者入院后第四日(术后第二日)。
- 地点:病房。
- 场景:患者侧卧于床上,正在进行静脉输液,看到护士来巡视病房后说:"护士,麻烦你帮我看一下尿管,我总觉得尿好像没进尿袋,好像尿流出来了,而且尿不湿也是潮潮的。"患者翻身取平卧位想让护士检查,此时尿管从尿道脱出。
- 注意事项:本考站主要考核考生发现、分析与解决问题的能力,应对突发事件的能力。SP需表现为发现尿管脱落后惊慌失措的样子。

【考站背景与任务】

- 时间:患者入院后第四日(术后第二日)。
- 地点:病房。
- 你需要做的是:巡视病房。

第五考站:护理评价(SP考站)

【SP培训内容】

- 时间:患者入院后第五日。
- 地点:病房。
- 场景:患者手轻捂于腹部切口敷料处,在病房缓慢行走活动。护士对患者目前状况进行护理评价。当护士问关于饮食、活动等问题时,患者回答:"昨天喝的温水,今天吃了粥和比较软的面条,听人说牛奶、豆浆产气,不能喝。现在可以慢慢的活动,医生说我明天点滴结束后就可以回家了,我自己感觉一下子状态就好了。"
- 注意事项:本考站主要考核考生的护理评价能力。为了检验考生护理评价的全面性,以上几方面内容,考生问什么,SP回答什么,不问的不说,也不予提示。

【考站背景与任务】

- 时间:患者入院后第五日。
- 地点:病房。
- 你需要做的是:对患者目前状况进行护理评价。

第六考站:健康教育(SP考站)

【SP培训内容】

- 时间:患者入院后第六日。
- 地点:病房。
- 场景:患者坐在床边。当看到护士来巡视病房时说:"护士,我今天点完滴就回家了,这些天麻烦你了,还想问一下,回家以后我需要注意些什么呢?什么时候复查?都需要做什么呢?"

- 注意事项:本考站主要考核考生有关腹部手术患者术后的出院指导知识。

【考站背景与任务】

- 时间:患者入院后第六日。
- 地点:病房。
- 你需要做的是:巡视病房。

病例6 小儿急性支气管肺炎

(一)考核目标

1. 能够结合患儿的具体情况,准确地对肺炎患儿进行护理评估(收集资料方法、肺与胸膜的体格检查方法)。

2. 能够依据评估结果列出护理诊断、护理计划及措施。

3. 能够结合该患儿的具体情况,为患儿及家长实施入院宣教。

4. 在护理过程中,能够及时识别小儿脱水症状,并给予及时处理。

5. 能够正确进行2∶3∶1补液的配制。

6. 能够规范地为患儿实施头皮静脉输液。

7. 能够正确指导患儿家长叩背排痰的方法。

8. 能够结合患儿各考站的具体情况,对其进行护理评价。

9. 在护理过程中,能够注重人文关怀,与患儿和家长进行良好的交流与沟通。

(二)病例简况

患儿男,9个月,因发热、咳嗽3天伴气促1天入院。患儿3天前发热,体温持续在39~40℃,咳嗽剧烈、有痰鸣音但无痰液咳出。曾静脉点滴头孢(具体药名不详)两天无效,昨日起出现气促,夜间严重,遂来本院就诊。

(三)各考站病例资料

备 考 室

【考站背景与任务】

- 病例简介:患儿男,9月。门诊以"急性支气管肺炎"收住院,现入住至1病室1床。
- 时间:患者入院当日。
- 地点:儿内科护士站。
- 你需要做的是:作为患儿的责任护士,为护理该患儿做准备。

第一考站:护理评估与入院宣教(SP考站)

【SP培训内容】

- 时间:患儿入院当日。
- 地点:病房。
- 场景:患儿母亲怀抱患儿坐于床上,患儿衣着较厚。护士为患者进行护理评估。

1. 问诊 SP在配合考生问诊中需掌握与表演的内容如下:

(1)患者一般资料:李某,男,9个月,汉族,市医保患儿。本市居住,父亲经商,高中文化,经常外出。母亲无业,高中文化。家中还有一个姐姐6岁。

(2)主诉:发热,三天前开始发热,体温一直是39~40℃。还有咳嗽和气促,夜间严重。

(3)现病史(母亲回答)。

主要症状:发热。出生后经常感冒。大前天开始发烧,体温最低是 39℃,最高是 40℃,一直就没降下来。发热的时候不出汗、双脚冰凉。

伴随症状:①咳嗽:发热的同时出现咳嗽,好像有痰,但咳不出来,睡觉的时候能听见嗓子有痰的声音;②气促:白天玩的时候不明显,晚上睡觉后特别明显,喘气特别快,而且很浅,昨天晚上还被憋醒了一次,孩子会不会憋过去呀?(母亲表情很紧张,如皱眉)

诊断、治疗与护理经过:刚开始觉得没什么大事,跟以前一样去小诊所打了两天头孢,没有什么效果。今天早晨,咳嗽加重,哭闹不安,所以来大医院看看。

(4)日常生活状况:经常哭闹,干啥都提不起精神来,玩具也不怎么玩了。不爱吃东西,晚上睡不好,经常醒。患儿父亲近日外出做生意,由奶奶和母亲照顾两个孩子的起居。

(5)既往史:出生后经常感冒,自行口服消炎药或在小诊所静点头孢缓解后即停药。

(6)家族史:父亲、母亲身体健康,姐姐 6 岁身体健康。

(7)心理与社会状况:孩子以前感冒时发热都很快就退了,从来没有像这次这样发热这么长时间,我感觉这次挺严重的。哎!最近孩子爸爸又出门了,只有婆婆和我在家照顾两个孩子(表情焦虑)。只要能把孩子的病快点治好,花多少钱没问题,再说孩子有医保可以报销一部分,能不能给我们用最好的药?

2. 查体　SP 在配合考生查体时的表演内容如下:当考生要求为患儿查体时,母亲表现出孩子哭闹不止,不能完全配合检查。

3. 入院指导　如考生在问诊、查体结束后,未进行入院指导,需 SP 问考生:住院期间需要注意什么?这病有什么需要注意的?

● 注意事项:本考站包括问诊、查体、入院指导三小站。由一位 SP 携小儿模型配合考生完成三小站的表演任务。标有下划线的文字为必须表演的内容(与护理诊断有关),如考生问诊中有所遗漏,则需 SP 选择适当时机,在每名考生面前表演出来。本考站应尽量表现出,患儿发热身体虚弱,易哭闹。

【考站背景与任务】

● 时间:患儿入院当日。

● 地点:病房。

● 你需要做的是:

1. 对患儿进行入院评估——问诊。

2. 对患儿进行入院评估——专科查体。

3. 对患儿及家长进行入院宣教。

● 附:以下检测结果供参考,不必重新检查。

1. 现该患者的四大生命体征分别是:T:39.3℃;P:146 次/分;R:36 次/分;BP:99/58mmHg。

2. 血常规示白细胞计数 $8.2×10^9$/L,中性粒细胞百分比 70%(详见血常规报告)。

3. 胸部 X 线片示右肺纹理增粗(详见胸部 X 线片)。

【查体异常结果补充内容】

1. 肺部听诊　可闻及支气管呼吸音。

2. 肺部叩诊　浊音。

3. 胸部触诊　触觉语颤增强。

第二考站:提出护理诊断/问题

【考站背景与任务】

● 时间:患儿入院当日。

- 地点:护士站。
- 你需要做的是:根据问诊查体结果写出至少 3 个护理诊断/问题(并含相关因素)。

第三考站:制订护理计划

【考站背景与任务】
- 时间:患儿入院当日。
- 地点:护士站。
- 你需要做的是:根据患儿存在的护理诊断/问题,请制订(写出)护理目标及护理计划。

第四考站(1):护理实施(SP 考站)

【SP 培训内容】
- 时间:患儿入院第四日早上。
- 地点:病房。
- 场景:患儿平卧于床,盖着被。护士来巡视病房,当询问患儿情况时,母亲说:孩子昨晚开始稀水样便,大便 6 次,尿 1 次,量很少。护士问孩子之前的饮食时,母亲回答:由于照顾不过来,昨天给孩子订的外卖,除小米粥外,还吃了几口菜,菜偏咸、比较油腻。母亲还补充说:孩子越来越没精神,嘴唇干,手脚越来越凉,眼窝好像都凹进去了。

注意事项:本考站主要考核考生发现、分析与解决问题的能力,应对突发事件的能力,以及有关小儿脱水方面的护理知识。

【考站背景与任务】
- 时间:患儿入院第四日早上。
- 地点:病房。
- 你需要做的是:巡视病房。

第四考站(2):护理实施

【考站背景与任务】
- 时间:患儿入院第四日上午。
- 地点:治疗室。
- 你需要做的是:遵医嘱配制 2:3:1 液 300ml。

第四考站(3):护理实施(SP 考站)

【SP 培训内容】
- 时间:患儿入院后第四日上午。
- 地点:病房。
- 场景:患儿蜷缩体位卧于床上,盖着被,精神状态差。患儿母亲说:"又拉了一次,都是水,孩子什么都不吃,现在一点劲儿都没有了,哭都没力气了。"

【考站背景与任务】
- 时间:患者入院后第四日上午。
- 地点:病房。
- 你需要做的是:遵医嘱为患儿进行头皮静脉穿刺、补液。

第五考站:护理评价(SP 考站)

【SP 培训内容】

- 时间:患儿入院后第 8 日。
- 地点:病房。
- 场景:患儿安静坐在床上玩玩具,穿着单衣。护士对患儿目前状况进行护理评价。当护士问关于发热、咳嗽等问题时,患儿母亲回答:"不发热了,护士刚测完体温是 36.7℃;偶尔有咳嗽,感觉有痰,但是孩子自己咳不出来;食欲睡眠都好了;孩子父亲回来了,大女儿也有人照顾了,心里不那么着急了。"
- 注意事项:本考站主要考核考生的护理评价能力。为了检验考生护理评价的全面性,以上几方面内容,考生问什么,SP 回答什么,不问的不说,也不予提示。

【考站背景与任务】

- 时间:患儿入院后第 8 日。
- 地点:病房。
- 你需要做的是:对患儿目前状况进行护理评价。

第六考站:健康教育(SP 考站)

【SP 培训内容】

- 时间:患儿入院后第 10 日。
- 地点:病房。
- 场景:患儿坐在床上,与其他患儿玩耍。3 小时之前吃的饭。当看到护士来巡视病房时说:"感觉孩子睡觉时还能听到痰声,但就是咳不出来,怎么能把痰排出来呢?"
- 注意事项:本考站主要考核考生有关肺炎患儿保持呼吸道通畅方面的知识与技能。需 SP 实际跟随考生进行叩背训练。如果考生只是快速说,而不是现场教 SP 做,SP 需说:"护士慢点说,最好你边说边演示,我必须得学会呀!"在学的过程中 SP 需故意犯错误,即学习叩背时,将手掌放平拍患儿背部。如果考生未发现此错误,SP 则一直保持错误动作,不必提示。如果考生在指导中说医学术语或 SP 不明白的内容,SP 需追问是什么意思,直到完全明白为止。

【考站背景与任务】

- 时间:患者入院后第 10 日。
- 地点:病房。
- 你需要做的是:巡视病房。

学习小结

随着护理模式向"以患者为中心"的整体护理模式的转变，现代护理观对护士的素质、知识、能力提出了更高的要求。高素质、应用型护理人才除应具备系统的专业理论知识和扎实的临床技能外，尚需具备一定的临床思维能力、沟通能力、专科护理能力及人文素质等临床实践综合能力。近二十多年来，随着OSCE这一新观念在全球医学教育领域的兴起，国内外护理学者也逐步认识到，经过专业化重新设计的OSCE模式，将成为目前评价护理学生临床实践综合能力的最有效和可靠的考核方式。基于此，各医学院校依据OSCE精髓开发了各具特点的OSCE考核模式。本章使学生明确了客观结构化临床考试和护理标准化病例的概念，同时以一种OSCE考核模式为例，使学生了解OSCE的考站设计、考核内容及标准化病例的结构与内容。应用给出的标准化病例实例进行训练与考核，能够使学生树立以患者为中心的整体护理理念，形成并提高临床思维能力，为临床实践能力培养奠定坚实的基础。

（朱雪梅）

参考文献

<<<<<< 1. 李小寒，尚少梅.基础护理学［M］.第 6 版.北京：人民卫生出版社，2017.

<<<<<< 2. 李小寒，尚少梅.基础护理学［M］.第 5 版.北京：人民卫生出版社，2012.

<<<<<< 3. 陈红.中国医学生临床技能操作指南［M］.第 2 版.北京：人民卫生出版社，2016.

<<<<<< 4. 王斌全，金瑞华.护理实训指南［M］.北京：人民卫生出版社，2013.

<<<<<< 5. 张春舫，任景坤.护士岗位技能训练 50 项考评指导［M］.北京：人民军医出版社，2012.

<<<<<< 6. 田玉凤，沈曙红.实用临床护理指南［M］.第 2 版.北京：人民军医出版社，2011.

<<<<<< 7. 姜安丽.新编护理学基础［M］.第 2 版.北京：人民卫生出版社，2013.

<<<<<< 8. 燕铁斌.康复护理学［M］.第 3 版.北京：人民卫生出版社，2012.

<<<<<< 9. 张秀平.母婴保健［M］.北京：人民军医出版社，2014.

<<<<<< 10. 杨巧菊，陈丽.基础护理学［M］.北京：人民卫生出版社，2012.

<<<<<< 11. 尤黎明，吴瑛.内科护理学［M］.第 5 版.北京：人民卫生出版社，2012.

<<<<<< 12. 闻德亮.医学生临床技能实训操作指南［M］.北京：高等教育出版社，2015.

<<<<<< 13. 李乐之，路潜.外科护理学［M］.第 5 版.北京：人民卫生出版社，2012.

<<<<<< 14. 秦爱华，王妍炜.儿科护理学［M］.上海：第二军医大学出版社，2014.

<<<<<< 15. 崔焱.儿科护理学［M］.第 5 版.北京：人民卫生出版社，2012.

<<<<<< 16. 陈孝平，王建平.外科学［M］.第 8 版.北京：人民卫生出版社，2015.

<<<<<< 17. 尹安春，史铁英.外科护理健康教育路径［M］.北京：人民卫生出版社，2014.

<<<<<< 18. 龚金根，涂丽华.农村医学专业临床基本技能实训手

册［M］.南昌：江西科学技术出版社，2015.

<<<<<< 19. 王芳.护理技能综合训练［M］.南京：南京大学出版社，2014.

<<<<<< 20. 姜小鹰.护理学综合实验［M］.北京：人民卫生出版社，2012.

<<<<<< 21. 贺银成.贺银成2017国家临床执业及助理医师资格考试实践技能应试指南［M］.北京：北京航空航天大学出版社，2016.

<<<<<< 22. 魏碧蓉.助产学实训与学习指导［M］.北京:人民卫生出版社，2014.

<<<<<< 23. 何荣华，袁杰，冯晓敏.妇产科护理技能实训教程［M］.西安：第四军医大学出版社，2011.

<<<<<< 24. 王霞.常用临床护理技术［M］.郑州：郑州大学出版社，2015.

<<<<<< 25. 熊莉娟，吴丽芬，李力.儿科护理操作规程及评分标准［M］.武汉：湖北科学技术出版社，2015.

<<<<<< 26. 马玉萍.基础护理学［M］.北京：人民卫生出版社，2009.

<<<<<< 27. 潘正群.儿童护理技术规范及评价标准［M］.安徽：安徽科学技术出版社，2013.

<<<<<< 28. 张桂玲，赵会娟，任文娟.儿科急症急救与常见病治疗［M］.长春：吉林科学技术出版社，2014.

<<<<<< 29. 王丽霞，周琦.儿科护理学［M］.第2版.北京：清华大学出版社，2014.

<<<<<< 30. 仰曙芬.护理专业OSCE考试指南［M］.北京：人民卫生出版社，2013.

<<<<<< 31. 谢鉴辉，高红梅，成美娟.儿科护理工作标准流程图表［M］.长沙：湖南科学技术出版社，2015.

<<<<<< 32. 林晓云.儿科护理学［M］.北京：北京大学医学出版社，2015.

<<<<<< 33. 李国宏.60项护理技术操作流程［M］.南京：东南大学出版社，2015.

<<<<<< 34. 徐发林.新生儿重症医学［M］.郑州：郑州大学出版社，2014.

<<<<<< 35. 孙玉凤.儿科护理学［M］.郑州：郑州大学出版社，2014.

<<<<<< 36. 尹志勤.儿科临床实践指导［M］.杭州：浙江大学出版社，2012.

<<<<<< 37. （英）查罗纳著.改变世界的1001项发明.张芳芳，曲雯雯译.北京：中央编译出版社，2014.

<<<<<< 38. 吴丽芬，李力.儿科护理操作规程及评分标准［M］.武汉：湖北科学技术出版社，2015.

<<<<<< 39. 王萍.学前儿童保育学［M］.北京：清华大学出版社，2015.

<<<<<< 40. 李振辉.选对床单颜色可防病［J］.养生保健指南：中老年健康，2015（1）：86-86.

<<<<<< 41. 杨丽，仰曙芬，隋树杰，等.标准化患者在我国医学教育中应用现状与趋势［J］.中国高等医学教育，

2008（03）：97-98.

<<<<<< 42. 朱雪梅，仰曙芬，于长颖.客观结构化临床考试在护生毕业实习出科考试中的应用［J］.中国实用护理杂志，2008，24（4）：7-9.

<<<<<< 43. 刘丽娟，郝丽，何红，等.住院患者跌倒及坠床现状分析［J］.护理管理杂志，2017，17（2）：138-139.

<<<<<< 44. 余桂珍，付桂莲，包金花等.改良式充气洗发盆的研制与应用［J］.中国实用护理杂志，2012，28（26）：51-52.

<<<<<< 45. 《导尿管相关尿路感染预防与控制技术指南（试行）》，中华人民共和国卫生部官网.2010-11-29

<<<<<< 46. 2015 年美国心脏协会（American Heart Association，AHA）心肺复苏及心血管急救指南

<<<<<< 47. 朱雪梅，仰曙芬，隋树杰，等.护理专业 OSCE 模式的建立与应用［J］.中国高等医学教育，2015，（8）:92.

<<<<<< 48. National Pressure Ulcer Advisory Panel.Accessed from http://www.npuap.org

<<<<<< 49. Roberts J，Brown B.Testing the OSCE: a reliable measurement of clinical nursing skills［J］.The Canadian journal of nursing research，1990，22（1）：51-59.